口腔正畸工艺技术

LABORATORY TECHNOLOGY IN ORTHODONTICS

卢嘉静　主　编

黄碧坤　副主编

北方联合出版传媒（集团）股份有限公司

辽宁科学技术出版社

沈 阳

图文编辑

刘玉卿　杨　洋　张　浩　刘　洋

图书在版编目（CIP）数据

口腔正畸工艺技术 / 卢嘉静主编. — 沈阳：辽宁科学技术出版社，2022.7

ISBN 978-7-5591-2335-0

Ⅰ.①口… Ⅱ.①卢… Ⅲ.①口腔正畸学—中等专业学校—教材 Ⅳ.①R783.5

中国版本图书馆CIP数据核字（2021）第234741号

出版发行：辽宁科学技术出版社
（地址：沈阳市和平区十一纬路25号　邮编：110003）
印 刷 者：辽宁新华印务有限公司
经 销 者：各地新华书店
幅面尺寸：210mm × 285mm
印　　张：12.5
字　　数：250 千字
出版时间：2022 年 7 月第 1 版
印刷时间：2022 年 7 月第 1 次印刷
策划编辑：陈　刚
责任编辑：金　烁
封面设计：周　洁
版式设计：袁　舒
责任校对：李　霞

书　　号：ISBN 978-7-5591-2335-0
定　　价：98.00元

投稿热线：024-23280336
邮购热线：024-23280336
E-mail:cyclonechen@126.com
http://www.lnkj.com.cn

序一

2021年，泰州职业技术学院口腔医学技术系卢嘉静同志到上海交通大学附属第九人民医院口腔正畸科进行研修，作为她的研修导师，我受邀为她主编的《口腔正畸工艺技术》一书作序。

口腔正畸学是口腔医学的重要组成部分，随着科学技术的不断进步，数字化口腔正畸技术的应用以及口腔新材料、新技术的不断问世，口腔正畸正日新月异地改变着自己的面貌，取得了巨大的进步和发展。虽然临床上以固定矫治器应用为主线，但预防性矫治、早期生长改良、固定正畸的辅助装置以及保持器都离不开口腔正畸工艺的发展。

口腔正畸工艺技术是一门实用性极强的口腔医学技术学科，对技师的理论学习及实践能力均有严格的要求，口腔正畸医生的诊治理念、矫治器设计方案，最终仍由口腔正畸技师来实现，它的制作水平、工艺水平、质量优劣，都在一定程度上影响了口腔正畸的治疗效果。目前，国内的口腔正畸技师一般都是由从事口腔修复工艺专业的技师通过短暂培训或师带徒的方式转变过来，缺乏系统的、深入的理论和实践培训，专业素质和能力与国外的技师水平还存在着较大的差距。因此，解决当前口腔正畸工艺技术中存在的问题和矛盾，不断适应国内外口腔正畸工艺技术的客观要求，对促进我国口腔正畸学的科学发展十分有益且必要。

卢嘉静同志主编的《口腔正畸工艺技术》一书主要为口腔医学技术专业的大专生编写，填补了国内在口腔正畸工艺技术教学用书方面的空白，对规范口腔正畸工艺的制作有积极的指导作用。全书内容按照加工中心制作流程编写，包括口腔正畸工艺技术常用材料、器械和设备、制作流程，以及与口腔正畸工艺相关的正畸临床知识。本书深入浅出、图文并茂；理论阐述清晰、实践操作性强，比较适合大专院校的课堂教学与实践实训。

国内口腔正畸学的发展需要一大批高水平、高素质的口腔正畸工艺技师的配合与努力，才能在临床工作中达到功能与美观的统一。相信本书的出版，将为促进国内口腔正畸工艺技术的发展提供有意义和价值的教材。

上海交通大学附属第九人民医院口腔正畸科

房　兵

2021年11月于上海

序二

口腔正畸学是口腔医学的分支学科，近年来发展迅速，目前国内的口腔正畸学专著的数量不多，尤其是技工操作类的书籍少之又少，远远不能满足口腔正畸医生的临床需求，一个成功的口腔正畸医生应具备熟练的临床诊疗技术，同时也应当熟悉各类常用矫治装置的原理及制作要点，这样对正确使用和调整矫治器，更好地依据临床需求进行相应的矫治装置设计，对临床病例的诊疗过程也会有更深刻的理解和帮助。

本书作者具有20多年的口腔正畸临床经验，同时又有10多年的工艺技术教学经验，本书内容按照加工中心制作流程编写，包括口腔正畸工艺技术常用材料、器械和设备、制作流程，以及与口腔正畸工艺相关的正畸临床知识和大量常用的各类矫治器，内容广泛，图文并茂，形象直观。本书可以作为口腔医务工作者的良好参考书，也是口腔医学生有价值的补充读物，本书的问世将对规范口腔正畸矫治器的制作有一定的指导作用，特向读者推荐。

河北医科大学

左艳萍

前言

1996年，我毕业后被分配到扬州市第四人民医院口腔科，从事口腔修复工作。当时口腔修复工艺与口腔修复临床尚未分割，义齿的制作都是医生全程独自完成。一般一周一半时间用来接诊初诊患者，一半时间用来制作修复体，主要是胶联式可摘局部义齿和全口义齿的制作两大部分。

1998年，我开始接触口腔正畸工艺制作，老师先示教几种矫治器制作全过程，然后在模型上画好设计图，交给我制作，如此反复，直至合格。凭着2年的口腔修复工艺功底，我基本能全部制作合格，当然也有技术上的缺憾，例如前方牵引装置的焊接处经常脱焊、扩弓装置加力后固位不好等。

2009年，我进入泰州职业技术学院从事口腔医学技术专业教学工作，着力培养毕业后主要从事固定义齿、可摘局部义齿、全口义齿制作的高级技能人才。在学校，我担任“口腔正畸学”每学期40课时的教学任务，使用的教材是口腔医学生专用的《口腔正畸学》，理论与实践分开授课。

通过一段时间的教学和临床工作，我逐渐发现在口腔正畸学领域，从事临床治疗工作和相关的基础理论研究固然重要，但培养正畸专业技师，提高其矫治器制作水平并使其能充分理解医生的要求，也是正畸临床迫切需要的。口腔正畸医生虽然掌握各种矫治器的结构、原理和具体制作方法，但已经很少像10多年前一样自己动手制作矫治器，或制作方面不及专业技师熟练，而口腔正畸工艺技术人员对制作流程很熟悉，但对制作原理和临床应用不够了解。目前，国内从事口腔工艺技术教学的教师多由临床教师经短暂的学习与培训后担任教学任务，理论和技术都有待于进一步提高，这就需要一个桥梁把三者联合起来。同时，通过学习调研，我发现部分高端的义齿加工中心也认识到口腔正畸工艺制作的潜在市场，他们投入大量资金学习和引进欧美等地区的先进技术，专业从事口腔正畸工艺制作，虽然国内的口腔正畸参考书比较多，但很难找到口腔正畸工艺技术方面的书籍。因此，编写一本有关口腔正畸工艺技术方面的图书的想法油然而生。

2012—2013年，我有幸到我国香港大学菲腊牙科医院牙科技术员培训中心进行学习和考察，参与了矫齿科工艺学全部理论与实践跟班学习。在学习期间得到香港菲腊牙科医院曾国明与方少强老师的热情指导，尤其是矫正技工学讲师方少强先生，他对矫正装置的制作及教学有独到见解，他收集编写了大量操作流程的图片，使我受益良多，并鼓励我编写一本图文并茂的口腔正畸工艺图书。

2014年，学校附属口腔门诊部需要制作矫治器的模型开始送至上海精功义齿加工中心制作。他们制作的矫治器非常精美，在临床使用中效果非常好，让我积累了大量临床经验，进一步激发了我编写图书的热情，但是工作量之大让我感觉无从下手。

2017年，在黄碧坤老师、张小梅技师的帮助和支持下，我开始从事本书的编写工作。同时，与学院的校外实训基地——扬州千真汇义齿加工中心合作，利用半年的时间边做边拍，顺利完成了79个矫治器的制作。可以说，正是因为有了他们的全力支持，本书才得以顺利完成，再次对他们的付出表示衷心的感谢!

20多年的临床实践，10多年的工艺技术教学经验，让我深刻体会到作为一名口腔正畸临床医生必须熟练掌握各类常用矫治器的制作，才能正确使用和调整矫治器，更好地依据临床需求进行相应的矫治器设计，对临床工作也会有更深刻的理解及指导意义。

全书内容按照加工中心制作流程编写，包括口腔正畸工艺技术常用材料、器械和设备、制作流程，以及与口腔正畸工艺相关的正畸临床知识，内容广泛、图文并茂、形象直观。本书适用于渴望学习口腔正畸工艺技术的临床医生、技工人员、进修医生、研究生及本科生，期待本书对规范口腔正畸矫治器的制作有一定的指导作用。

在本书编写的过程中，有幸得到中华口腔医学会正畸专业委员会候任主任委员、上海交通大学附属第九人民医院口腔正畸科主任房兵教授，全国高职高专学校教材《口腔正畸学》第3版、第4版主编左艳萍教授的指导并作序，感谢辽宁科学技术出版社陈刚编辑的大力支持，更要感谢的是我国香港大学菲腊牙科医院的方少强先生，他对文稿的总体框架进行规划并逐字逐句修改具体内容。武广增老师无偿提供许多图片与指导意见，扬州千真汇义齿加工中心和泰州职业技术学院口腔正畸科的陈玲玲、陈咪咪、郑玉霞同仁对本书的编写及出版给予了很大的支持，在此一并表示衷心的感谢!

本书编写的主旨是为口腔正畸工艺技术提供一本专业参考书，由于是初步尝试，定有许多不够准确和严谨的地方，望广大读者对本书中的疏漏和不当之处给予批评指正。后期有关矫治器具体的制作流程会陆续编写出版，读者的支持才是我最大的动力源泉。

卢嘉静

主　编　卢嘉静

江苏省扬州人。口腔医学硕士、副主任医师、副教授，现就职于泰州职业技术学院，从事口腔正畸的“医、教、研”工作。2012—2015年，江苏省“青蓝工程”优秀青年教师培养对象；2013—2014年，香港大学牙医学院访问学者；2017年，被评为“泰州市十佳青年教师”。

编委会名单

主　编

卢嘉静

副主编

黄碧坤

参　编

方少强　武广增　李　迎　赵　民　李　晨　沈琦婕

丁存善　朱加林　黄　蓉　宋　毅　郭明福　罗永军

杨艺强　梁恒燕　徐庚池　黄碧坤　卢嘉静　殷如萱

目录

第1章

口腔正畸工艺技术常用材料

一、复模材料

口腔复模材料就是在体外制取修复体及正畸模型复制体的印模材料。在正畸工艺制作中，有时需要复制工作模型后才能进行下一步工作，比如需要在正畸模型上进行附件焊接时，其焊接火焰温度高达1000℃以上，为防止附件焊接时模型在高温下受热破裂，焊件松动移位，应选择在耐高温的磷酸盐材料复制的模型上进行焊接，而原始模型则用于检查焊件的准确性及制作矫治器塑料部件用。在外科正畸术前，一般需复制模型，用于预测术后的上下牙𬌗关系，指导术中截骨量，制作定位𬌗板等。另外，在进行排牙试验（包括舌侧矫治）时，也需要使用复制模型。

在正畸工艺制作过程中，常用的复模材料有藻酸盐类、琼脂类和硅橡胶类。

（一）藻酸盐类复模材料

1. 性能特点

为一种凝固后有弹性但不能反复使用的印模材料（图1–1）。具有良好的流动性、弹性和可塑性，与模型材料不发生化学变化，使用方便，成本较低。藻酸盐类印模材料的主要成分为藻酸盐，按剂型可分为粉剂和糊剂两种，粉剂用水进行调和，而糊剂则与胶结剂进行调拌，粉剂各方面都优于糊剂。

藻酸盐类复模材料（粉剂）

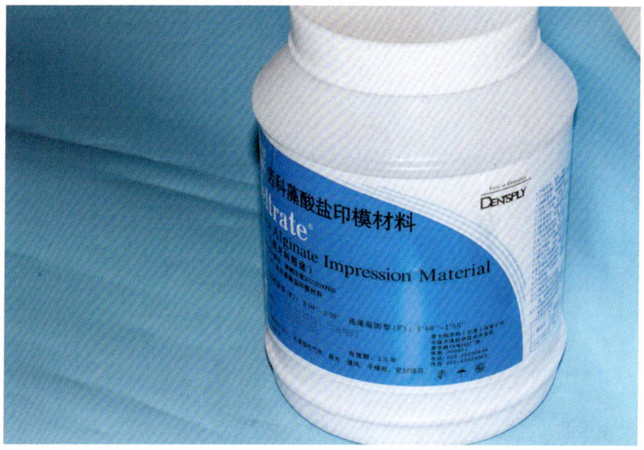

图1–1　藻酸盐类复模材料

2. 使用方法

以常用粉剂型为例，复模时，按水粉比例2∶1（质量比），取适量的粉剂和水置入橡皮碗内，用不锈钢调拌刀进行调和。在30~45秒时间调和均匀后，将印模材料立即放入带孔的托盘上，对工作模型进行取模，印模材料凝固2~4分钟后，即可完成工作模型的复制。

3. 注意事项

复制工作模型时，需要将原始模型充分吸水，然后制取工作模型的印模。

（1）调拌工具要清洁，不锈钢调拌刀和橡皮碗均要清洁。

（2）调拌的比例应适当，粉剂过多时不利于操作，且清晰度下降；粉剂太少时凝固较慢，且材料强度降低，易变形。

（3）应充分调和，贴碗壁调和材料30~45

秒，调和不充分易形成颗粒而影响印模的精度。调和时间应适当，按规定操作时间进行，工作时间一般较短，约为2分钟。

（4）调拌方法：一般先将水或糊剂放入橡皮碗内，再加入粉剂或胶结剂，然后用不锈钢调拌刀在碗内快速转动，将材料调拌均匀，避免气泡产生。

（5）当粉剂材料因吸水而导致凝结或糊剂因保存不好变质时，藻酸盐类材料则会失效，如果再用它制取印模则会造成复模失败。

（二）琼脂类复模材料

1. 性能特点

临床上常用的复模材料是琼脂水胶体（图1–2），其组成与琼脂水胶体印模材料相似，但复模材料含水量较大，通常为印模材料的2~3倍，能够反复使用（>20次），每次复制模型需200~400mL的复模材料。可在54~55℃下保持溶胶状态，具有足够强度、弹性和精确性等。该材料存在凝溢和渗润现象，因此取模后应立即灌注模型。琼脂为多聚糖，在使用过程中，琼脂可被人造石、包埋材料、硬化液、分离剂等物质污染，加速了琼脂的降解，在储存温度下也会逐渐水解，伴随水解，其弹性和强度丧失，最终导致材料不能使用。

琼脂类复模材料

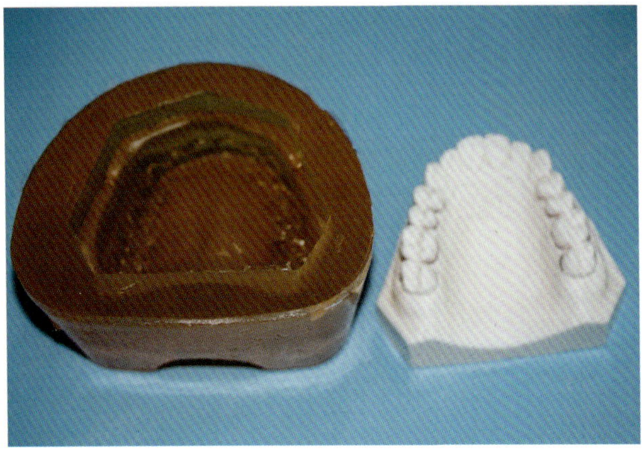

图1–2　琼脂类复模材料

2. 使用方法

先将要翻制的石膏模型准备好，选择合适的型盒，将模型放在型盒的中央，然后将琼脂印模材料溶胶冷却到52~55℃（即手指能耐受的温度），从型盒的一侧徐徐倒入，盛满型盒，在型盒上面放上玻璃压板；待印模材料自然冷却变为凝胶后，将型盒与玻璃板一起倒置过来，把模型从型盒中取出。清理印模后，立即调拌石膏灌注模型，待石膏凝固后，即可取出。

3. 注意事项

琼脂印模材料具有良好的流动性和一定的弹性，可反复使用。复制模型时，胶体不宜注入过早，以防止从模型处开始收缩。

（三）硅橡胶类复模材料

1. 性能特点

为纯硅橡胶（图1–3），流体装，可以达到最大体积，弹性大，抗拉强度大，容易改变形态，无收缩，尺寸准确，常用于技工室内模型的整体或局部形态的复制。

硅橡胶类复模材料

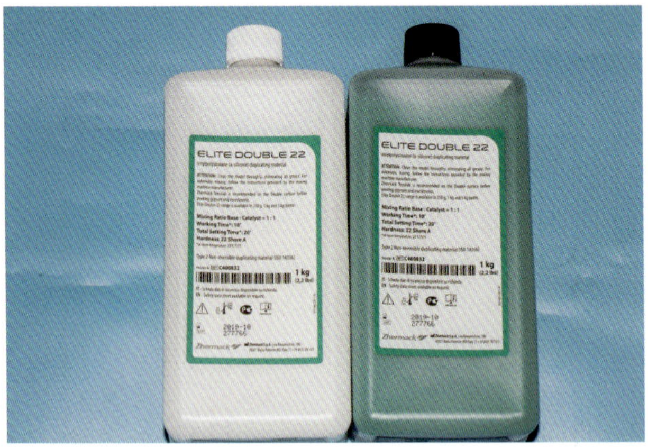

图1–3　硅橡胶类复模材料

2. 使用方法

（1）首先选择合适的型盒。

（2）用硅橡胶复模机调拌印模材料或用调拌刀进行调拌。取复模时，硅橡胶基质和催化剂的使用比例为1∶1。

（3）将调拌好的材料放入型盒内，然后，将石膏模型压入型盒，待印模材料固化后从型盒中取出原始石膏模型。

（4）30~50分钟内调拌石膏灌注模型，待石膏凝固后取出模型，完成复模。

3. 注意事项

软质硅橡胶适合带型盒的模型翻制和位置比较深的模型翻制。硬质的硅橡胶适合于不带型盒的模型翻制，可以用纸筒做外围（图5–8）。

二、模型材料

灌制模型所用的材料称为模型材料。它用于制作各种模型、固定咬合记录上𬌗架、焊件的包埋固定和装盒等。常用的模型材料（图1–4）有普通石膏、硬质石膏（人造石）、超硬石膏以及耐高温的磷酸盐模型材料。制作矫治器模型最好选用硬质石膏。

（一）普通石膏

1. 性能特点

其初步凝固时间为8~10分钟，从灌注到取出模型时间以30~50分钟时间为宜。石膏凝固时间与石膏质量、加水比例、调拌时间和速度、水温及加速剂有关。石膏不应受潮，受潮后，凝固慢；如果石膏量多，凝固则快；水量多，凝固则慢；调拌时间越长，速度越快，则凝固越快，强度越低。凝固后的强度与水粉比例关系密切，因此取用水粉比例应尽量准确，临床常用水粉比例为50mL：100g。

2. 使用方法

（1）先将水放入橡皮碗内，逐渐放入石膏

1. 普通石膏

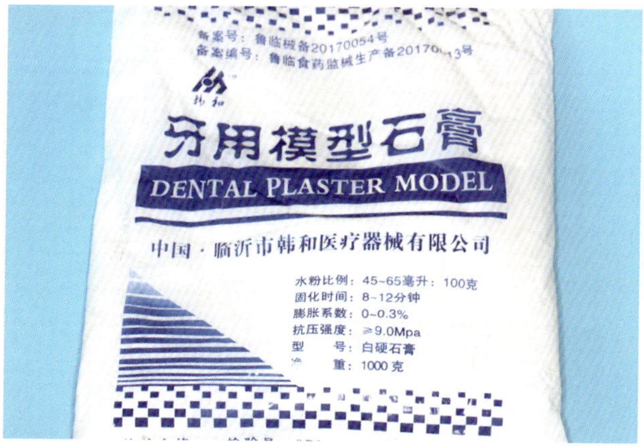

2. 硬质石膏

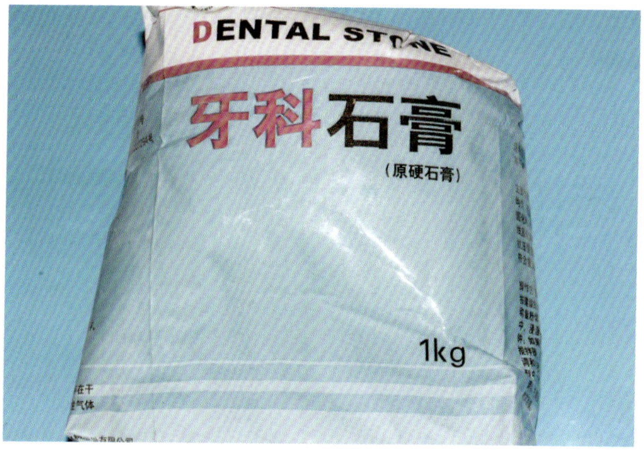

3. 超硬石膏

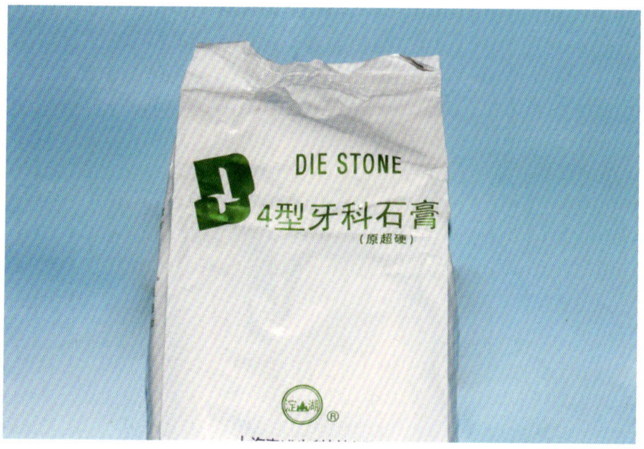

4. 耐高温的磷酸盐模型材料

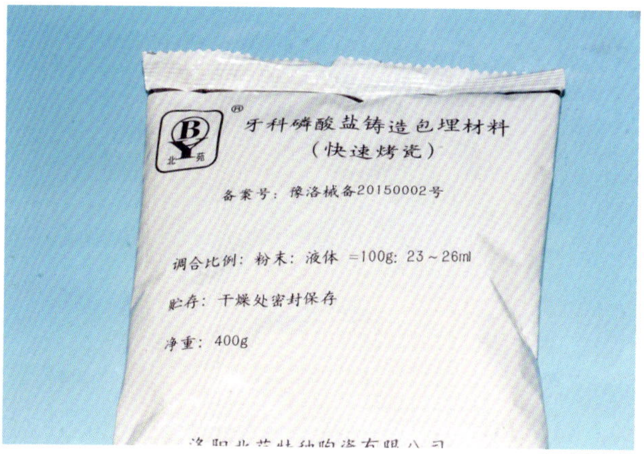

图1–4　模型材料

粉，水粉比例为1∶2，并使其沉淀30秒。

（2）临床操作比例是以观察石膏粉浸入水中后表面没有过多的水为准。

（3）调拌石膏有两种方式：手工调拌和真空搅拌机调拌。手工调拌时间为1分钟左右，搅拌机调拌时间为20~30秒。调拌均匀后，在振动状态（振荡器或手振荡），将石膏从印模一侧逐渐注入至另一侧。15分钟初凝，1小时后基本凝固，24小时完全凝固，其强度达到最高。

3. 注意事项

调和后发现石膏过稀或过稠时，不宜再加石膏或水，应将其弃去，重新取材调和，以免形成非一致性的晶体，影响石膏强度。对所取模型应进行碘伏喷雾消毒，或将模型浸入1∶10的稀释次氯酸钠溶液中消毒30分钟。

（二）硬质石膏

1. 性能特点

其凝固反应与普通石膏相同，而物理性质比普通石膏优越。硬质石膏凝固后模型表面光洁，用于制作模型，尤其是模型的牙齿部分用硬质石膏较好，能保存时间长，不易磨损。

2. 使用方法

硬质石膏颗粒致密，只需少量水即可调拌。水粉比例为25~35mL∶100g，硬质石膏结晶致密且坚实，硬度和强度都比普通石膏大得多。

3. 注意事项

水与石膏的比例要适当，过稀或过稠均会使模型变得脆弱。水粉比大时，凝固后孔隙多，强度低；水粉比小时，混合物浓度过高，会引起印模材料变形或形成气泡，注意模型不宜过早脱模。

（三）超硬石膏

1. 性能特点

其凝固反应与普通石膏相同，而物理性质比普通石膏更加优越。其硬度高，不易折断，超硬石膏凝固后可得到形态精密的模型。

2. 使用方法

使用方法与普通石膏相同，其水粉比例为22mL∶100g。在使用中要严格控制水粉比例，最好使用配液注射器取水，使用电子秤称取石膏，手工或真空搅拌机搅拌不超过50秒。

3. 注意事项

调拌时间不超过50秒，超硬石膏容易吸潮，吸潮后强度和硬度降低，同时影响凝固时间，必须储存在封闭良好的容器中。

（四）耐高温的磷酸盐模型材料

1. 性能特点

常用磷酸盐包埋材料作为耐高温的模型材料。其粒度越细，粉液比越大，环境温度越高。调拌时间越长，凝固越快，凝固时间一般为8~11分钟。

2. 使用方法

（1）按水粉比例为13mL∶100g调拌好磷酸盐材料。

（2）将调拌好的磷酸盐材料灌注于复制型盒的琼脂印模内，同时注意振荡排气，直至注满阴模。

（3）灌注好的模型放置约1小时后，待磷酸盐复模材料完全凝固，分段切开琼脂印模，取出复制好的模型。

3. 注意事项

该类包埋材料的水粉比较石膏结合剂包埋材料小，所以正确的称量很重要。其吸湿性较石膏结合剂包埋材料高，主要是其中的磷酸二氢铵成分更容易受潮，不易长期保存，应注意密封。

三、模型蜡

为口腔正畸工艺技术中常用的牙用蜡材料（图1-5），包括嵌体蜡、树脂蜡、铸造蜡和基托蜡。主要用于制作矫治器的基托蜡型与𬌗堤，铸造牙冠蜡型的制作，填塑时的围模，开𬌗或咬合不稳定时的咬合记录。

1. 嵌体蜡

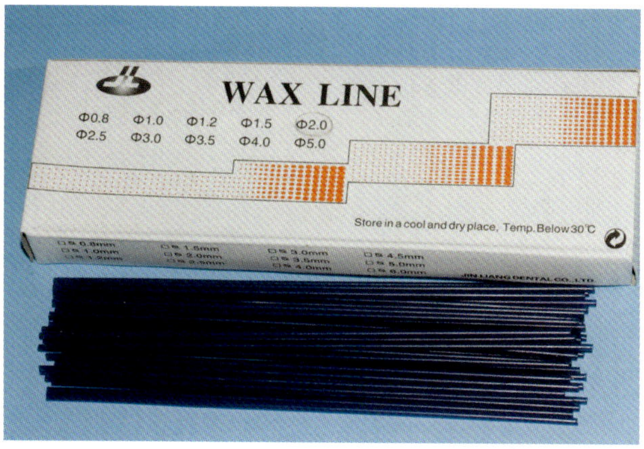

2. 树脂蜡

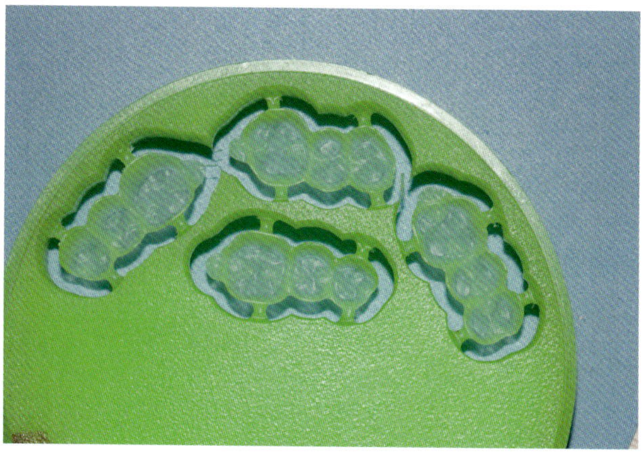

3. 铸造蜡

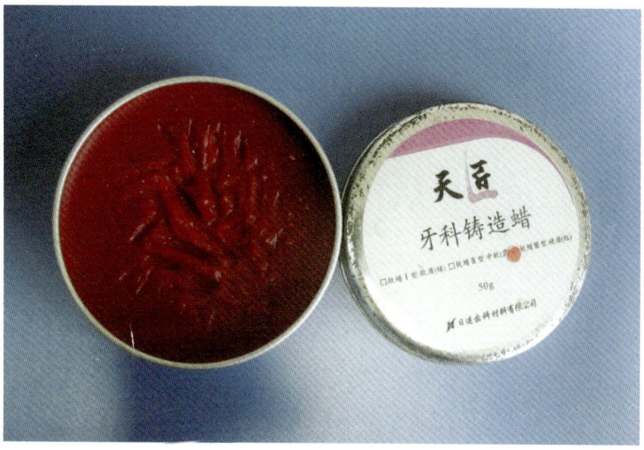

4. 基托蜡（冬用、夏用）

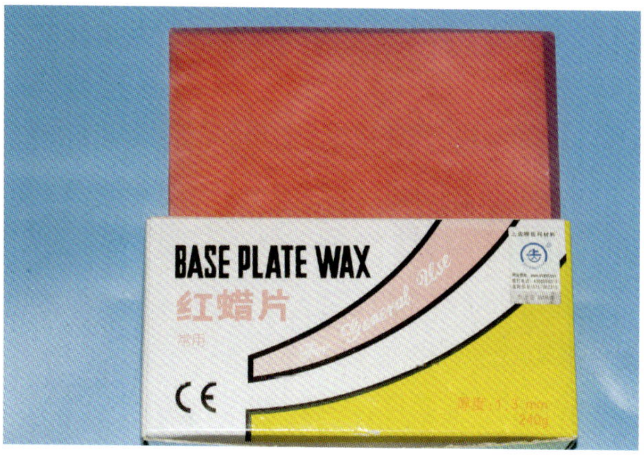

图1–5 模型蜡

（一）嵌体蜡

主要成分是石蜡，石蜡比较脆，缺乏雕刻性，因此常加入巴西棕榈蜡、蜂蜡、纯地蜡及其他树脂等材料，以调整软化温度、黏稠度及硬度，赋予流动性和雕刻性。

（二）树脂蜡

为一种合成蜡，它比普通蜡具有更高的强度、抗流变性及良好的稳定性。

（三）铸造蜡

主要由石蜡、棕榈蜡、地蜡、蜂蜡组合而成，用于各种金属铸造修复体的蜡型制作。

（四）基托蜡

主要由石蜡、蜂蜡、棕榈蜡等组成。基托蜡是临床中常用的蜡，常用于制作基托、殆堤、咬合记录等。商品名为红蜡片，分为软化点低的冬用蜡和软化点高的夏用蜡，具有质软、坚韧的性质，在加热变软后仍具有适当的可塑性，冷却后有一定强度。

1. 性能特点

蜡在加热软化后具有一定的可塑性和黏着性，冷却后具有一定的韧性，塑形后的蜡型存在残余应力，有恢复原形态的倾向。基托蜡在装盒去蜡时，用沸水能除净蜡而不留残渣。

2. 使用方法

制备蜡型基托时，可将蜡片直接在酒精灯火焰上烤软后贴在模型上，然后按正畸基托的要求雕刻塑形；粘卡环或进行支架的连接体的固定时，可用烧热的蜡刀或蜡勺熔化蜡片进行粘接固定；制作蜡堤时，可将蜡片在酒精灯火焰上烘软后，卷叠成柱状。

3. 注意事项

加温不可过高，以免低沸点成分挥发，影响材料的性能，应储存在阴凉处。

四、不锈钢丝

（一）性能特点

不锈钢丝可制作以下部件：

1. 固位装置：所有活动矫治器都需要，要使矫治器在口内牢固就位，就必须使矫治器通过自身的固位装置固定在口内。它能克服矫治器本身的重力、口腔肌肉的功能力以及弹簧、弓簧等产生的矫治力的影响而不发生脱位。只有获得足够的固位性能，矫治器才会发挥其矫治力的作用。

2. 功能装置（加力装置）：常用来移动牙齿；对一些活动矫治器，加力部件常常采用螺旋扩弓器、唇弓和弹簧来移动牙齿。

3. 阻止牙齿移动的装置：由钢丝或塑料组成，一般在被动矫治器上多见，也可能出现于主动矫治器上。

用直径0.5~0.6mm的不锈钢丝弯制的弹簧，挠性取决于钢丝的直径和长度；试验表明：当弹簧的长度减少至1/2，所产生的力就增加至8倍；当弹簧的直径增加至1倍，所产生的力将增加至15倍。由于口腔内可利用的空间是有限的，为了增加弹簧的有效长度，提高其可调性，常弯制带圈的弹簧（图1–6）。

1. 不锈钢丝

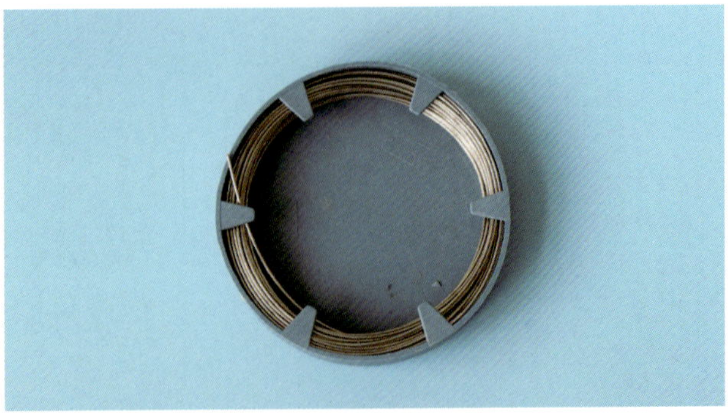

2. 弯制带圈的弹簧

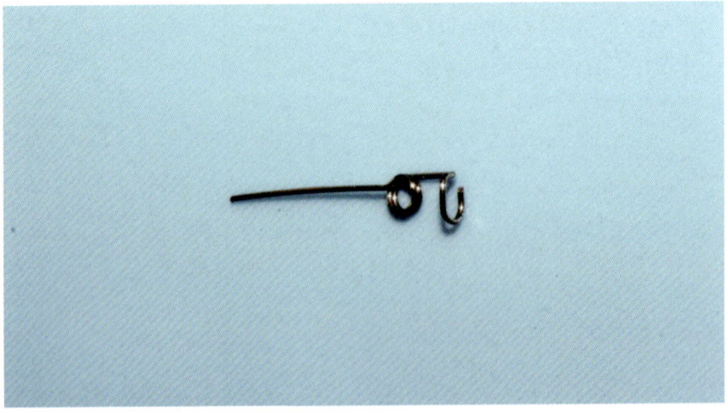

图1–6　不锈钢丝

（二）使用方法

1. 0.4mm：用于连续弹簧。

2. 0.5mm：用于舌弓矫治器的辅助弹簧、钉管装置的闭隙弹簧、基托矫治器的弹簧。

3. 0.7mm或0.8mm：用于前牙卡环、主动唇弓、箭头卡环（Adams卡环）、Shwartzman型箭头卡环。

4. 0.9mm：用于后牙卡环、舌弓矫治器的主弓丝、功能性矫治器的诱导丝、Hawley保持器的被动唇弓。

5. 1.0mm：用于F.K.O.诱导丝，唇弓矫治器的唇弓、腭弓、分裂簧、连接丝。

6. 1.2mm：用于面弓的口内弓，J形钩、腭弓、舌弓。

7. 1.5mm：用于面弓的口外弓。

8. 1.8mm：用于J形钩。

（三）注意事项

1. 在弯制时切记不可损坏模型，否则已做好的修复体或矫治器将无法正确就位。避免损伤模型的方法是：选择在关键部位灌注超硬石膏，或事先在模型上涂一层分离剂。

2. 钢丝弯制时要缓慢加力，不可使用强力，以免导致材料内部产生损伤而易折断。当不锈钢丝弯好一段在模型上比试时，必须轻取轻放，不可用强力进行，特别在邻殆面转角、牙间隙处更应注意。

3. 不能将不锈钢丝放在火焰上烧烤，这将降低不锈钢丝的抗腐蚀性能，影响原有的钢丝弹性。

4. 应采取一次弯好的原则，避免在同一地方反复弯制，使钢丝产生强度疲劳损伤。多次弯制的钢丝应放弃，另取一段钢丝重新弯制。

5. 在弯制时，应消除钢丝应力集中，当发现钢丝有钳印或凹纹时，应另取钢丝重新弯制。

五、螺旋扩弓器

又称螺旋器（图1–7），它由螺丝、螺母块、导栓和钥匙组成。螺母块上标有箭头，表示螺旋转动的方向，用钥匙转动螺丝，螺母块可张开或闭合。螺丝位于螺旋器的中部，其两端各与一个螺母块结合，其中一侧螺母块有两根导栓，导栓与螺丝平行并穿入另一螺母块相应的孔内。导栓截面形态各异，有圆形、方形及三角形几种。螺丝中部略粗，具有两对相通的小孔，小孔外一般有塑料箍遮盖。

1. 上颌劈裂螺旋器标准型：S形带支架，范围10mm

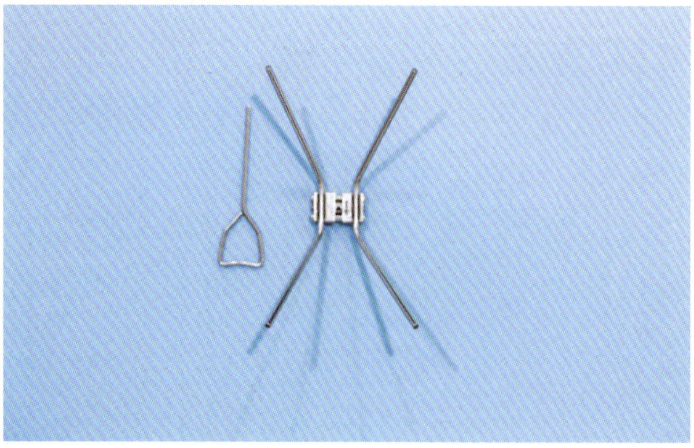

2. 常规双向扩弓器：中号，范围7.5mm

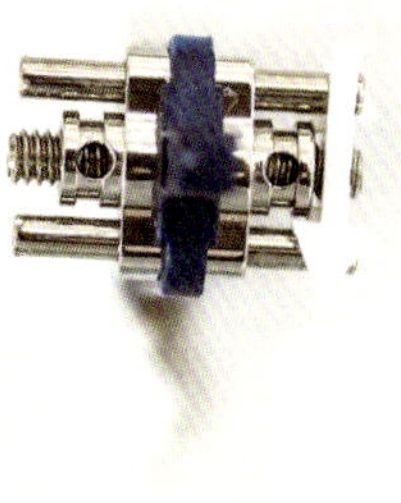

3. 常规单向扩弓器：中号，范围7.5mm

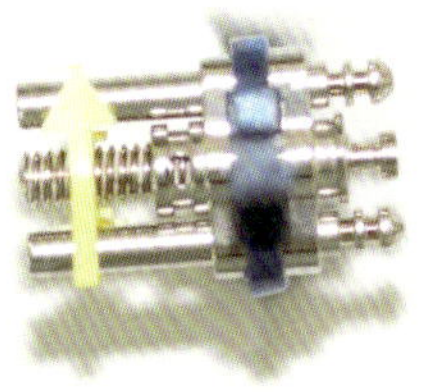

4. 微型（单向）扩弓器

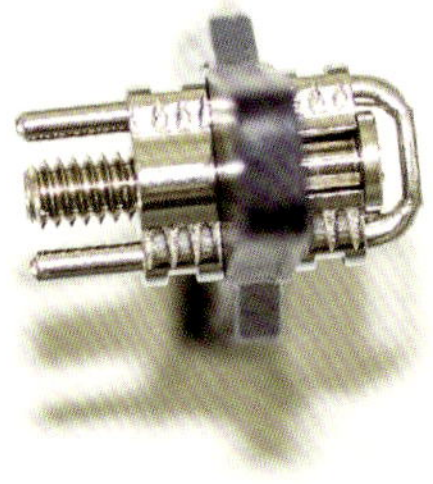

5. 三向扩弓器

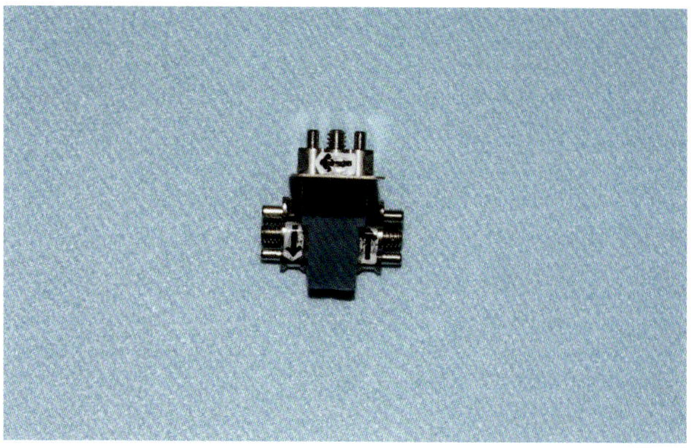

图1–7 螺旋扩弓器

（一）分类与性能特点

1. 根据是否有记忆分为：常规扩弓器和记忆扩弓器。记忆扩弓器有内置NiTi弹簧，能够提供轻柔、持续、恒定的扩弓力，可以每次旋转1/4圈（0.25mm），即一整圈360°。

2. 根据距离腭部的距离分为：解剖型和标准型（图1–8）。

3. 根据扩弓范围分为：微型、小型、中型、大型、超大型，可以扩开3~12mm。

4. 根据作用力方向不同分为：

（1）横向扩弓：横向扩弓500g、800g，扩弓范围5~10mm。

（2）三向扩弓：产生横向和前推力量，横向扩弓力500g，每个方向3mm或横向3.5mm，前推2.5mm。

（3）骨性局部螺旋器：分为直头、上弯头、下弯头，可以扩开3~5mm。

（4）牵引关闭螺旋器：2~4.5mm。

（5）邻牙间隙关闭螺旋器：3~5.5mm。

（6）微型单牙螺旋器：2.5~3mm。

（7）第二磨牙直立螺旋器、旋转螺旋器等。

（8）扇形扩弓器：8mm。

（9）下颌弓形扩弓器：用于下颌前牙横向和矢向扩弓5mm。

（10）舌侧扩大螺旋器：分大型（12mm）和小型（8mm）。

（二）使用方法

螺旋器由螺丝、螺母块、导栓和钥匙组成，加力时将钥匙插入螺丝孔内，每日加力1~2次，每次旋转1/4圈，每转一圈可转动0.2~0.3mm的距离。螺旋器可将牙齿向颊侧、唇侧或远中移动，根据各自所在的部位不同而有不同的作用，如将牙齿颊向开展，则应位于腭中缝相当于前磨牙处连接两侧基托，打开螺旋器即可扩大牙弓。

（三）放置的位置

以螺旋器放置在上颌矫治器的不同位置为例：

1. 上牙弓双侧缩窄导致双侧后牙反𬌗时，螺旋器应安放在正对双侧第二前磨牙间的腭部基托正中。

2. 上牙弓单侧缩窄，只需扩大该侧牙弓。螺旋器安放在偏缩窄侧正对第二前磨牙舌侧基托至腭中缝的中央处。

3. 上颌切牙舌向错位，可用两个螺旋器安放在双侧尖牙舌侧至腭中缝距离的中央。

4. 单侧后牙区长度缩短，螺旋器应安放在该侧第二前磨牙舌侧远中处，螺旋轴的方向与该侧牙弓后段平行。

1. 扩弓簧（解剖型）：设计更靠近腭部，水平作用力几乎穿过牙体抗力中心，防止产生磨牙倾斜

2. 扩弓簧（标准型）：支架靠近𬌗面

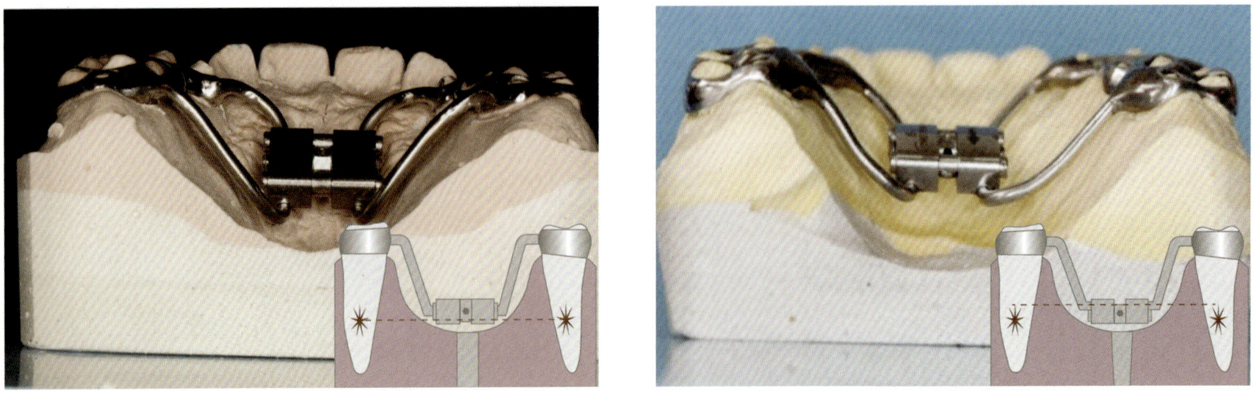

图1–8　**螺旋扩弓器放置的位置**

六、分离剂

为口腔正畸操作过程中经常使用的辅助材料，其主要作用是在两种相同或不同的材料之间形成隔离膜，使之不发生粘连。临床上常用的分离剂有以下几类（表1–1）。

（一）藻酸盐分离剂（图1–9）

1. 性能特点

为含2%~3%藻酸钠的水溶液，将其涂布在石膏表面后，即与石膏起化学反应，形成一层不溶于水的藻酸钙薄膜，起到分离石膏与石膏或者分离石膏与塑料的作用。

藻酸盐分离剂

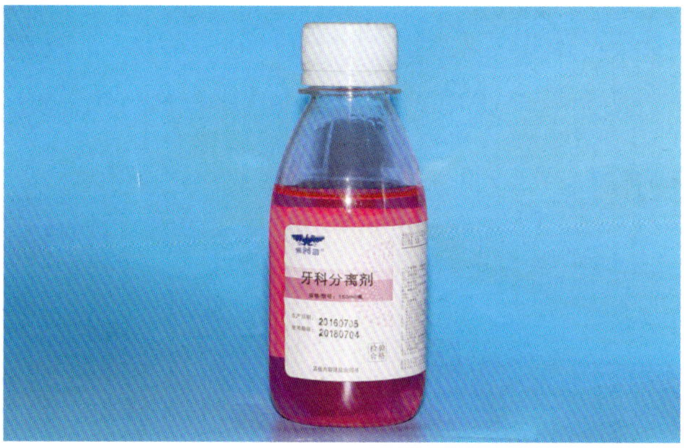

图1–9　分离剂

2. 使用方法

（1）涂布前，首先将石膏模型表面的水分及残余蜡清除干净。

（2）用排笔蘸分离剂按一个方向均匀涂布，不宜用力来回涂擦，否则就可能将已经形成的不溶性的藻酸钙薄膜擦掉。待其干燥后形成一层薄膜，再行充填或其他操作。

（二）钾皂分离剂

1. 性能特点

钾皂水溶液是负离子类表面活性剂，可分离石膏与石膏。

2. 使用方法

在已凝固的下层型盒石膏上涂布优质钾皂水，可达到分离效果。

（三）甘油及乙二醇分离剂

1. 性能特点

甘油及乙二醇的分子中均含有亲水基团，涂布在石膏表面后，亲水基团排布在分离膜表面，对疏水的蜡起分离作用。

2. 使用方法

用排笔蘸甘油或乙二醇分离剂少许，均匀涂布在石膏模型表面，然后即可进行铺蜡操作。

（四）水玻璃分离剂（硅酸钠）

1. 性能特点

水玻璃与石膏表面的钙离子反应，形成硅酸钙薄膜，在石膏与石膏之间起到分离作用。一般使用30%的水玻璃水溶液，如果浓度过高，会使石膏表面变粗糙。

表1–1　分离剂分类表

<table>
<tr><td rowspan="8">分离剂</td><td rowspan="3">石膏分离剂
（分离石膏与石膏）</td><td>藻酸盐水溶液</td></tr>
<tr><td>钾皂溶液</td></tr>
<tr><td>水玻璃</td></tr>
<tr><td rowspan="2">树脂分离剂
（分离石膏与树脂）</td><td>藻酸盐水溶液</td></tr>
<tr><td>聚乙烯醇水溶液</td></tr>
<tr><td rowspan="3">蜡分离剂
（分离包埋材料与蜡）</td><td>水</td></tr>
<tr><td>甘油</td></tr>
<tr><td>乙二醇</td></tr>
</table>

2. 使用方法

在涂布分离剂之前，先将石膏模型表面的蜡清除干净，同时模型要保持干燥。然后用排笔蘸少许水玻璃分离剂，按顺序均匀涂布在石膏模型表面，使用的水玻璃浓度一般为30%。

（五）聚乙烯醇分离剂

1. 性能特点

部分皂化的聚乙烯醇（PVA）的分子中含有大量的羟基，是一种具有成膜性质的结晶型聚合体。虽然形成的膜耐水性欠佳，但具有强度及韧性好等特点，所以PVA水溶液可作为加压常温固化树脂的分离剂使用。

2. 使用方法

首先保持石膏模型干燥，然后用小毛笔蘸少许聚乙烯醇分离剂均匀涂布在石膏模型表面，待干燥后即可充填树脂材料。

七、树脂材料

树脂材料（图1-10）是一种高分子合成树脂，在正畸矫治器制作过程中，常使用的树脂材料为自凝树脂和热凝树脂。

（一）加热固化型树脂（热凝树脂）

简称为热凝树脂，在临床操作时，一般先做蜡型然后装盒，换用树脂，通过水煮加热可使树脂聚合固化，有较强的韧性，制作完成后变形较大，有时会给医生带来不必要的麻烦，但它仍然是活动矫治器和功能性矫治器的制作材料。

1. 自凝树脂（国产）

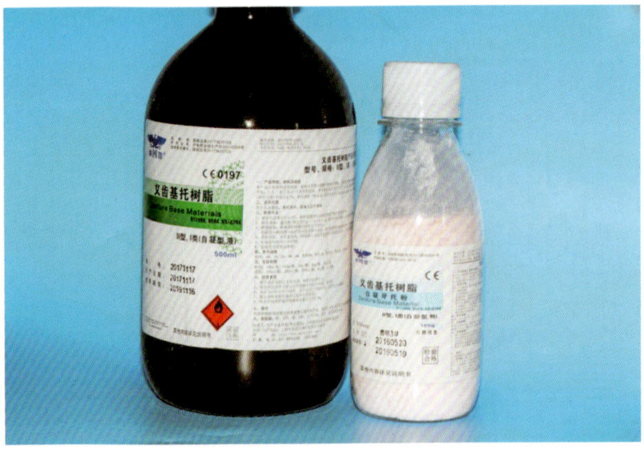

2. 自凝树脂（进口）

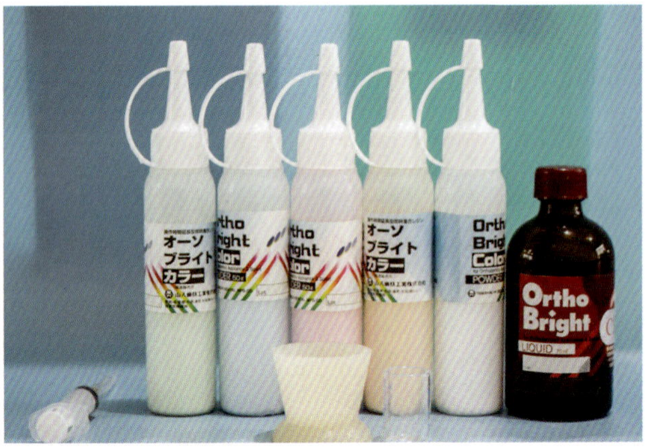

3. 热凝树脂（国产）

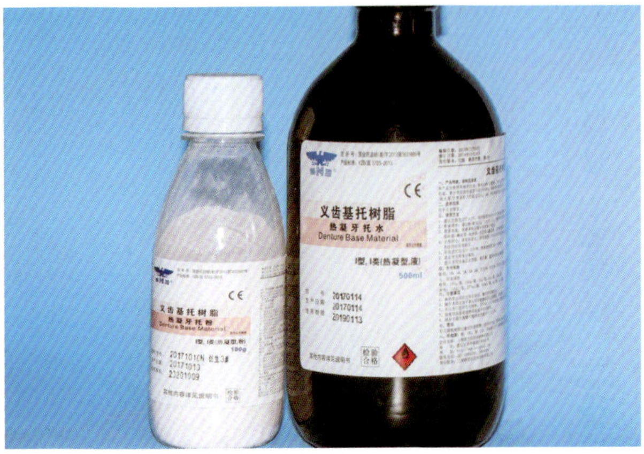

4. 热凝树脂（进口）

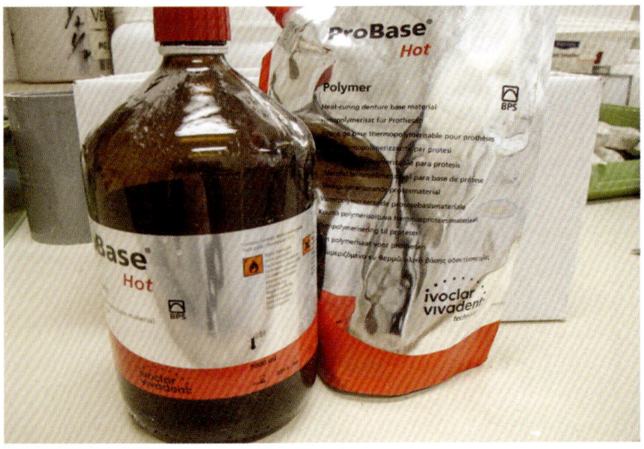

图1-10　树脂材料

1. 性能特点

为高分子材料，由液体和粉剂两组分组成，液体的商品名叫牙托水，也叫单体；粉剂的商品名叫牙托粉。

根据其颜色分为3种，即1号、2号和3号，随着号数增大，牙托粉趋向红色。热凝树脂是热的不良导体，使用时会影响基托覆盖处黏膜的温度感觉。热凝树脂容易老化，忌用沸水冲洗，失水后会引起变形，因此，活动矫治器不用时应浸入冷水中。

2. 使用方法

如图5–33所示。

（二）室温固化型树脂（自凝树脂）

在正畸工艺技术中一般使用即时聚合型（室温固化型）树脂，在常温条件下操作即可聚合，简单方便，成型容易，尺寸变化较小，比较密合。缺点是铺制的基托会有少许气泡，其密度和强度也不如热凝树脂制作的基托。

1. 性能特点

由液体（自凝牙托水）和粉剂（自凝牙托粉）两组分组成。有的厂家液体是有颜色的，粉剂是透明的；有的厂家粉剂是黄蓝粉绿色，液体是透明的；各有不同特色。自凝树脂的性能与热凝树脂相似，但由于在常温下快速聚合，分子量较低，残余单体多，机械强度低，容易出现气泡和变色，但在室温下固化使用方便。

2. 使用方法

如图5–31、图5–32所示。

3. 应用范围

（1）各类活动矫治器和活动保持器的基托：其作用是将固位部分和作用力部分连接成一个整体，并有增加支抗、增加固位和固定牙列等作用。要求厚薄均匀，厚度为1.5~2.0mm。

（2）环托矫治器的环托：有固位、打开咬合等作用，厚度为2.0~2.5mm。

（3）𬌗垫矫治器的𬌗垫：用在后牙𬌗面，起到打开咬合的作用，厚度根据解除咬合的程度而定，一般在1~3mm。

（4）牙周夹板：牙周病通过洁治或牙周治疗后可用牙周夹板进行固定。

（5）腭护板：对于腭裂患儿，可戴入腭护板矫治装置进行治疗。

（6）各种功能性矫治器的功能部分：树脂在功能性矫治器中除了用于连接部分，还用于很多功能部分。

①简单功能性矫治器：如用于矫治下颌后缩或深覆𬌗的上颌斜面或平面导板；用于调节唇颊肌的压力和封闭口腔前庭的前庭盾等。

②肌激动器中用于控制下颌位置的前牙区基托诱导面及𬌗间部分。

③生物调节器的塑料基托。

④功能调节器的唇挡、颊屏和下舌托等。

八、焊料

用于连接被焊接金属的合金，是焊接的必备材料，它直接影响焊接的质量。其熔点要求低于被焊接的金属100℃为宜。焊接合金熔化后流动性大，便于均匀地流布在焊接面上。焊接合金物理膨胀系数与被焊接的金属接近，冷却后具有一定的强度，化学性能稳定，不易散发有毒物质。口腔正畸常用的焊料是银焊合金（图1–11）、金焊合金。

常用的材料

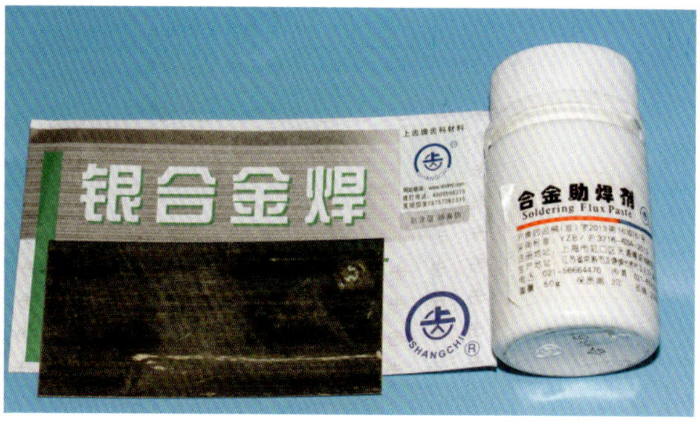

图1–11 银焊合金和焊媒

（一）银焊合金

1. 性能特点

主要成分为银（≥57%），故称为银焊合金。其成分还含有铜（≤28%）、锌（≤15%）等元素。银焊合金熔点为520~700℃，稍低于金焊合金，耐腐蚀性也低于金焊合金，其抗拉强度为25~32kg/mm^2，流动性能好，焊接牢固。缺点是易变色。主要用来焊接正畸带环和附件等材料。

2. 使用方法

焊接时，首先用砂纸清除焊件表面的氧化物，使焊件之间的接触面干净清洁，且有一定的粗糙度；焊件焊接时呈面状接触；焊前预热温度不宜过高，加热速度要慢而均匀。待充分预热后用焊针蘸取少量焊媒放于焊接区；当焊件被加热至暗红色时，用焊镊夹取小块焊料，准确放在焊隙中间，并继续加热焊件，不要撤离火焰，使焊料迅速熔化流入焊隙（在加热过程中，使用尖而细的还原焰），然后撤去火焰，立即用清水冲洗焊件。

（二）金焊合金

1. 性能特点

主要成分为金（55%~80%）、银（8%）、铜（7%~15%）、锌（2%~4%）、锡（1.5%~3.0%）。根据需要，可使用不同成分的配方。熔点为750~850℃，有良好的耐腐蚀性能。主要用于焊接各种贵金属合金，也可用于18-8不锈钢丝、钴铬合金及镍铬合金的焊接。

2. 使用方法

焊接时，使用硼砂为焊媒。方法同银焊合金。

（三）焊媒

1. 性能特点

为用于保证焊接过程顺利进行的辅助材料，又称为熔剂。它能清除焊件表面的氧化物，保护焊件在焊接过程中不被氧化，使其容易焊牢。因此，要求焊媒的熔点和最低作用温度低于焊料的熔点，能够很好地溶解和清除焊件表面的氧化物，使焊媒及其衍生物的残渣容易去除。不同的金属使用不同的焊媒：焊接中熔铸金或铜合金时焊媒可用硼砂或硼砂加硼酸，焊接高熔合金（如18-8不锈钢丝或镍铬合金）时必须采用氟化钾为主加硼酸的焊媒。

2. 使用方法

先在要焊接的部位涂上少许焊媒，将其加热熔化，然后加入焊料完成焊接。

九、磨平材料与磨光材料

（一）磨平材料（图1-12）

1. 性能特点

磨平作用即摩擦或切割作用。通过磨料的作

1. 磨平材料

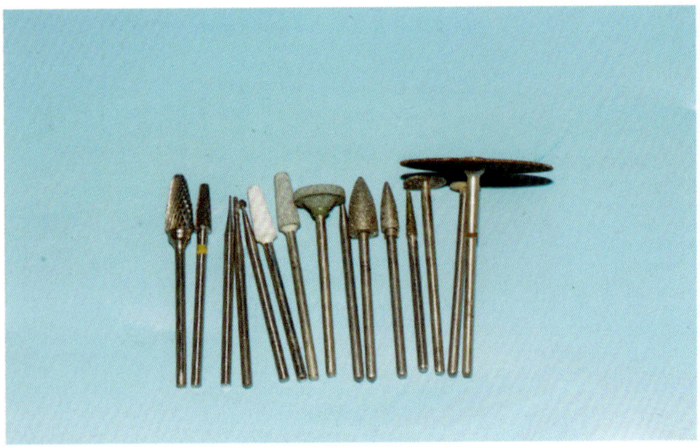

2. 磨光材料

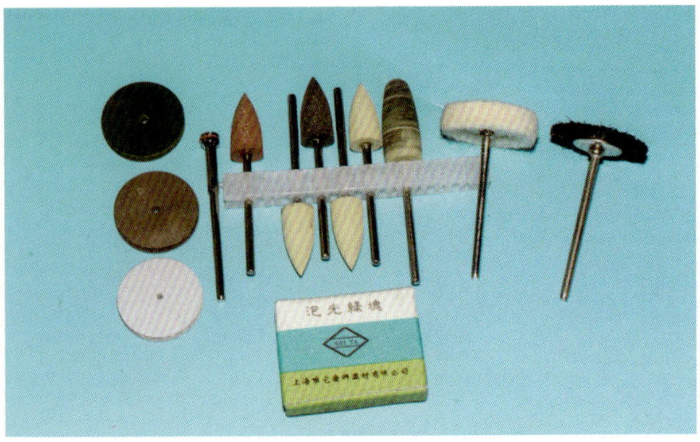

图1-12 磨平材料与磨光材料

用，消除物体不平整的表面，达到良好的平整，因此磨料硬度要高于被磨物体的硬度，磨料边缘要锐利。通常磨料用粘接剂，使其形成轮状或蘑菇状等各种各样的形态，以适应磨平磨光的不同需要。常用的磨平材料有金刚石、碳化钨、碳化硅、刚玉、浮石粉等。

2. 使用方法

先用粗颗粒的碳化硅磨头或砂轮进行初磨，磨去过多过厚的塑料及基托的飞边。再用柱形砂石修整倒凹，用纸砂片或700号裂钻修整邻近卡环的基托边缘，用小圆钻轻轻磨去基托组织面的小结节和残余的石膏。每次更换磨平材料后要不断改变磨平方向，使基托表面均匀受力，磨平效果会更好。

3. 影响磨平的因素

磨平作用与磨平材料的颗粒大小、硬度和形态，磨平时的压力大小以及磨料运动的速度相关。

（1）磨平材料的颗粒大小与硬度：磨平材料的颗粒越粗，硬度越大，磨平效果越好，但是磨平后的磨痕越明显，刻痕越深，对下一步磨光的效果越有影响。

（2）磨平时的速度：磨平时的手机转速越快，磨头的直径越大，磨平的效率越高。但是过高的磨平速度不易控制，必须适当控制磨平速度。

（3）磨具对矫治装置的压力：磨具的压力越大，磨平的效率越高；压力太小，磨平的作用过小。掌握适当的磨平压力，既提高了磨平的作用，也提高了磨平的效率。

（二）磨光材料（图1–12）

磨光包括切削和研磨。切削是用刃状或粗磨料的磨具对物体表面进行初步平整，以修整物体的外形或减小物体体积的过程。研磨是用细磨料的磨具对物体表面进行平整使之磨光。两者的原理极其相似，都是磨切过程，只不过所用磨具不同而已。

1. 性能特点

在磨光作用下，物体表面的正常结晶结构紊乱，晶粒的排列方向发生改变，使晶粒形成更小颗粒，此时磨去的物体表面极少，磨去的材料甚微，物体表面的原子重新排列，形成一层不定型的薄膜，称为磨光层。磨光材料不在物体上产生沟痕，而是出现润痕和平整的光滑面。常用磨光材料有白垩粉、红铁粉、氧化铬等。

2. 使用方法

经过初磨处理后，再用砂纸卷或细颗粒碳化硅磨头仔细打磨基托消除磨痕，使塑料表面更加平整细腻。最后用湿布轮或绒锥蘸浮石粉在打磨机上进行抛光，在抛光过程中，应始终保持湿润，以免摩擦产热使基托变形或过度磨损。抛光时，基托组织面不能打磨，不能损坏卡环，同时应拿稳矫治器，以免飞出跌断。

十、正畸工艺其他材料

带环、牙科膜片、拉簧等（图1–13）。

1. 带环

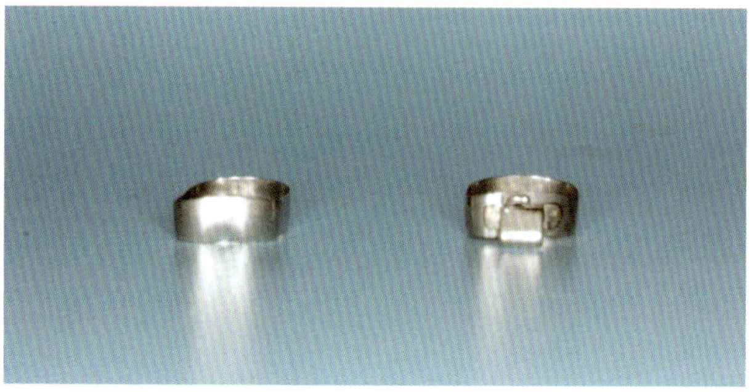

2. 牙科膜片（圆形）

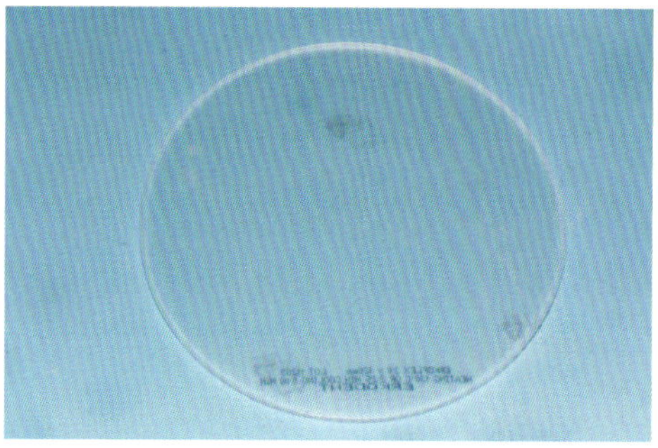

图1–13　正畸工艺其他材料

3. 牙科膜片（彩色）

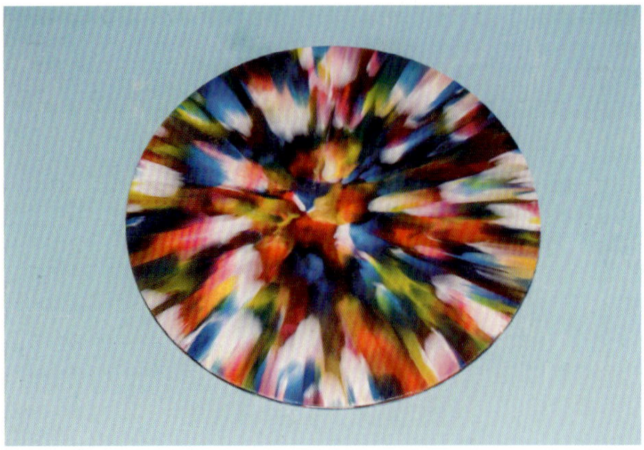

4. 拉簧

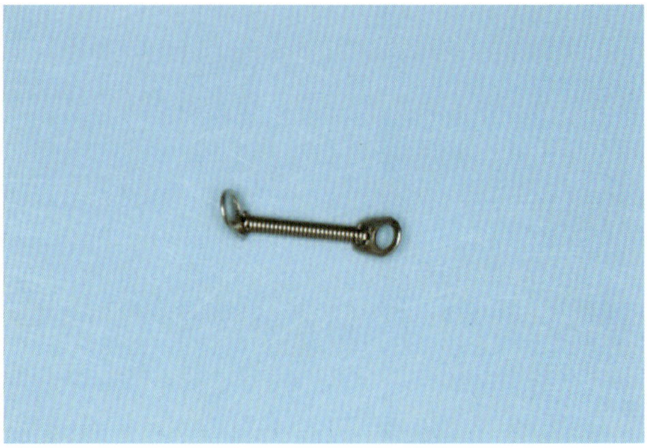

图1-13（续）

十一、临床正畸矫治常用材料

（一）牙间分离材料

1. 分牙簧

常用规格为直径0.5mm的不锈钢丝，弯制成别针状，一端放入邻接点下方，一端放入邻接点上方。分牙的时间一般3~7天，它对后牙的分离特别有效，使用方便（图1-14）。

2. 分牙橡皮圈

为弹性橡皮圈，用分牙器将分牙橡皮圈撑开，使其中间变薄，将其一侧沿两牙的邻接面从殆方压入邻间隙内，慢慢松开分牙钳，使橡皮圈回缩到原来的直径（图1-15），3~4天即可达到分牙目的。

（二）粘固材料

用于正畸粘接的粘接剂品种很多，按固化方式可分为化学固化型和辐射固化型。化学固化型按需调拌与否又可分为混合型和非混合型；辐射固化型又可分为紫外光固化型和可见光固化型。按有无无机填料还可分为单一树脂型和复合树脂型。粘固材料主要用于粘固正畸固定矫治器及附件等，分为粘固带环材料和粘固托槽材料（正畸粘接剂）。

1. 粘固带环材料（图1-16）

（1）磷酸锌水门汀

由粉剂和液剂两组分组成。临床操作时，使用窄的不锈钢调拌刀在宽而厚的玻璃板上调和。调和时先将粉剂分成小、大、小3份，逐份加入液剂中。开始时先将少量粉剂加入液剂中调和，使液剂

1. 分牙簧插入

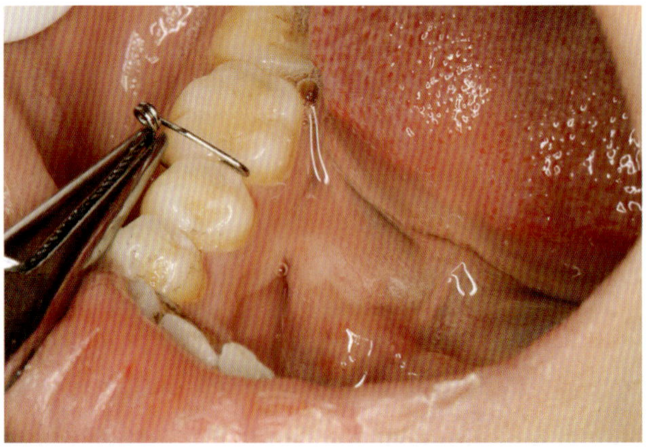

2. 分牙簧已就位

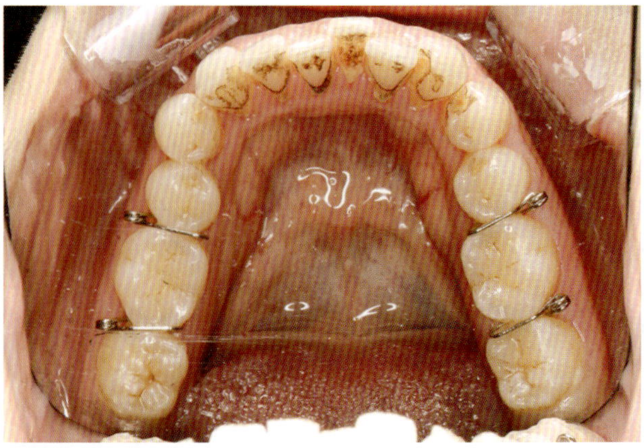

图1-14　分牙簧分牙

1. 用分牙器将分牙橡皮圈撑开

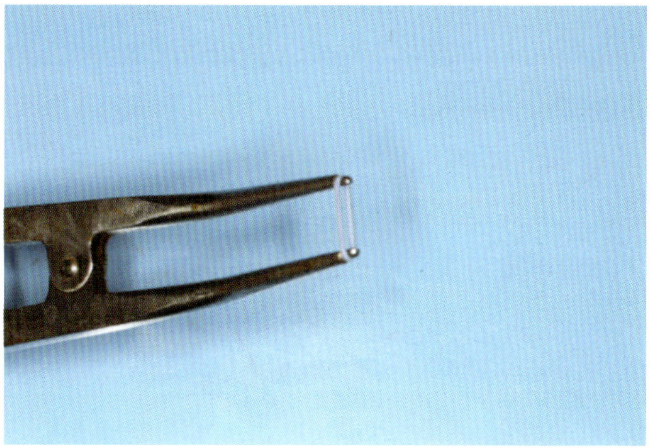

2. 将分牙橡皮圈的一侧沿两牙的邻接面从𬌗方压入邻间隙内，松开分牙钳

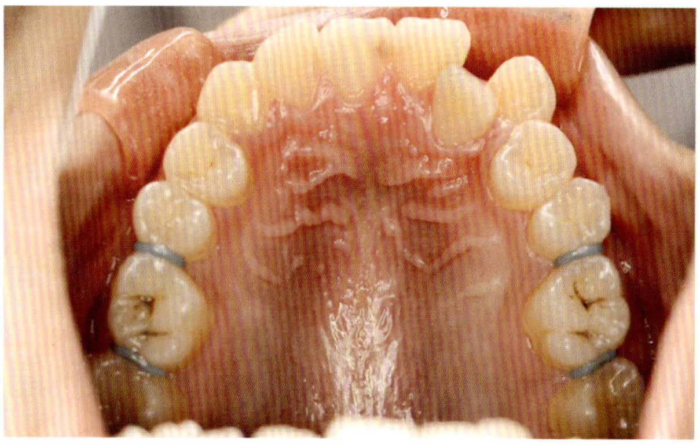

图1-15 橡皮圈分牙

1. 磷酸锌水门汀

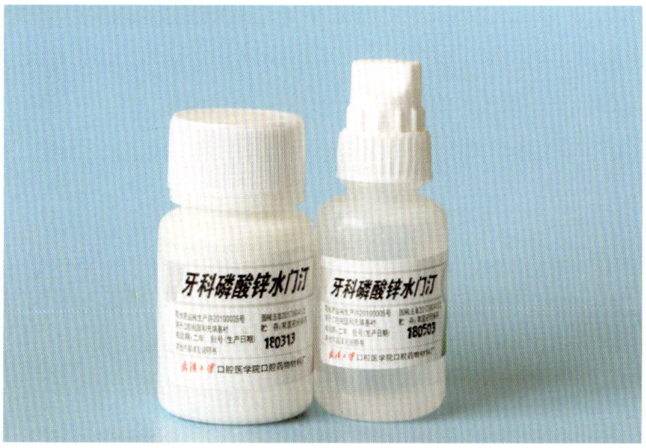

2. 聚羧酸锌水门汀

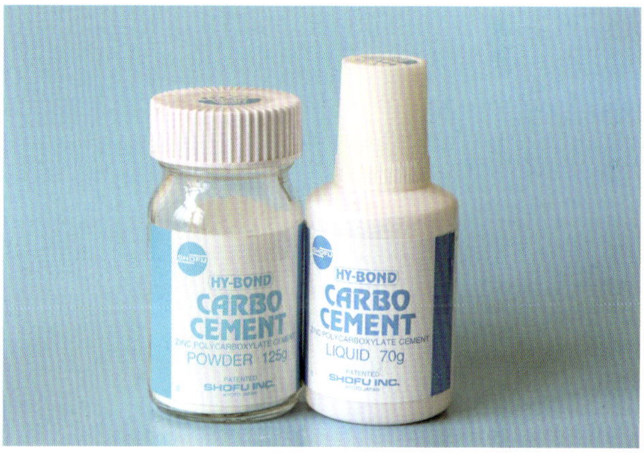

3. 玻璃离子水门汀

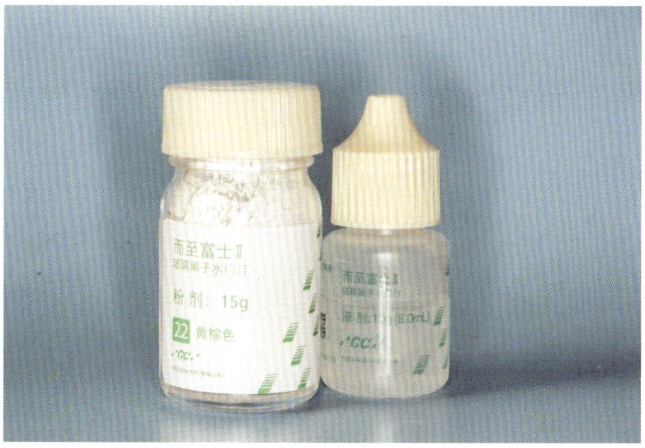

图1-16 粘固带环材料

缓慢中和，调和中期可加入大量粉剂，最后再加入剩余的少量粉剂调拌，以获得理想稠度。调和时间为50~90秒。

（2）聚羧酸锌水门汀

由含氧化锌的粉剂与含聚丙烯酸的液剂两组分组成。临床操作时，通常按粉液比1.5：1（质量比）进行调和，使用不锈钢调拌刀在干净的玻璃板上进行。调和时要大量迅速地加入粉剂，并在30~50秒内完成调和，粘固剂调至有黏性，用调拌刀挑起时有一定流动性者为理想稠度。

（3）玻璃离子水门汀

由硅酸铝玻璃粉和聚丙烯酸液体组成的水门汀，称为聚丙烯酸硅酸铝盐。因这类材料由玻璃粉与聚丙烯酸反应，生成含离子键的聚合体，故又称为玻璃离子水门汀。玻璃离子水门汀由粉剂和液剂两组分组成，或单组分粉剂，使用时与水调和。临床操作时，通常按粉液比1.3：1（质量比）的比例进行调和，而用水调和型的粉液比为3.3：1；调和时，使用塑料调拌刀在清洁的玻璃板上进行；先将粉分成两等份或数份，待第一部分粉和液调匀后，再加入第二部分粉，直到调成合适的稠度。调和时间一般为30~50秒，调和完成应立即使用。

2. 粘固托槽材料（图1-17）

（1）京津粘接剂：一般用于直接粘接金属托槽。使用时，首先用37%的磷酸在牙釉质表面酸蚀

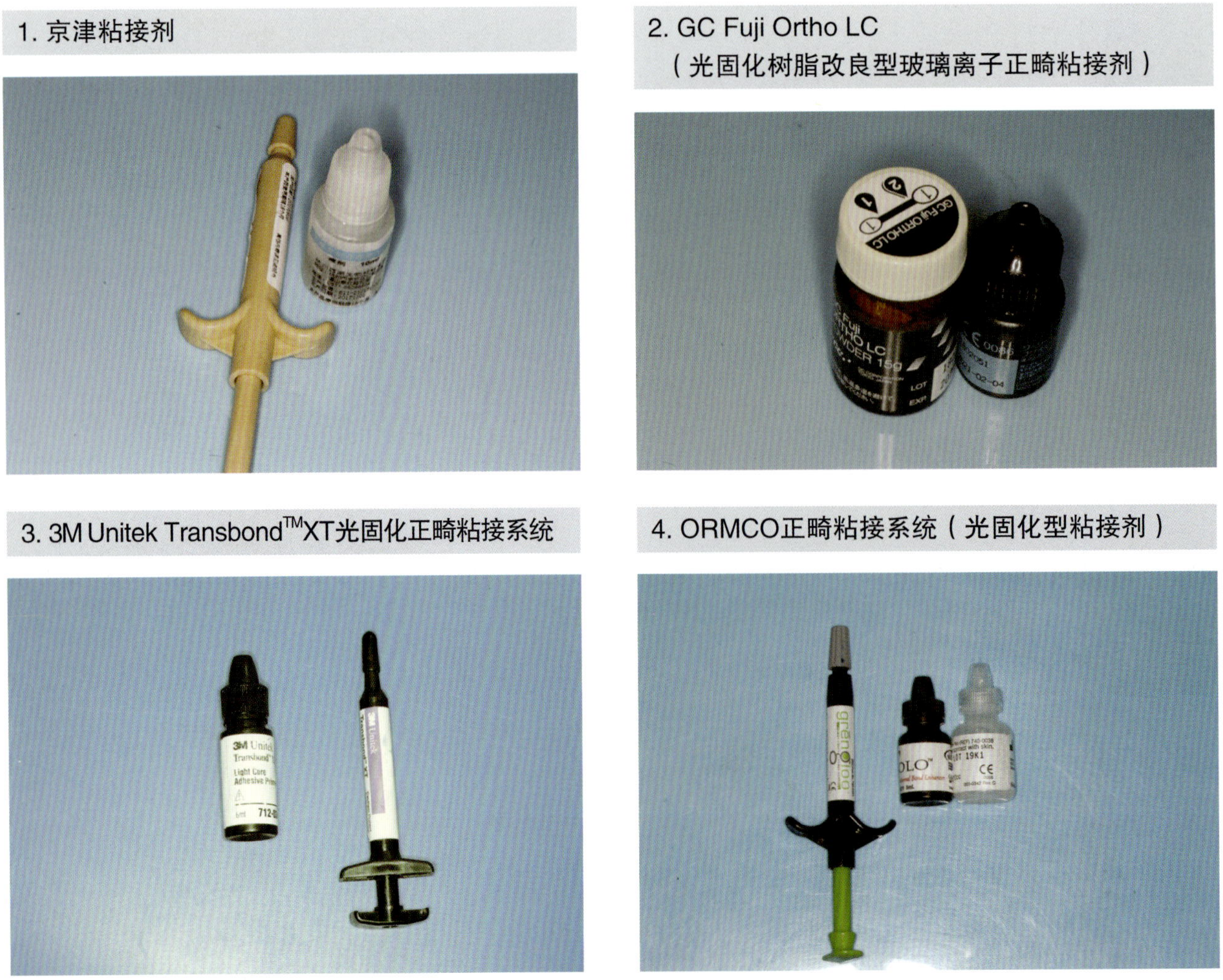

1. 京津粘接剂
2. GC Fuji Ortho LC
（光固化树脂改良型玻璃离子正畸粘接剂）
3. 3M Unitek Transbond™XT光固化正畸粘接系统
4. ORMCO正畸粘接系统（光固化型粘接剂）

图1-17　粘固托槽材料

30秒，冲洗15秒后，以无油压缩空气吹干10秒，然后用小毛刷在牙面上均匀涂布粘接剂，再将树脂涂布于托槽底板上，用镊子夹住托槽，粘接在牙齿适当的位置。

（2）GC树脂改良型玻璃离子粘接剂：GC树脂改良型玻璃离子粘接剂兼具了树脂和玻璃离子的优点，粘接强度高，对牙面酸蚀和干燥的要求不高，脱矿程度低，去除托槽相对容易，是正畸治疗中较为理想的粘接材料。粘接前按常规清洁牙面、隔湿、干燥。然后用30%的磷酸酸蚀牙面50秒，冲洗后吹干，将调拌好的树脂改良型玻璃离子粘接剂涂布于托槽底板后与牙面粘接，去除托槽周围多余的粘接剂，在托槽四周用光固化灯各照射20秒。

（3）光固化型粘接剂：常温下操作不凝固，托槽的位置放好后，用光固化灯照射后凝固。优点是操作时间长，托槽的位置能保证精确；美中不足的是照射时间不充分时影响粘固效果。常用的粘接剂：美国的Transbond™、Light bond™；日本GC公司生产的Fuji Ortho LC，它是应用十分广泛的正畸光固化粘接剂，是一种树脂改进型的玻璃离子。

（三）带环

预成带环由不锈钢片制成，带环分为左上、左下、右上、右下4种，每一种大约有20个大小不同的型号。带环粘接在磨牙上，起固位作用（图1-18）。

（四）颊面管

由不锈钢锻造而成，多焊接在带环的颊面。在形态上，有圆管、方管、扁圆管等；在数量上，有单管、双管、三管（图1-19）。

（五）托槽

常用有方丝弓托槽、直丝弓托槽、Begg托槽、Tip-Edge托槽、舌侧托槽等。材料性质有不锈钢和陶瓷之分。

1. 各种类型的带环

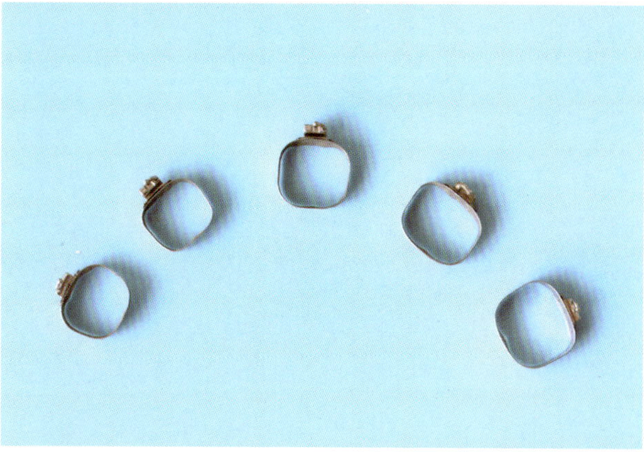

2. 带环粘接在磨牙上

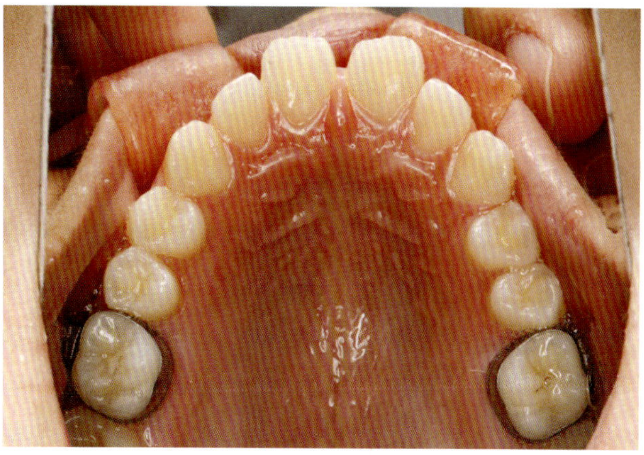

图1-18 各类带环

颊面管

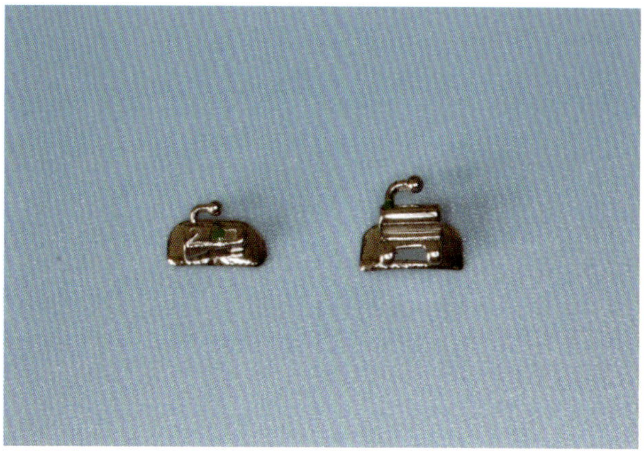

图1-19 颊面管

1. 方丝弓托槽

由不锈钢或生物陶瓷复合树脂制成（图1-20）。托槽按槽沟的宽度分为两类，一类是宽0.45mm，另一类是宽0.55mm。托槽的类型较多，有单翼托槽、双翼托槽、Broussard托槽、Lewis托槽等。标准方丝弓托槽上中切牙、侧切牙、下颌前牙、后牙的尺寸各不相同，形态也各有差异。

方丝弓托槽

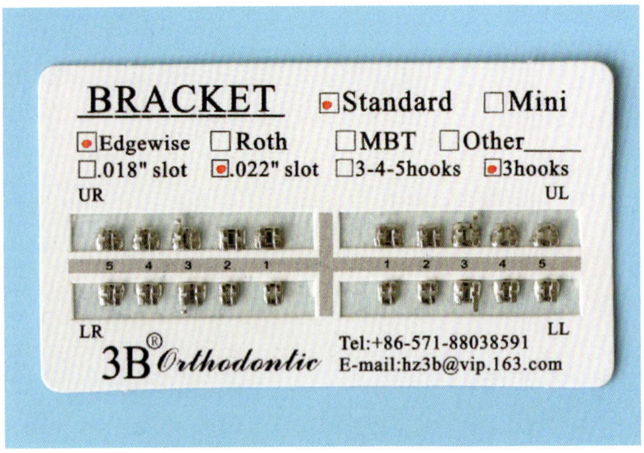

图1-20 方丝弓托槽

2. 直丝弓托槽

20世纪70年代由美国的Andrews设计（图1-21）。与方丝弓托槽最大的区别是：直丝弓托槽的槽沟带有预成的转矩和轴倾角，可使临床医生较少弯制弓丝和更换弓丝。一根具有牙弓基本形态的直弓丝放入直丝弓托槽就可完成牙齿的唇舌向、近远中向、垂直向和控根移动。

直丝弓托槽的位置位于牙齿的临床冠中心。

3. Begg托槽

Begg托槽（图1-22）含有槽沟和竖管。按托槽底的形态可分为平底和弧形底两种。平底用于切牙，弧形底用于尖牙和前磨牙。对于安氏Ⅱ类1分类错𬌗患者疗效显著。

1. 直丝弓托槽

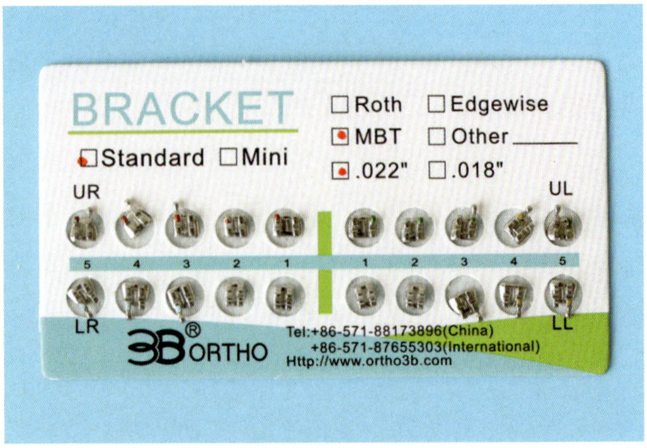

2. 粘接直丝弓托槽口内照

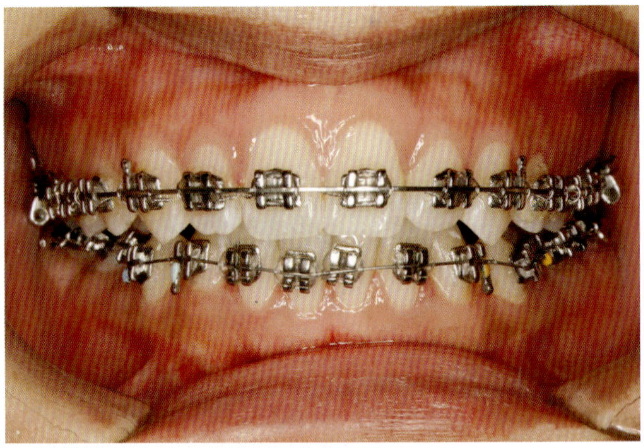

图1-21 直丝弓托槽

平底Begg托槽

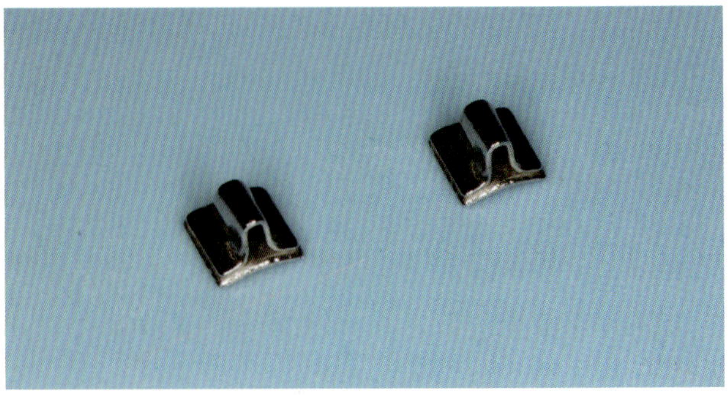

图1-22 Begg托槽

4. Tip-Edge托槽

为Kesling医生于1987年研制公布的正畸技术（图1-23），是改良的方丝弓托槽。该托槽容纳弓丝的槽沟有两个，具有预定的牙冠倾斜度和转矩角度。同时，该托槽又应用了差动力技术。

1. Tip-Edge托槽

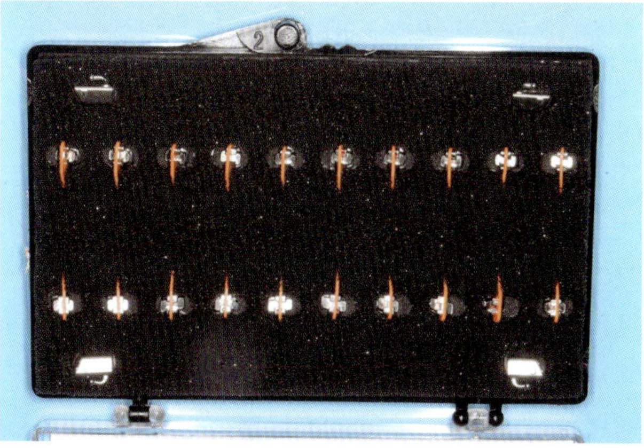

2. 单个Tip-Edge托槽

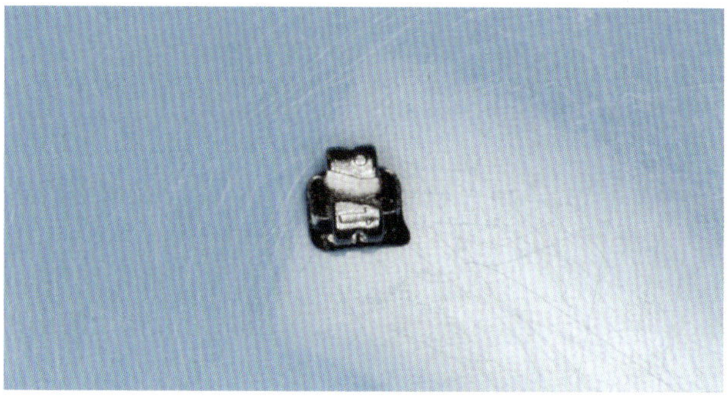

图1-23　Tip-Edge托槽

5. 舌侧托槽

舌侧前牙托槽含有横沟和咬合导板（图1-24）。此类托槽粘贴于牙齿的舌侧面，具有不露金属、美观之优点。但粘接托槽、弯制弓丝等难度较大，矫治严重的错𬌗畸形效果不佳。

舌侧托槽

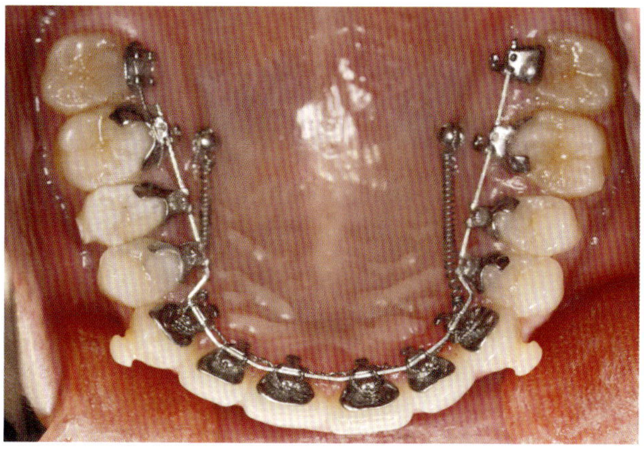

图1-24　舌侧托槽

（六）弓丝

弓丝是固定矫治器施力的部分，按材质分为不锈钢丝、镍钛合金丝、钴铬合金丝、β钛合金丝。按截面形状分为圆丝、方丝和麻花丝等。按特性分为热激活镍钛丝和超弹性镍钛丝。

1. 正畸常用的弓丝按材质分类

（1）不锈钢丝（图1-25）

①18-8镍铬不锈钢丝：刚度大，能弯制各种曲。②澳丝：弹性好，有持续而稳定的力值，不需经常更换。③麻花丝：柔软而力小，但抗形变能力强。

1. 不锈钢丝

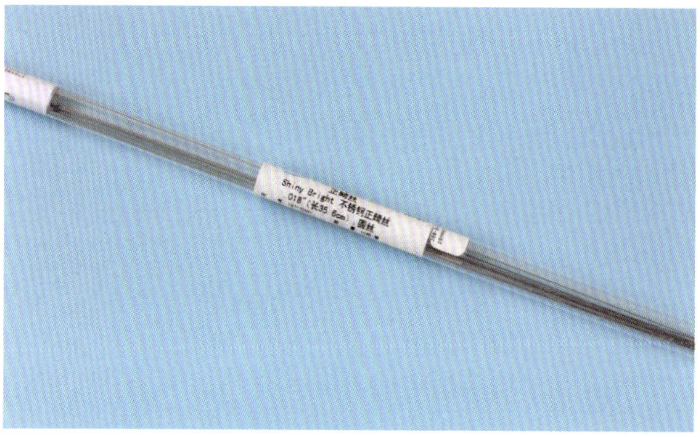

2. 澳丝

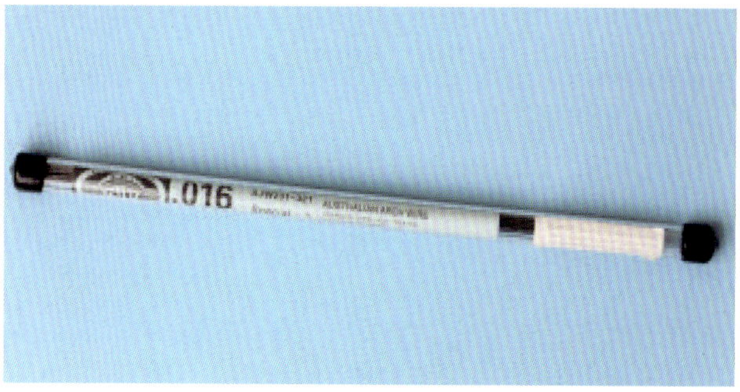

3. 麻花丝

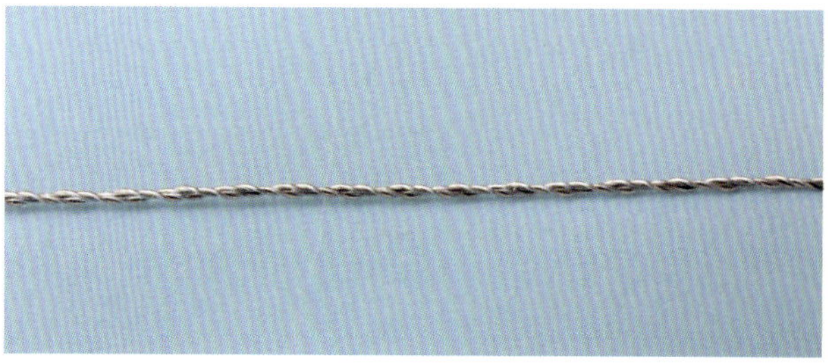

图1-25　不锈钢丝

（2）镍钛合金丝（图1–26）

其最重要的力学特点为超弹性和形态记忆效应，是目前研究发展最快的弓丝材料。有美国的Nitinol丝、中国的NiTi丝、日本的NiTi丝以及热激活镍钛丝等。此类弓丝刚度低，回弹性好，在治疗早期用于排列牙齿效果好。它具有良好的形态记忆性能，弓丝在明显的形变后可恢复到形变前的原始形态，但在常温下无法弯制成型，不易焊接。

1. 镍钛合金丝

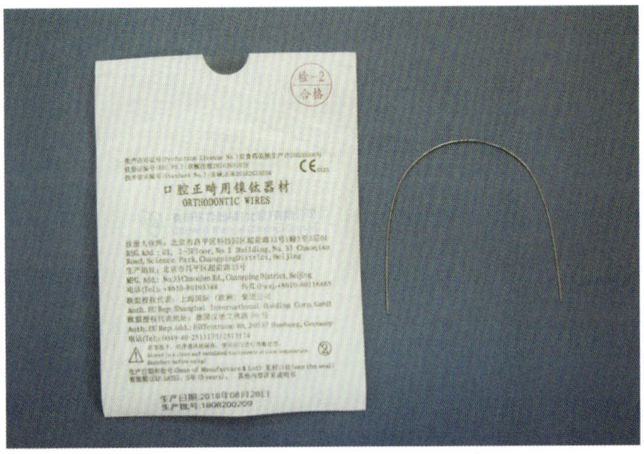

2. 预成摇椅形圆丝

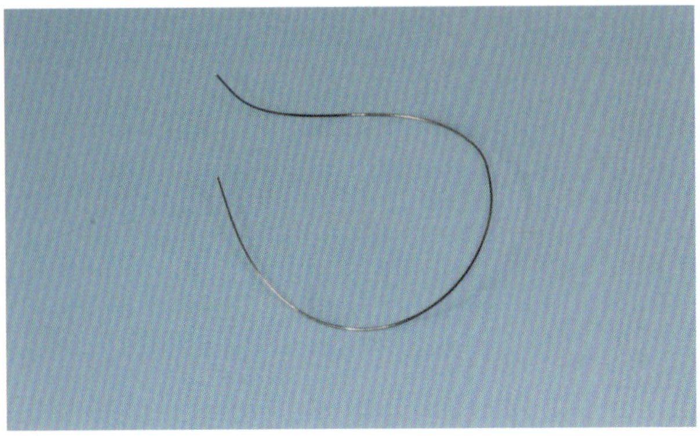

图1–26　镍钛合金丝

美国的Nitinol丝为第一代镍钛丝，不具有超弹性；中国的NiTi丝为第二代镍钛丝，为拟弹性。在牙齿移位较大时，不能选择一次性将弓丝入槽，否则会产生过大的矫治力。日本的NiTi丝为第三代镍钛丝，是真正的超弹性镍钛丝，对于移位较大的牙齿，可选择一次性结扎入槽。热激活镍钛丝为第四代镍钛丝。

（3）钴铬合金丝

其商品名有Elgiloy、Azuza、Multiphase。该合金丝与不锈钢丝相比，对疲劳和扭曲的抵抗力强，弹性持续时间也较长。其他方面与不锈钢丝基本一致。

（4）β钛合金丝

又称为钛钼合金丝，商品名为TMA。其性能优良，兼具不锈钢丝和镍钛合金丝的优点，是较理想的正畸弓丝，可弯制成型，可焊接，常作为不锈钢丝和镍钛合金丝之间的中间选择。

2. 正畸常用的弓丝按截面形状分类（图1–27）

（1）圆丝

没有控根作用，弹性好，与托槽间的摩擦力小，所以常用于早期排齐与整平牙弓，但完成阶段

1. 圆丝

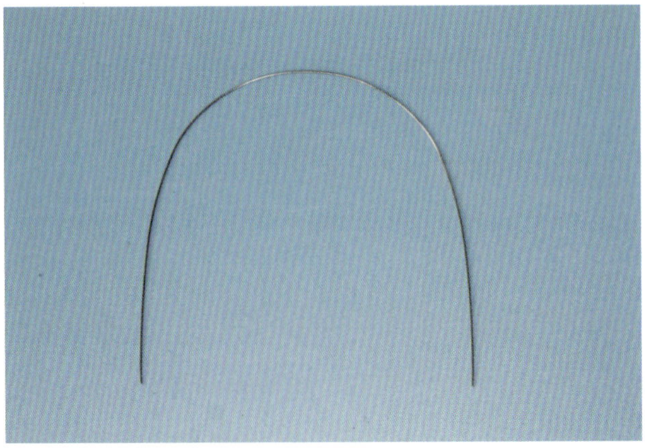

2. 方丝

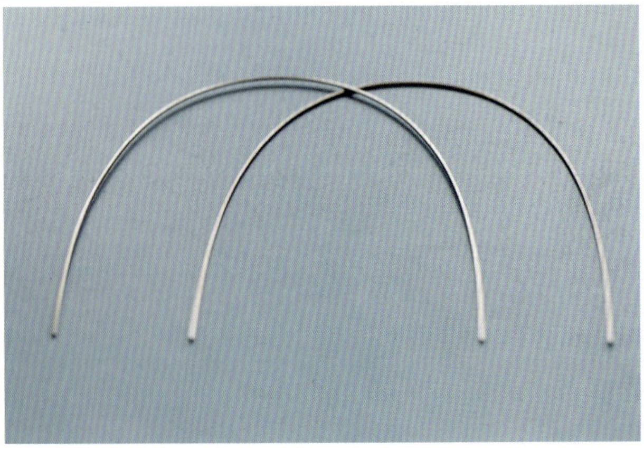

图1–27　按截面形态分类

进行颌间垂直牵引时也要使用较细的圆丝。其常用规格有：直径为0.35mm、0.41mm、0.45mm或0.51mm。

(2) 方丝

用于对牙齿进行控根移动。直丝弓矫治器关闭拔牙间隙和完成阶段都使用方丝（图1-27）。其常用规格有：0.45mm×0.55mm和0.48mm×0.54mm。

(3) 麻花丝

力量柔和、弹性高，主要用于早期排齐牙列，常用的弓丝规格见表1-2。

3. 正畸常用的弓丝按特性分类

(1) 热激活镍钛丝

第四代镍钛丝具有温度引导相变性质，其相变过程不但受应力的影响，而且也受温度的影响。在临床上选择何种热激活镍钛丝需要根据实际情况来定，通常对复杂拥挤的排齐，主张使用相变温度低于体温的镍钛丝；对于一些离牙弓较远的单颗牙齿，可以考虑使用高于体温相变的镍钛丝，其产生间歇加力的效果，更有利于保护牙根及牙周的健康。目前，在MBT技术中广泛应用热激活镍钛丝，使临床治疗时更换弓丝的次数大大减少。

(2) 超弹性镍钛丝

NiTi丝有极佳的回弹性及低刚度，可产生较弱的力。它最大的特点是从矫治最初的启动到最后阶段，产生的力持续恒定，加大了理想矫治力的范围。因此在治疗早期牙齿严重不齐时使用效果较好，治疗中期或后期单颗牙齿重新粘接托槽后再次排齐时也是最佳选择。其缺点是常温下无法弯制成型，不易焊接。

(七) 结扎丝

用于将矫正弓丝与托槽或其他附件相结扎，以达到固定弓丝及牵引牙齿移动的目的。常用规格有：直径0.20mm、0.25mm和0.30mm等几种。

在结扎丝的选择上，0.20mm的结扎丝常用于做连续“8”字结扎，0.25mm的结扎丝常用于固定弓丝，而0.30mm的结扎丝常用于将弓丝末端的Ω曲与颊面管固定在一起，或者做成牵引钩进行颌间或颌内牵引（图1-28）。

(八) 其他常见金属附件

有舌侧扣、排齐辅弓、转矩辅弓，开展和关闭间隙用的扩大螺旋弹簧、压缩螺旋弹簧，口外支抗矫治器用的面具面架和面弓等。

1. 舌侧扣

在拉尖牙远中移动过程中，为防止尖牙与磨牙扭转，在其舌侧粘贴舌侧扣，在尖牙唇舌侧同时进行牵引（图1-29）。

2. 排齐辅弓

可由直径0.4mm的多股辫状丝或镍钛丝制成（图1-30）。该辅弓与更硬且更有抗力的主弓丝的打开咬合作用互不干扰，效果显著，通常在矫正的初期使用。

表1-2 矫治器常用弓丝规格表（单位：英寸）

	镍钛丝	不锈钢丝	澳丝	其他
圆丝	0.014 0.016 0.018 0.020	0.014 0.016 0.018 0.020	0.016 0.018	0.0175麻花丝 0.016热激活钛镍丝
方丝	0.017×0.025 0.019×0.025 0.021×0.025	0.018×0.025 0.019×0.025		0.017×0.025TMA 0.021×0.025TMA 0.019×0.025热激活钛镍丝

1. 用结扎丝做连续"8"字结扎（ϕ0.20mm）

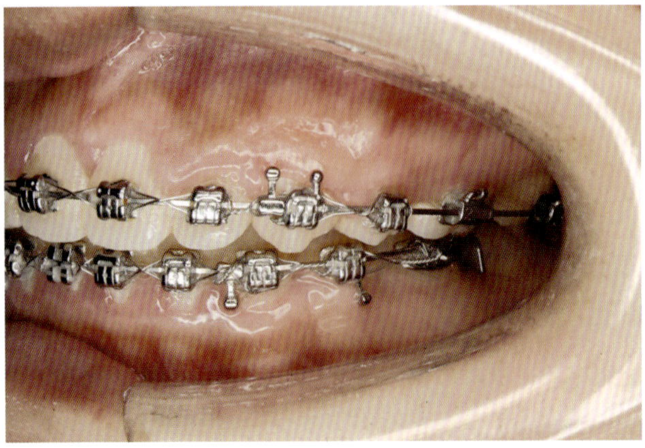

2. 用结扎丝固定弓丝（ϕ0.25mm）

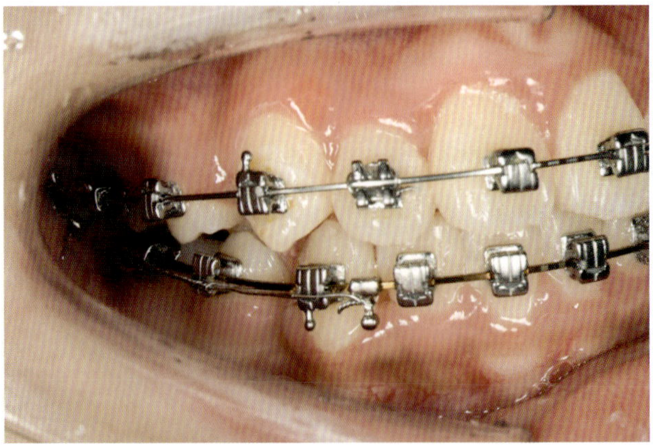

3. 用结扎丝做成牵引钩（ϕ0.30mm）

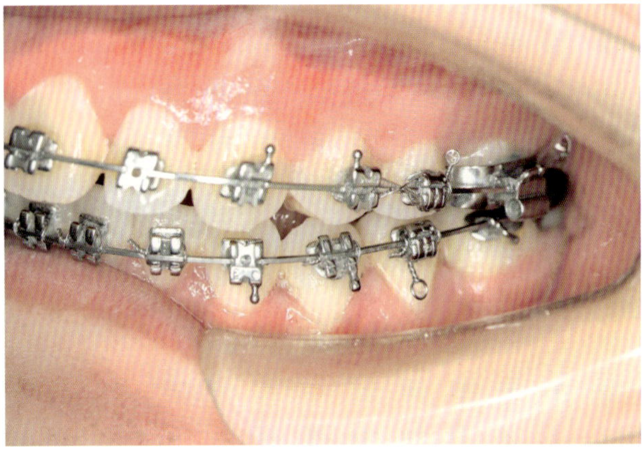

4. 将弓丝末端的Ω曲与颊面管固定在一起

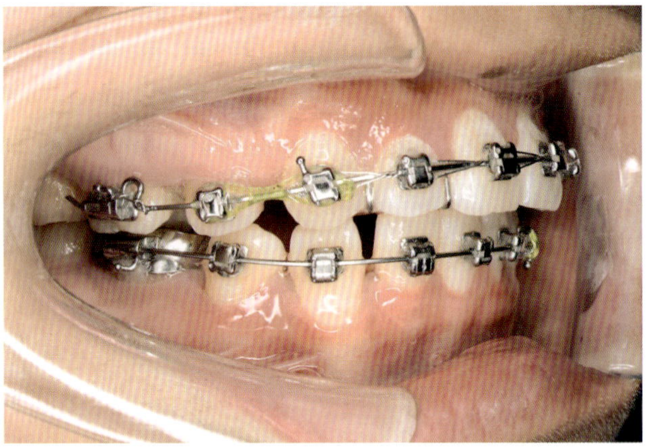

图1-28　结扎丝使用方法

1. 舌侧扣

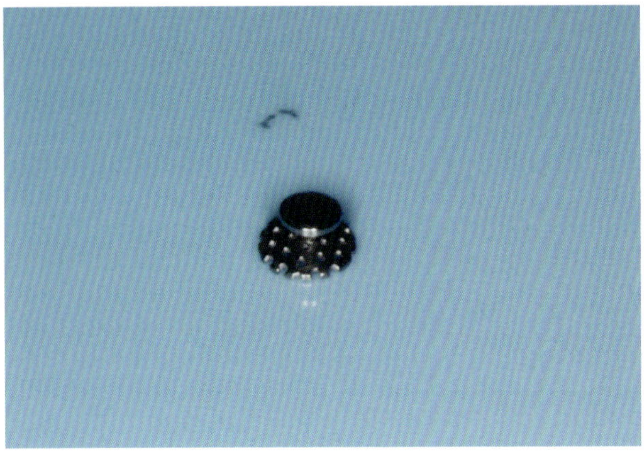

2. 舌侧扣粘接在牙齿舌侧

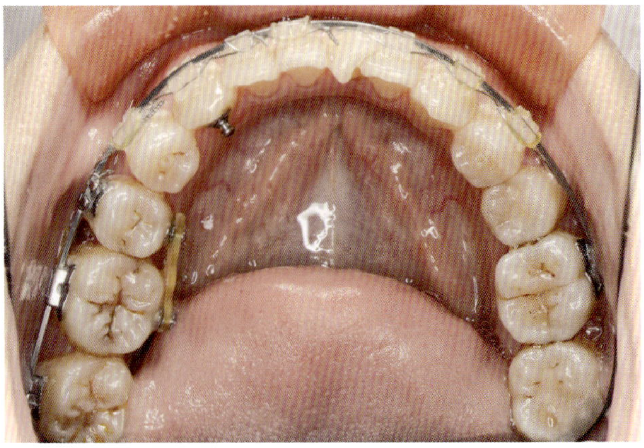

图1-29　舌侧扣

辅弓排齐123

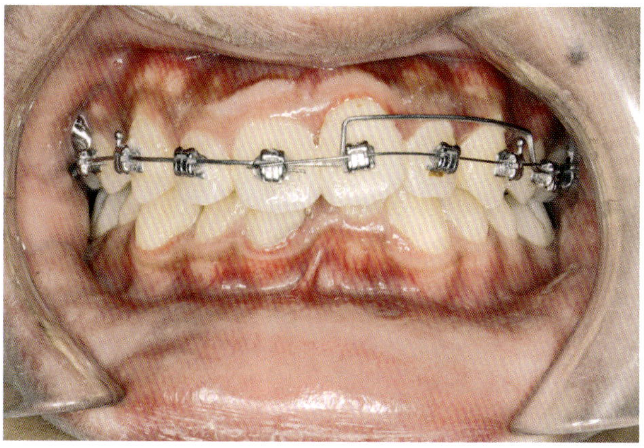

图1-30 排齐辅弓

3. 转矩辅弓

直径一定比主弓丝细一些，主要用于治疗的后期对切牙转矩的控制（图1-31）。

转矩辅弓

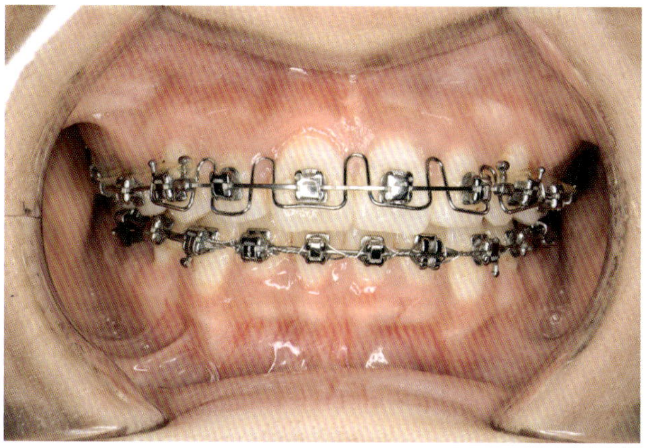

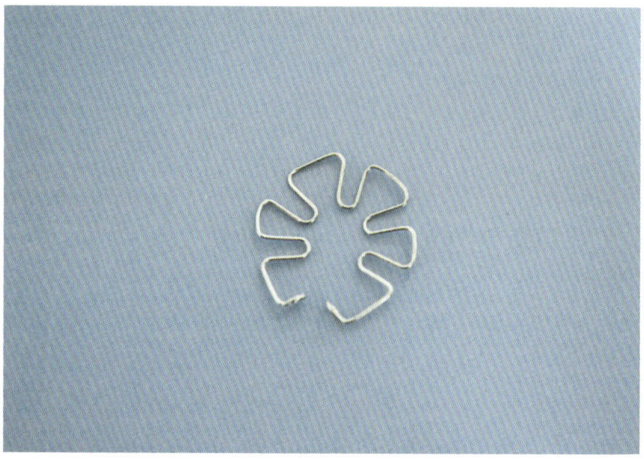

图1-31 转矩辅弓

4. 扩大螺旋弹簧

螺旋弹簧间有间隙，可利用弹簧压缩后的回弹推力移动牙齿，常用于局部开展间隙或推尖牙向远中移动（图1-32）。

5. 拉簧

螺旋弹簧间无间隙，可利用牵引拉长后的回弹力移动牙齿，常用于拉尖牙向远中移动（图1-32）。

1. 扩大螺旋弹簧

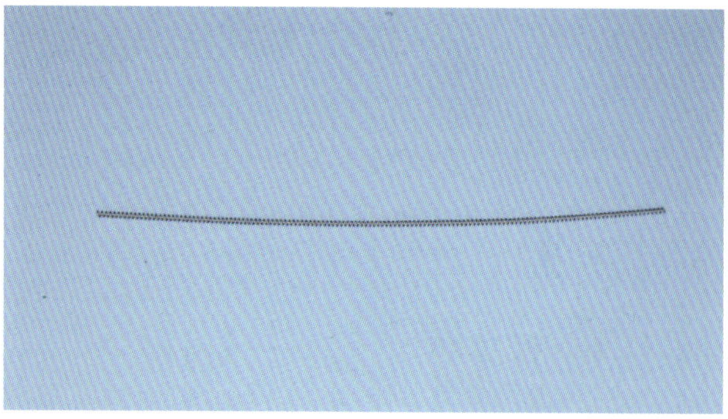

2. 拉簧

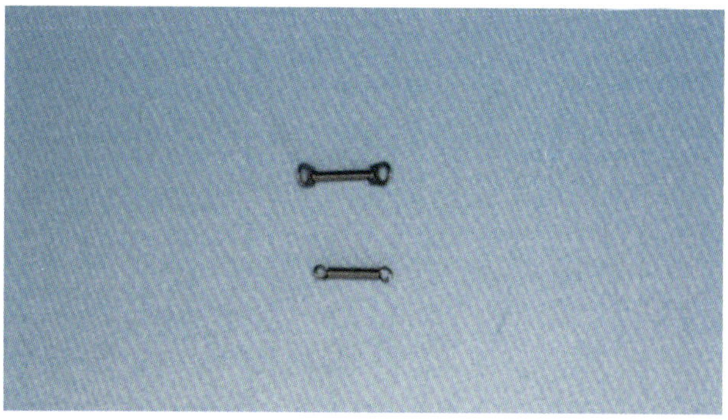

3. 拉簧关闭间隙

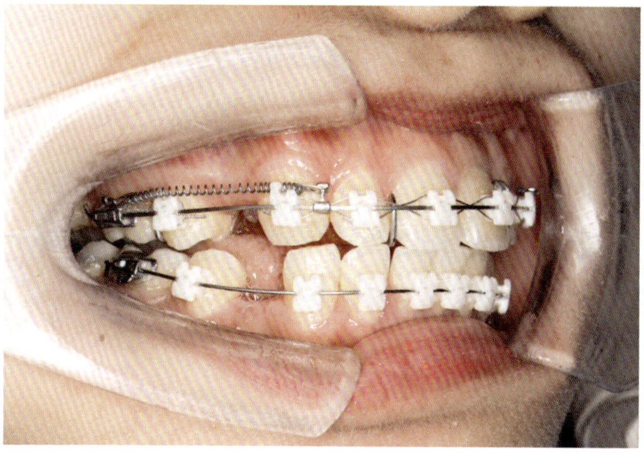

图1-32 扩大螺旋弹簧和拉簧

4. 扩大螺旋弹簧推尖牙向远中移动

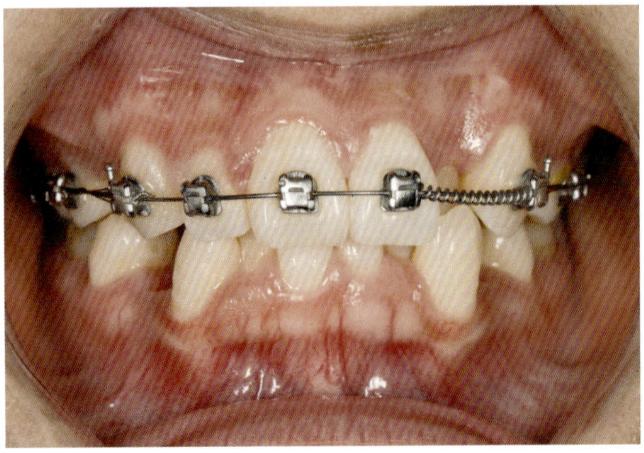

图1–32（续）

（九）橡皮圈

可分为牵引橡皮圈、结扎橡皮圈、分牙橡皮圈、橡皮链。

1. 牵引橡皮圈

用于颌内、颌间以及颌外牵引。常用内径规格有：3、4、5、6、7、8mm；而内径12~18mm的则用于口外牵引及口外弓与头帽的连接或与颈带的连接（图1–33）。

1. 牵引橡皮圈（内径3、4、5、6、7、8mm）

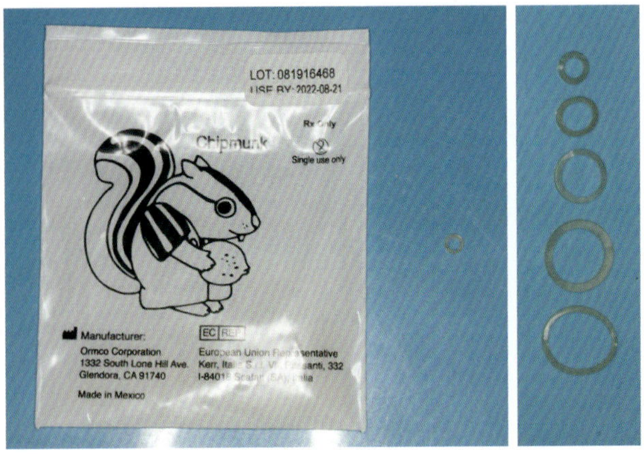

2. 口外牵引橡皮圈（内径12~18mm）

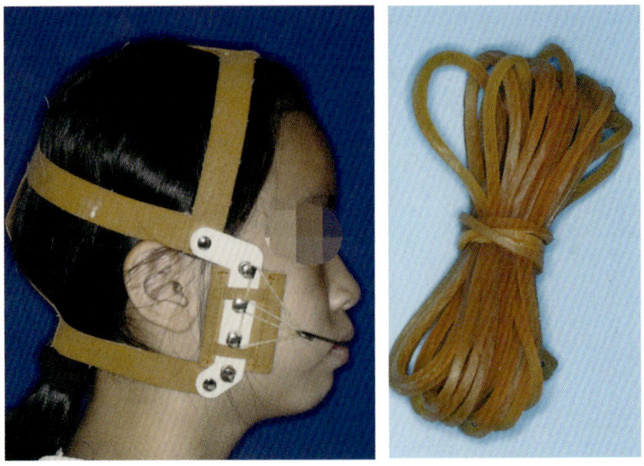

3. 颌间垂直牵引

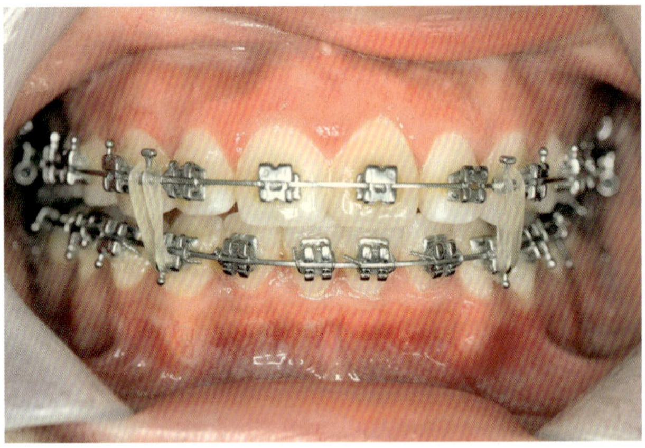

4. 颌间斜行牵引（咬合时）

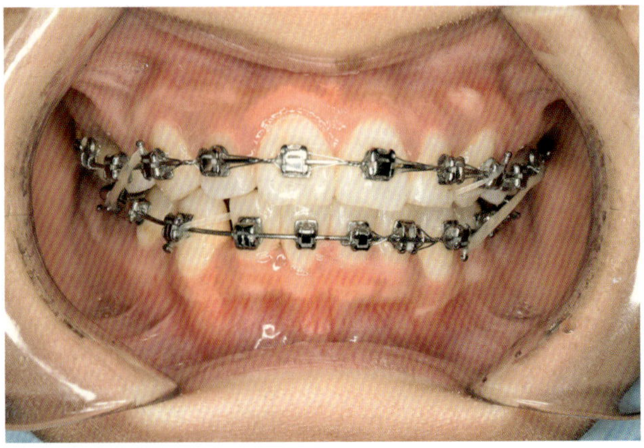

图1–33　牵引橡皮圈

5. 颌间斜行牵引（张口时）

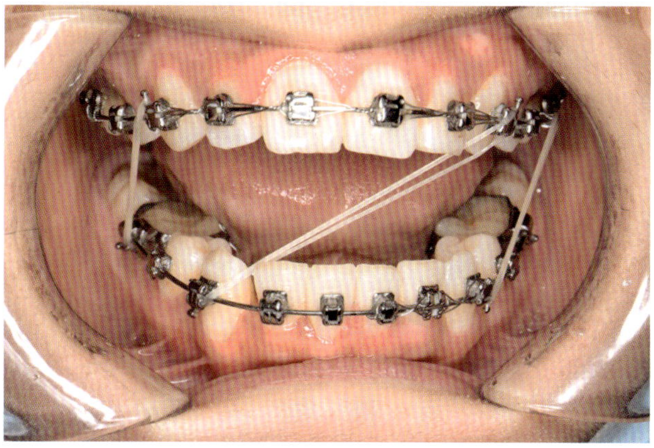

6. 颌间Ⅱ类牵引（咬合时）

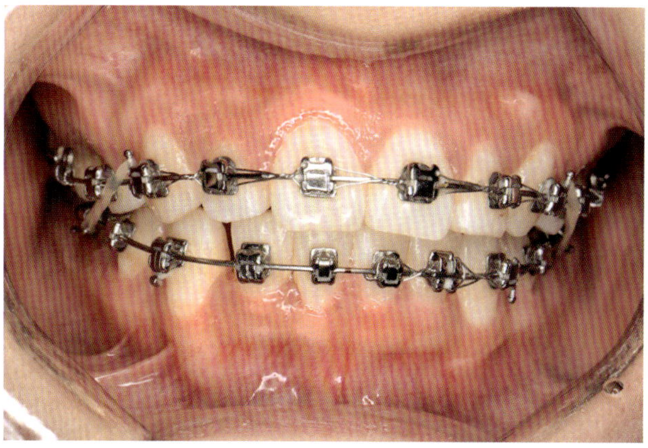

7. 颌间Ⅱ类牵引（张口时）

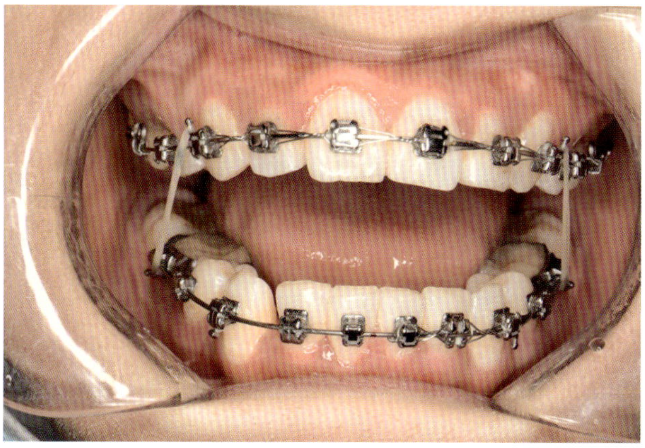

8. 颌间Ⅱ类牵引（侧面观）

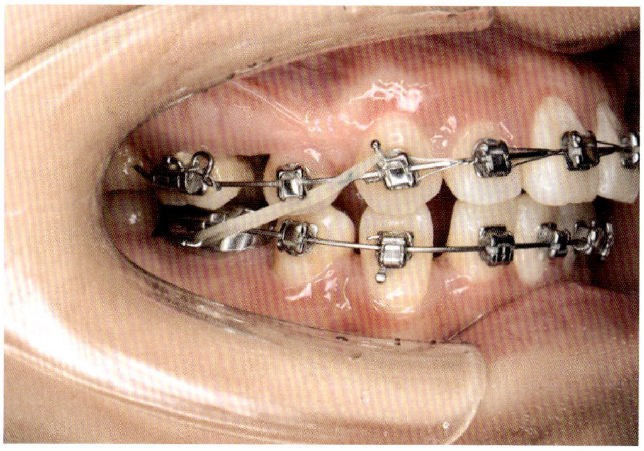

9. 颌间Ⅲ类牵引（咬合时）

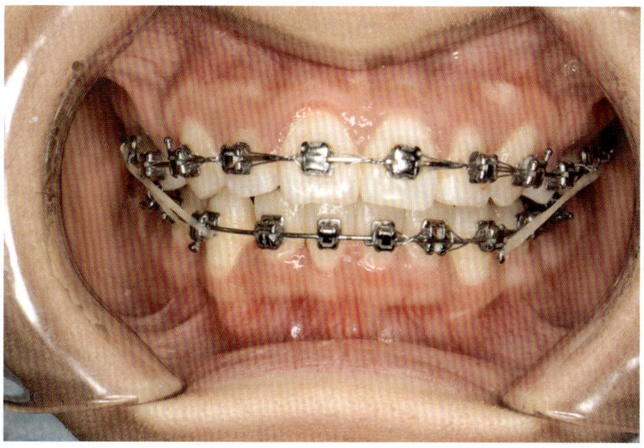

10. 颌间Ⅲ类牵引（张口时）

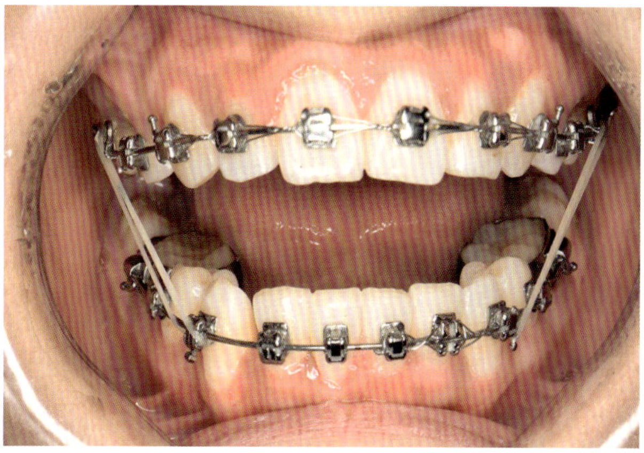

图1-33（续）

11. 颌间Ⅲ类牵引（侧面观）

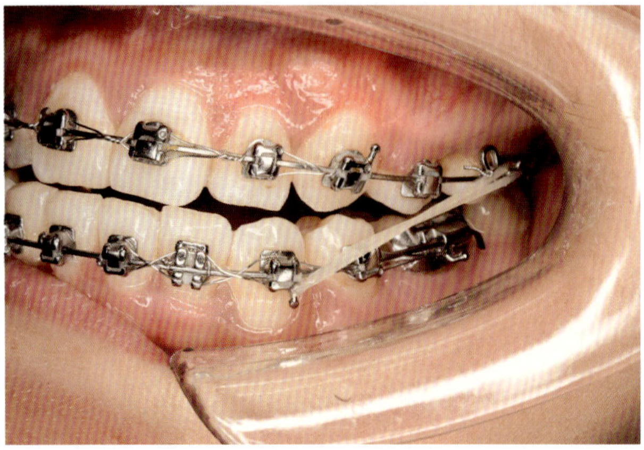

图1-33（续）

2. 结扎橡皮圈

用橡皮圈代替结扎丝，因其有弹性，故用于扭转牙或弓丝一时不能进入托槽槽沟的情况（图1-34）。

3. 分牙橡皮圈

具有良好的弹性，用于分离牙齿（图1-34）。橡皮圈分牙法与铜丝分牙法及分牙簧分牙法相比更可靠，且对牙龈无损伤。

1. 结扎橡皮圈

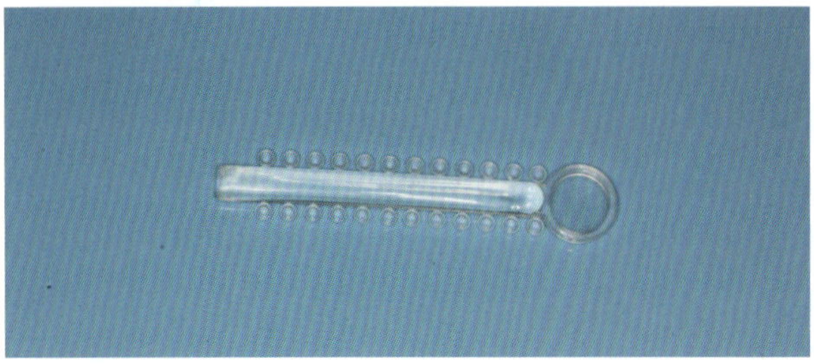

2. 分牙橡皮圈

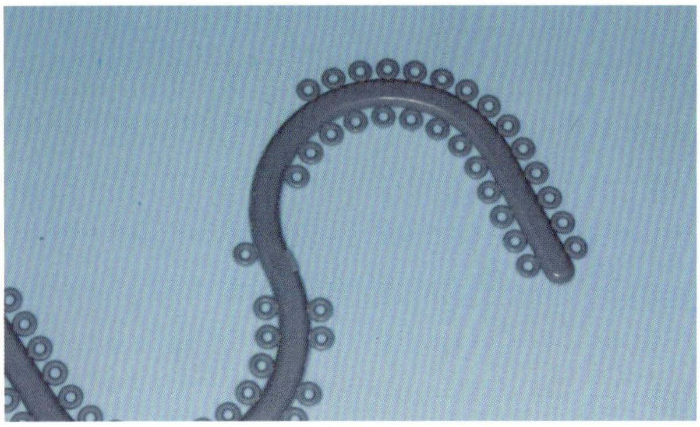

图1-34 结扎橡皮圈、分牙橡皮圈

4. 橡皮链

可被方便地挂在托槽、舌侧扣、颊钩等附件上，能有效地移动牙齿。根据链环之间的间距不同，橡皮链有3种类型：①压缩型，链环间距为2.8mm。②窄型，链环间距为4.0mm。③宽型，链环间距为5.1mm。将橡皮链拉成不同形状时可产生不同的力值。临床上常根据橡皮链牵拉后的形状来判断其所产生的力值。常用于颌内牵引和关闭牙间隙（图1-35）。

1. 橡皮链

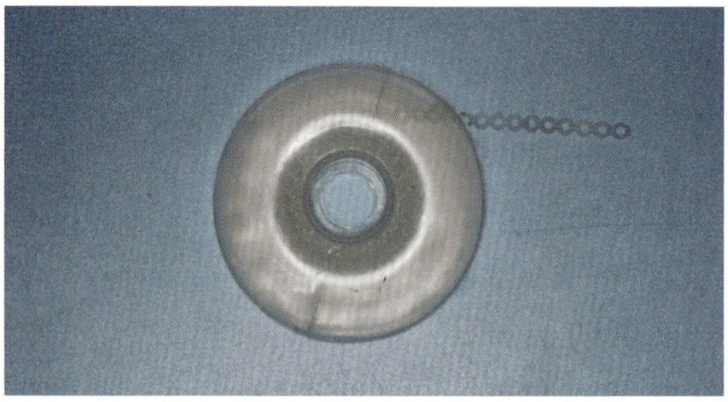

2. 橡皮链被拉成不同形状时产生不同的力值（200g）

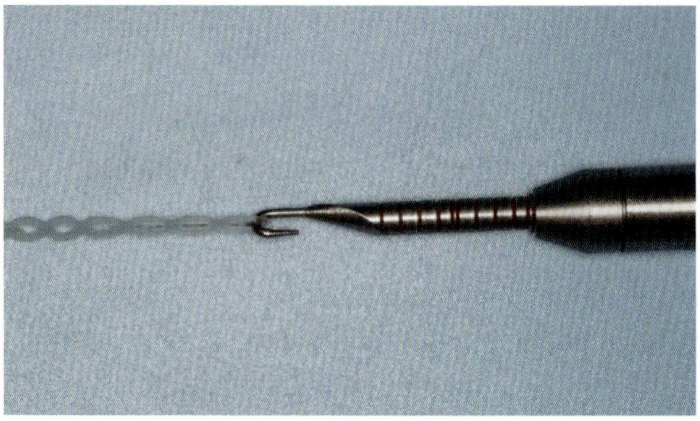

3. 橡皮链被拉成不同形状时产生不同的力值（300g）

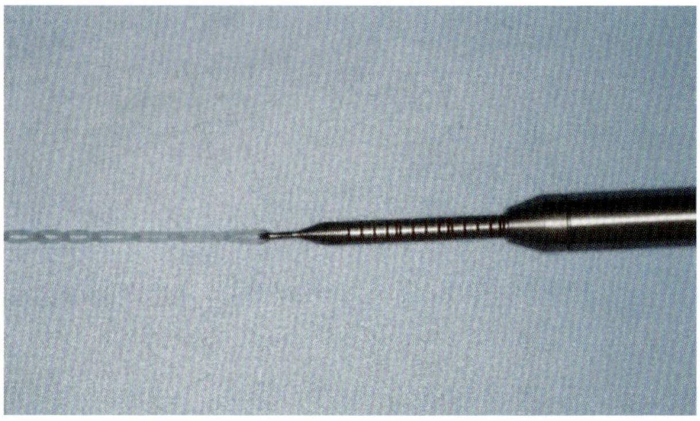

图1-35 橡皮链

4. 橡皮链被拉成不同形状时产生不同的力值（400g）

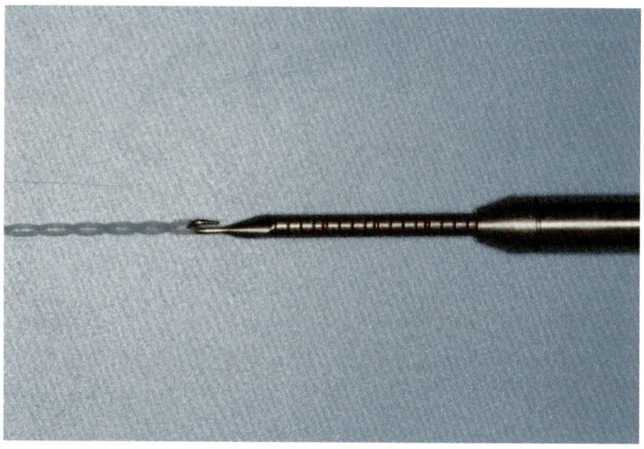

5. 颌内牵引

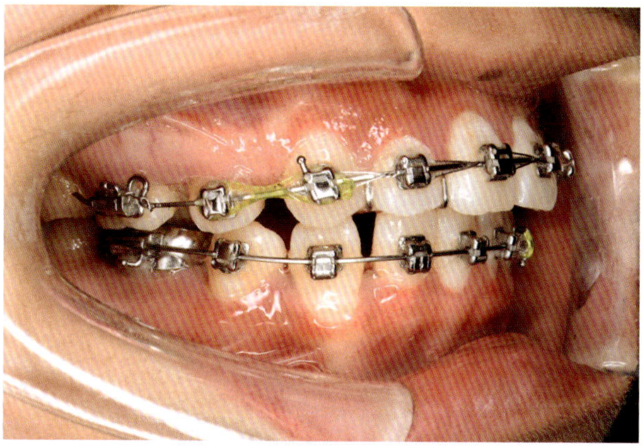

6. 关闭牙间隙

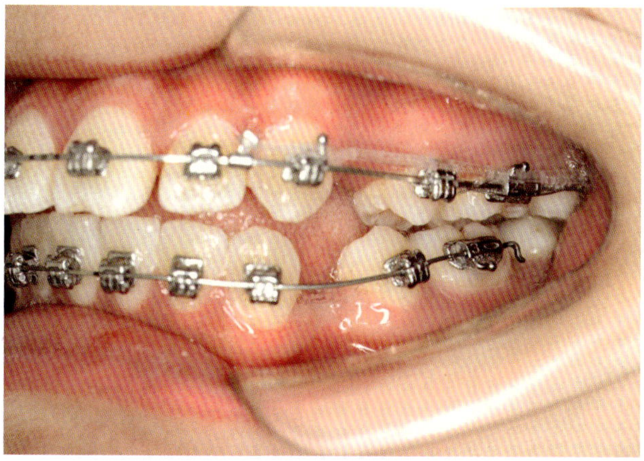

图1-35（续）

（十）口外装置

1. 口外弓

为最常用的连接部件（图1-36），由内弓和外弓组成。主要作用是：抑制上颌向前生长，推上磨牙向后，增强磨牙支抗，内收上颌前牙。临床上有成品口外弓和用不锈钢丝自制的口外弓。成品口外弓的内弓长度有5种型号，外弓的长度有3种型号。

自制的口外弓其内弓是用直径0.9mm或1.0mm的不锈钢丝弯制而成，它与牙弓形态相一致。外弓是用直径1.5mm以上的不锈钢丝制成的由口内伸向口外的一对连接臂；外弓中部的弧形段与内弓相应部位焊接在一起，即形成完整的口外弓，需与头帽联合使用。

2. 面具式前方牵引口外装置

主要由腭垫、颏兜以及连接其间的金属支架组成，常用于上颌发育不足的安氏Ⅲ类错𬌗畸形（图1-37）。

1. 口外弓

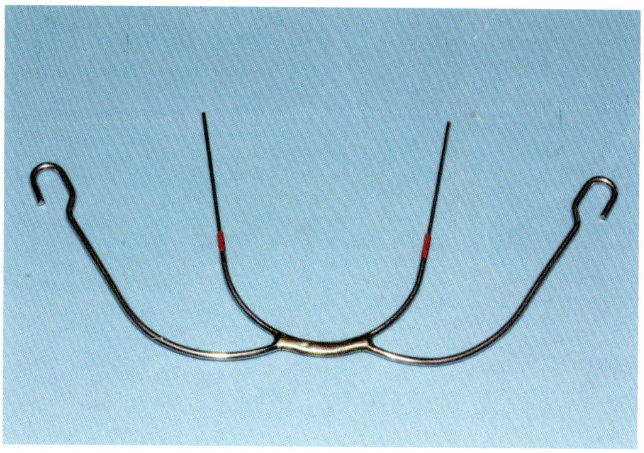

2. 口内照

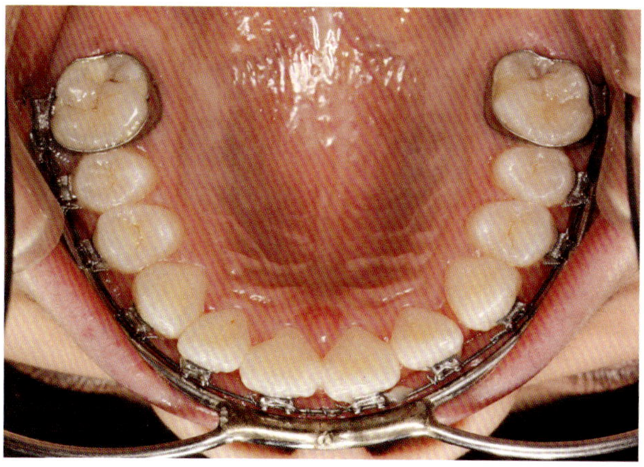

图1-36 口外弓

3. 正面照

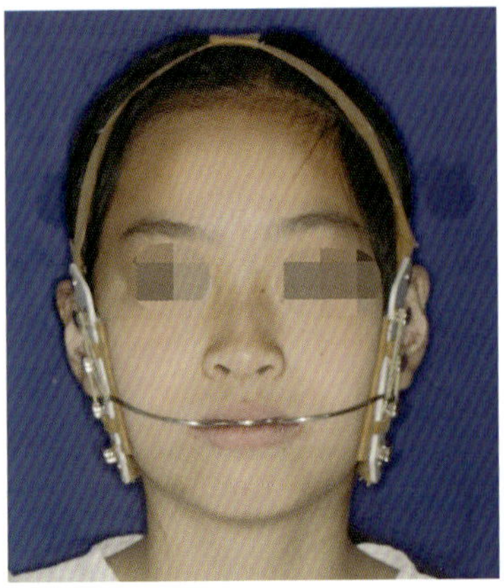

4. 侧面照

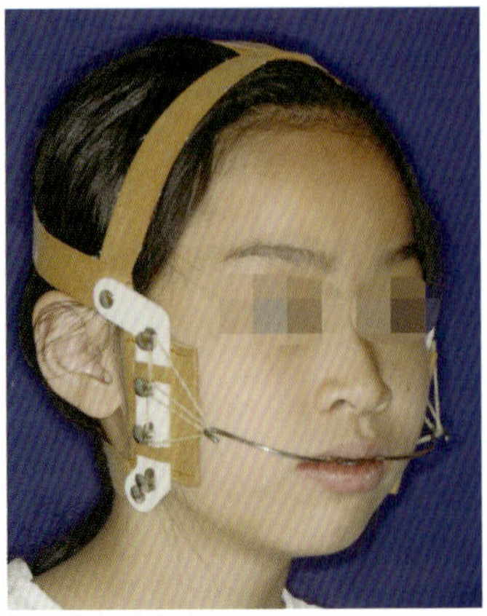

图1-36（续）

1. 面具式前方牵引口外装置正面观

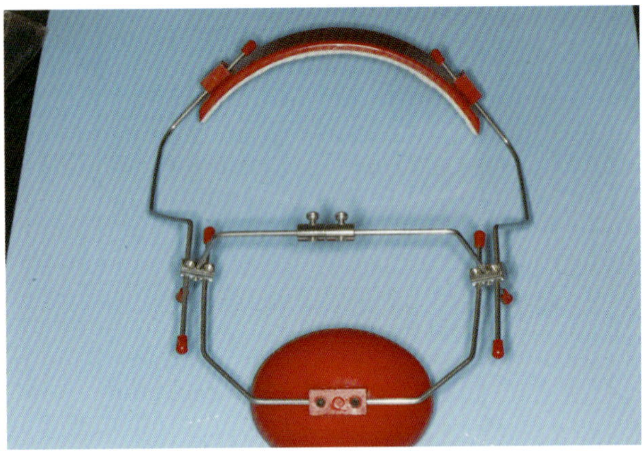

2. 面具式前方牵引口外装置侧面观

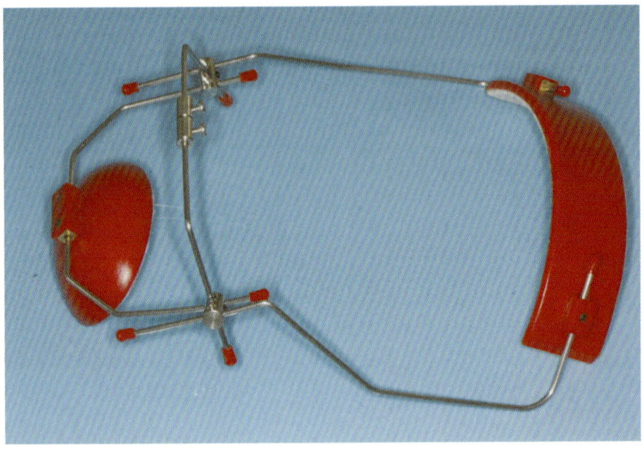

图1-37　面具式前方牵引口外装置

3. 颈带、头帽与颏兜

颈带、头帽可由布带、胶带或软塑料制成，颏兜可由塑料或布块制成（图1-38）。

1. 颈带

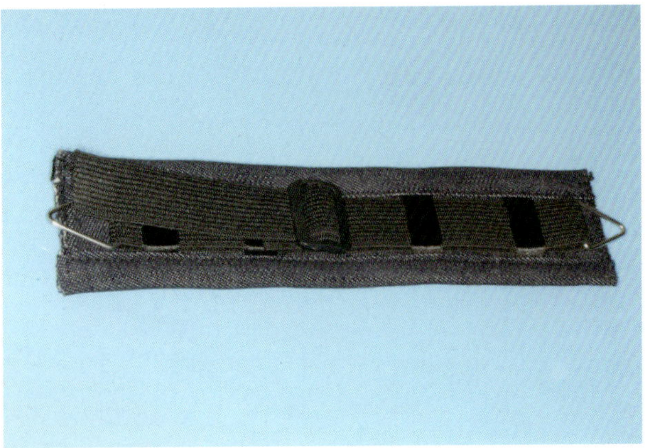

2. 低位牵引

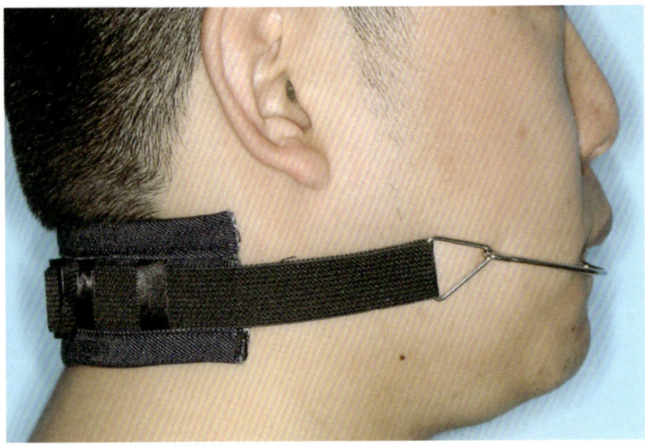

图1-38　颈带、头帽、颏兜

3. 简单头帽

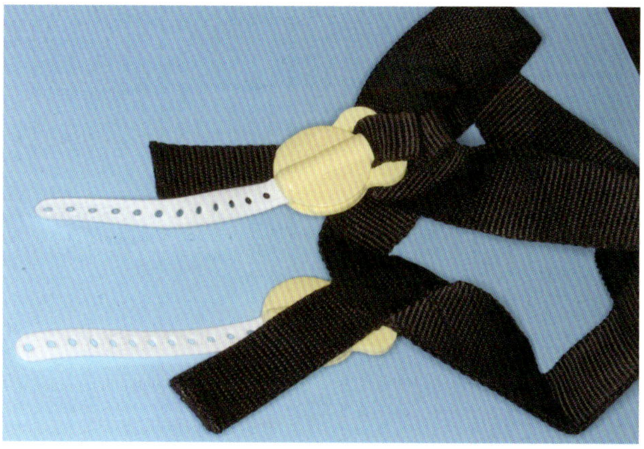

4. 头帽颏兜前方牵引

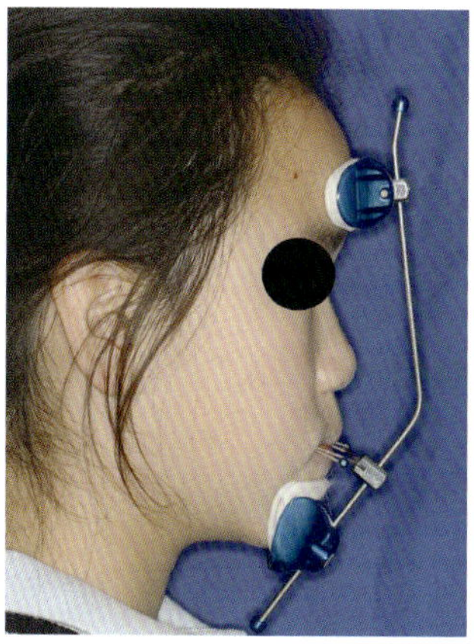

图1–38（续）

（十一）种植支抗

微种植体支抗的问世，给正畸矫治设计和矫治技术带来了巨大变化，它改变了传统的正畸理念，扩大了矫治的范畴。在口内支抗条件较差、支抗牙条件不好或数量不够而又不愿意或不能使用口外支抗时，可以考虑在口内植入种植体来作为支抗。

1. 性能特点

目前，正畸临床上使用最多的为微种植体支抗（图1–39）；此类型种植体体积较小，植入简单，使用方便，临床应用效果良好，一般由钛合金制成，具有良好的生物相容性，同时也具有良好的硬度，可保证在旋入过程中不会发生折断。种植体的直径一般为1~2mm，长度为5~10mm，为一体式结构。种植体的头部大多为规则的多角形，有些顶部还有穿结扎丝的孔，种植体骨内部分呈螺纹状。适用于：

（1）严重拥挤或严重牙弓前突的病例。

（2）严重骨性开𬌗、𬌗平面倾斜、对颌牙缺失、磨牙伸长等需要绝对压低后牙的病例。

（3）骨性深覆𬌗需要绝对压低下前牙、露龈笑需要绝对压低上前牙的病例。

（4）牙周病、牙缺失较多、牙位置明显异常，导致支抗牙数量不足的病例。

（5）不能合作配戴口外弓的病例。

（6）上下中线明显不齐的病例。

2. 使用方法

下文以自攻型微种植体植入上颌前牙区为例。

在进行微种植体植入之前，首先应清洁牙齿，再根据X线全景片及种植区的根尖片来确定植入位置。其步骤是：

（1）口腔内用碘伏棉球消毒。

（2）用利多卡因或复方阿替卡因注射液局部浸润麻醉。

（3）用钢尺确定拟植入的部位，以手柄旋入微种植体。微种植体植入过程中应保持患者头部及术者手部的稳定，微种植体长轴与牙长轴保持30°~45°的夹角，微种植体匀速沿直线攻入骨质并与相邻牙根平行，避免由于晃动造成钉道扩大，甚至微种植体折断。植入过程中，助手以生理盐水对种植体及植入区持续冲洗降温，防止局部温度过高导致植入区骨坏死。

3. 注意事项

年龄较小、乳牙期、替牙期患者，进展期牙周炎、牙龈炎、复发性口腔溃疡、口腔干燥症患者，骨纤维异常增生症、牙骨质瘤等颌骨疾病，骨质疏松、维生素D缺乏、甲状腺功能亢进、甲状旁腺功能亢进、贫血、慢性肝病等，妊娠期、哺乳期女性患者等不宜使用种植体支抗。

1. 各种型号的微种植体支抗

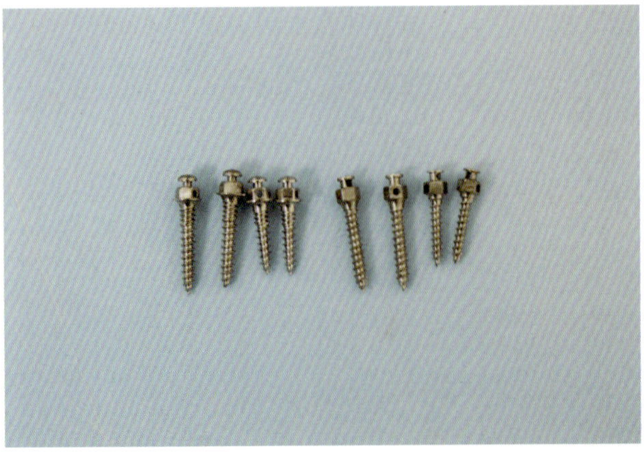

2. 微种植体支抗压低上前牙

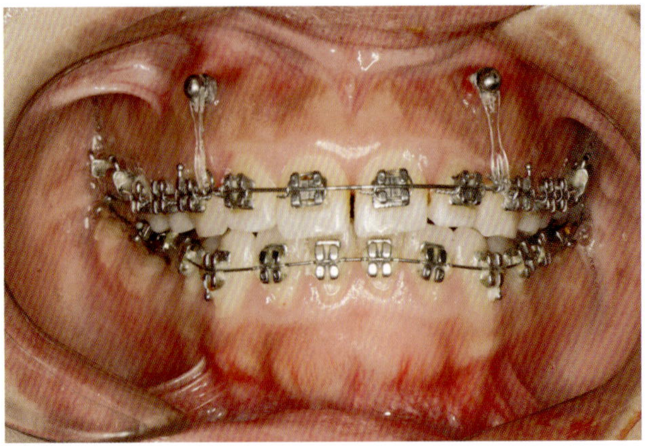

3. 微种植体支抗内收上前牙

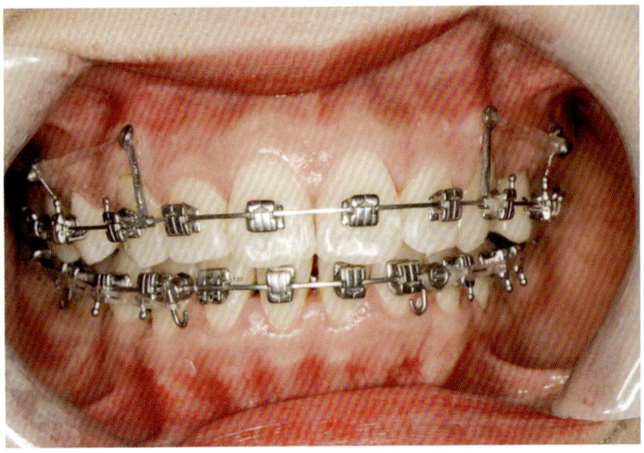

图1-39　种植体支抗

第2章

口腔正畸工艺技术常用器械和设备

一、成模设备

如图2-1所示。

（一）橡皮碗、调拌刀

为调和印模材料、模型材料及包埋材料的工具。对体积较大的印模材料、模型材料和包埋材料调拌时多使用柄部为木制或塑料制的较大调拌刀。

（二）振荡器

用于灌注石膏模型、包埋铸圈时，通过振荡加速材料流动和排空气泡的专用设备。

1. 橡皮碗、调拌刀

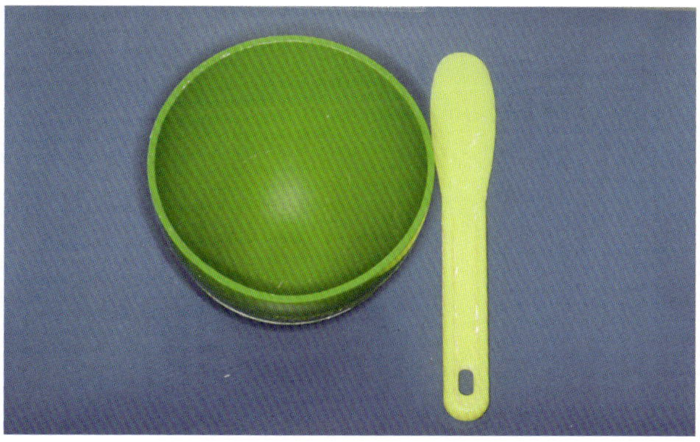

2. 振荡器

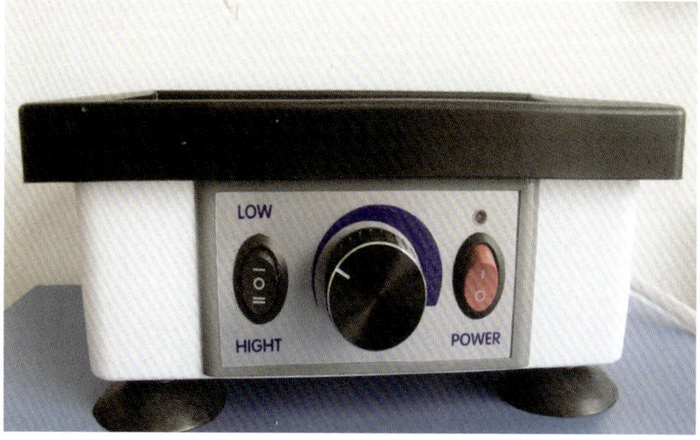

3. 石膏模型修整机

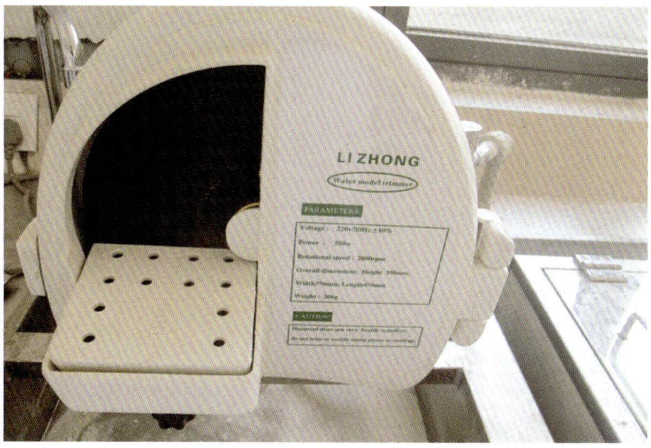

4-1. 简单𬌗架

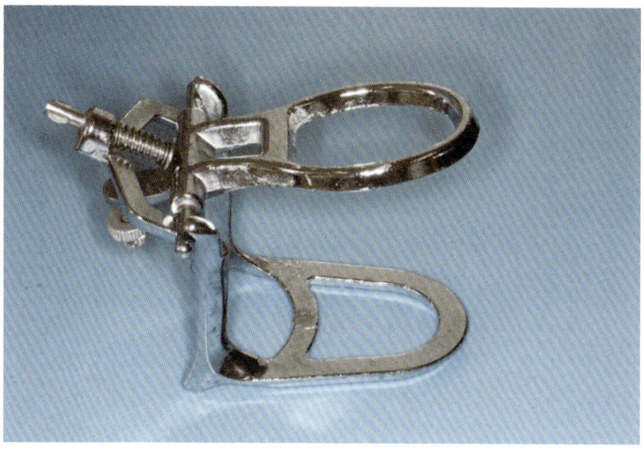

图2-1　成模设备

4-2. 平均值𬌗架

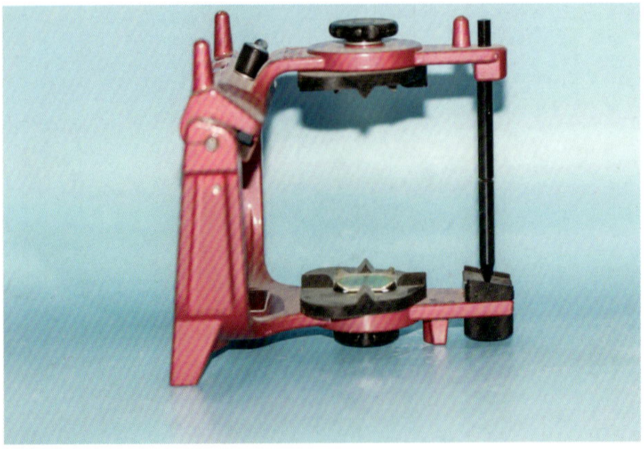

4-3. 半调节式𬌗架

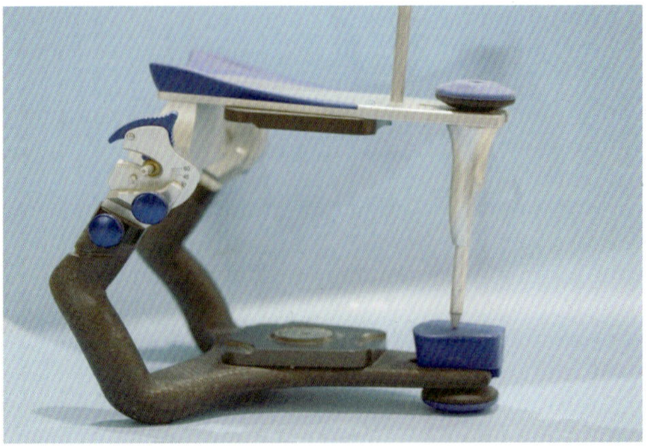

4-4. 全调节式𬌗架

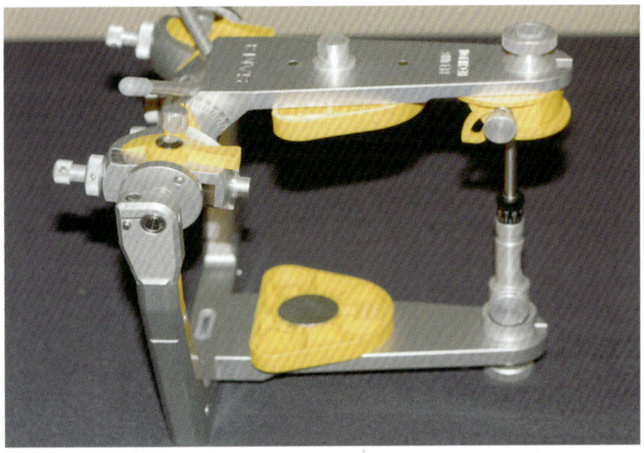

5. 琼脂搅拌机

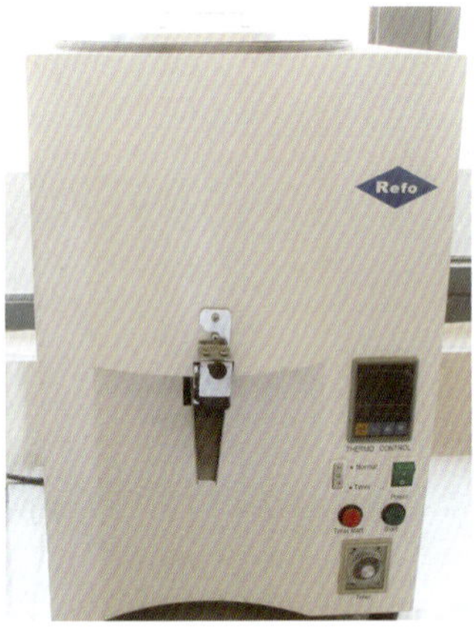

6. 真空搅拌机

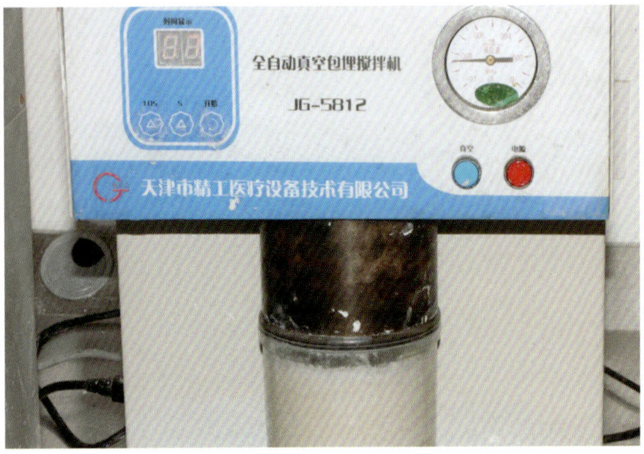

图2-1（续）

（三）石膏模型修整机（石膏打磨机）

主要用于修整石膏模型。

（四）𬌗架

通过𬌗架可以保持和固定上下颌模型的位置及距离，并模拟下颌运动及咀嚼运动。对于咬合重建，制作功能性矫治器时需要用𬌗架。𬌗架可分为简单𬌗架、平均值𬌗架、半调节式𬌗架、全调节式𬌗架4种。目前，正畸工艺最常用的是简单𬌗架，即只记录上下颌正中咬合关系，此类𬌗架仅能做开闭运动，并保持上下颌模型的位置，只能再现某一个𬌗位。

（五）琼脂搅拌机

带模铸造复制铸模时，熔解和搅拌琼脂弹性材料的设备。在工作时，锅内的琼脂不得少于3kg，否则会产生糊锅现象。

（六）真空搅拌机

用于石膏或包埋材料的搅拌与混合。混合物在真空状态下搅拌，可防止产生气泡，保证石膏灌注的模型或包埋材料包埋铸件的质量。

二、常用技工钳

与可摘局部义齿的修复技工钳一致，常用的有切断钳、日月钳、尖头钳、梯形钳、三喙钳、三德钳等（图2-2）。

（一）切断钳（剪断钳）

喙较短，两刃锋相对。工作头镶硬质合金，剪切钢丝（弓丝）最大直径1.2mm。

（二）日月钳（大弯钳）

两个钳喙较长，一喙为圆柱形，另一喙的截面为新月形。主要用于弯制卡环，𬌗支托和调整连接杆弧度等。

常用技工钳

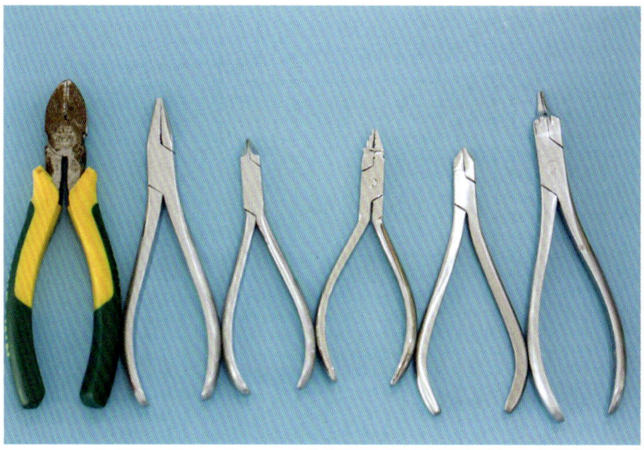

图2-2　常用技工钳

（三）尖头钳（尖嘴钳）

钳头有两个短喙，喙尖、短，内缘扁平状，末端变细。主要用于弯制卡环、加强丝等。使用灵活，对金属丝的损伤小。

（四）梯形钳

为正畸最常用的技工钳，主要用于弯制各种曲，如双曲唇弓、双曲舌簧等。其一侧钳喙为方形、内侧为平面；另一侧钳喙有3个由细到粗的圆柱形组成，在两侧钳喙的内侧面有相应的槽沟尺寸（一般≤0.7mm），夹持的钢丝直径不能超过规定槽沟的尺寸，否则会造成夹持弓丝时打滑或钳喙折断。

（五）三喙钳（小三头钳）

有3个喙，一侧2个，另一侧1个。主要用于金属丝在较短距离上做较大角度的弯曲，如弯制卡环的连接体和加强丝。

（六）三德钳（三用钳）

为最常用的口腔修复用技工钳。喙的腹部有刃，能切断钢丝。其喙的背部较宽，喙的头部逐渐变细而圆，并有齿纹以便夹住钢丝，可以弯制各种卡环。优点是夹持钢丝较稳，缺点是易造成钢丝的损伤。

三、观测仪

为用来确定基牙的倒凹区、非倒凹区和义齿共同就位道的仪器。其组成有支架、分析杆和观测台3个部分。支架可有水平移动的水平悬臂，其游离端装置有可上下升降的分析杆。分析杆下面有工具夹，用来固定观测工具。观测台用以固定模型，其台面可做前后左右方向的倾斜（图2-3）。

观测仪

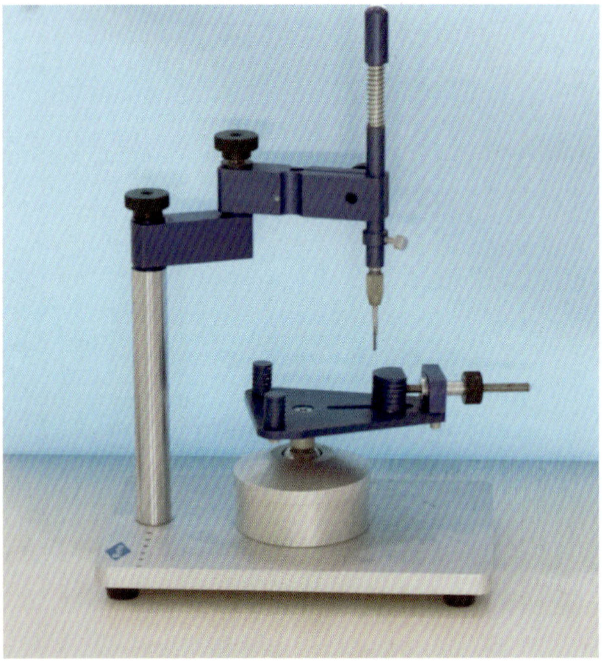

图2-3　观测仪

四、各种焊接用器械设备

如图2-4所示。

（一）点焊机

用于焊接带环、钢丝及其他附件，是制作矫治器的必备设备。

1. 点焊机

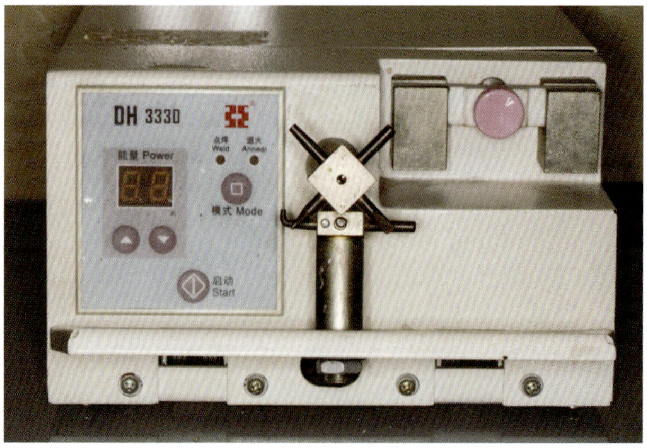

2. 激光焊接机

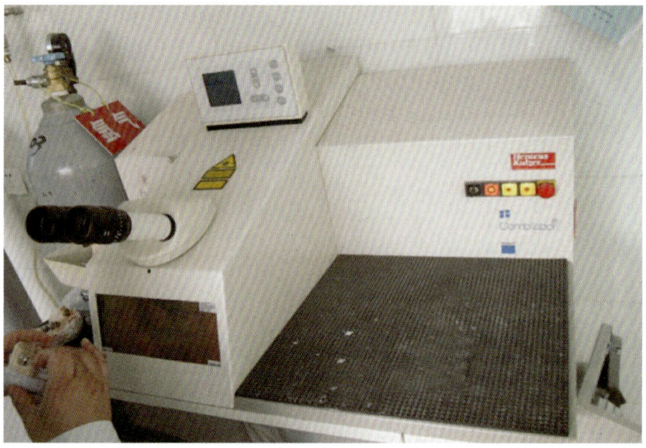

图2-4　焊接用器械设备

（二）激光焊接机

激光焊接机的原理是将激光的能量高度集中，瞬间将被焊金属加热到熔融状态，随后被周围的组织快速冷却而达到焊接效果。激光焊接操作简便，无须包埋，直接在工作模型上焊接。整个焊接过程在1~2分钟内完成。其特点为：温度高、穿透力强、定位准确、热影响区域小，非常适合正畸附件的焊接。

五、制作熔模、包埋和铸造设备

如图2-5所示。

1. 熔模小器具

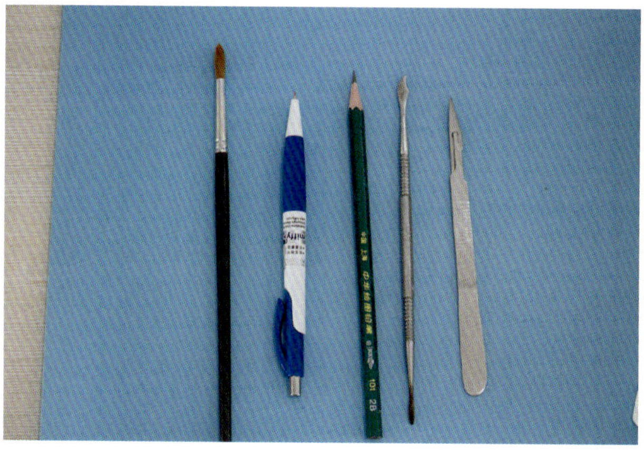

2-1. 铸圈

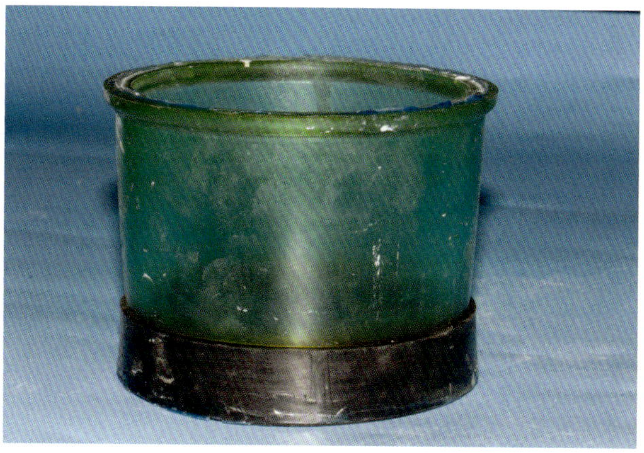

2-2. 坩埚

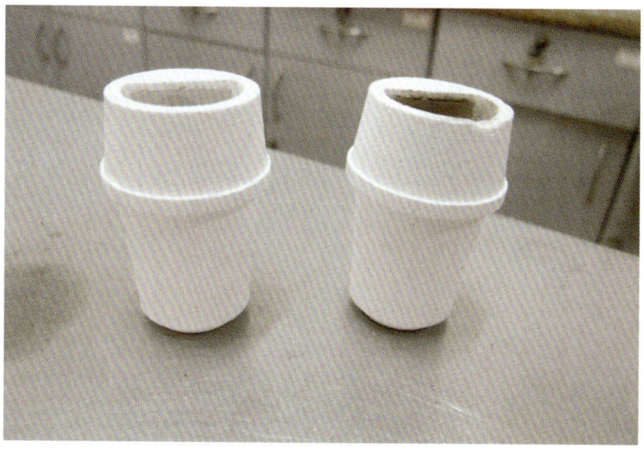

3. 电阻炉

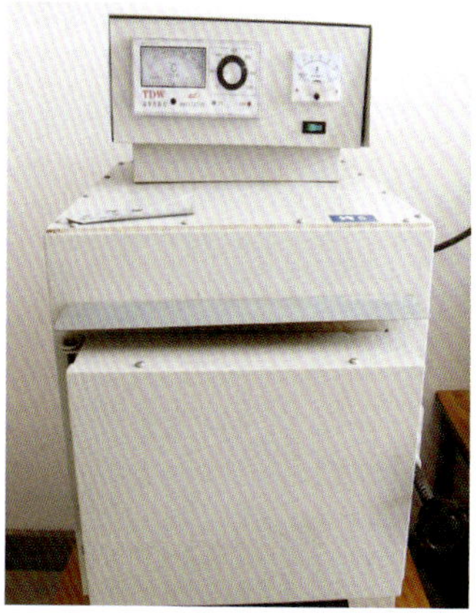

4. 高频离心铸造机

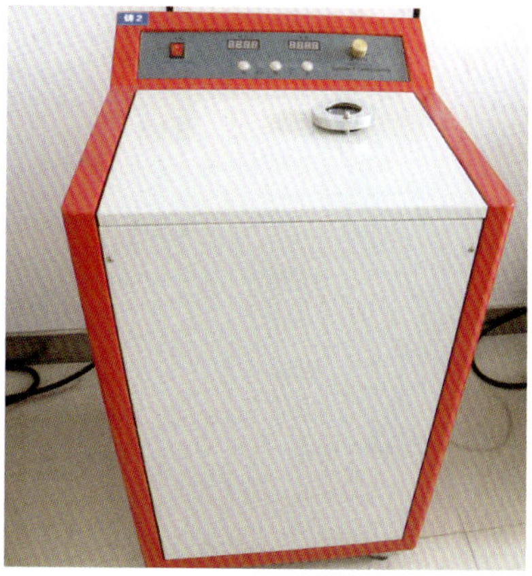

图2-5 制作熔模、包埋和铸造设备

（一）熔模小器具（加蜡器、雕刻器、抛光器）

1. 加蜡器

传统的加蜡器容易导致蜡的碳化，现在采用的电子控温加蜡器可准确控制蜡的温度，便于技师操作，同时又可避免蜡的碳化。

2. 雕刻器

雕刻工具常用PKT系列，主要包括3种器械共5种型号，No.1和No.2用于加蜡，其中蜡添加量多时用No.1，量少时则用No.2；No.3用于雕刻殆面精细结构；No.4和No.5用于蜡型的雕刻成型。蜡勺常选用No.7加蜡。

3. 抛光器

包括各种形态的橡胶磨头和毛刷、布轮、绒锥等；橡胶磨头分别用于树脂、陶瓷、金属的抛光；毛刷、布轮、绒锥用来抛光塑料和树脂。

（二）铸圈、坩埚

铸圈是使包埋材料成型的工具，由耐高温的不锈钢制成，为上下等粗的圆柱形金属圈，有大、中、小型号。坩埚分为普通坩埚和石墨坩埚，前者用于铸造非贵金属，后者用于铸造贵金属。

（三）电阻炉

又称预热炉、茂福炉。主要用于铸圈的烘烤和焙烧，需与温度控制器和镍铬–铂铑热电偶配套使用。温度控制器能在0~1000℃范围内进行调节，从而达到控制炉腔温度的目的。

（四）高频离心铸造机

用于各类高熔合金如钴铬、镍铬合金的熔化和铸造，以获得支架、联冠等铸件。

六、磨光抛光设备

如图2–6所示。

（一）微型电机（微型打磨机）

供技师对金属或树脂进行打磨、切削和研磨。

（二）金属切割机

主要用于铸造件的切割，其外形与技工打磨机相似，轴的一端安装形态各异的砂轮，另一端安装切割砂片。

1. 微型电机

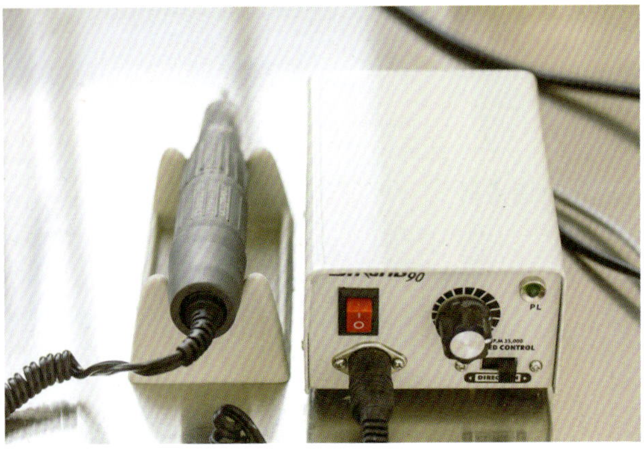

2. 金属切割机

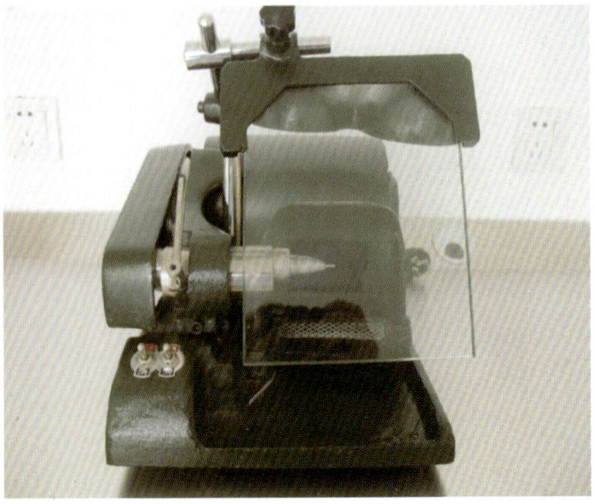

图2–6 磨光抛光设备

3–1. 强力喷砂机

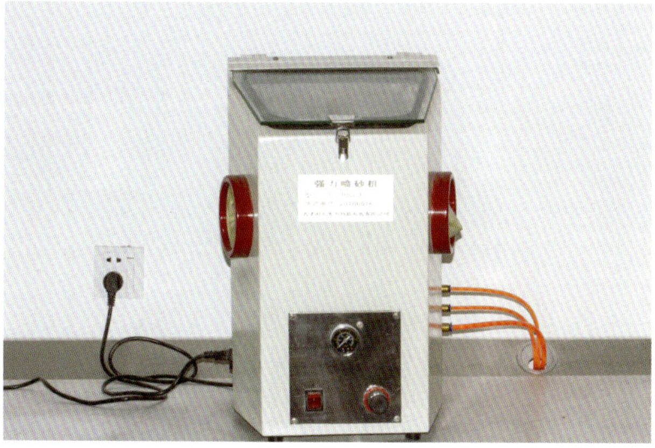

3–2. 双笔式喷砂机

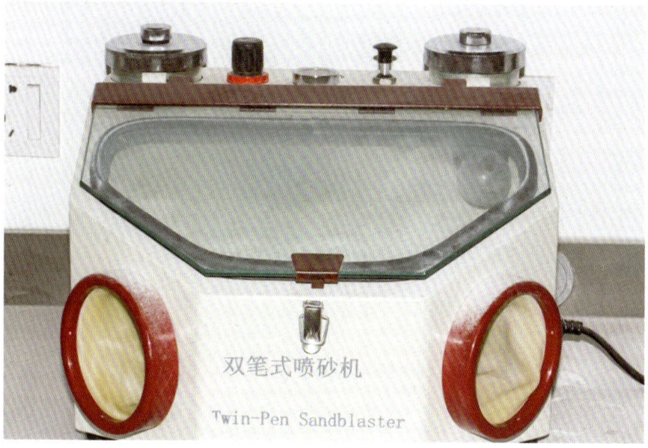

3–3. 托槽喷砂机

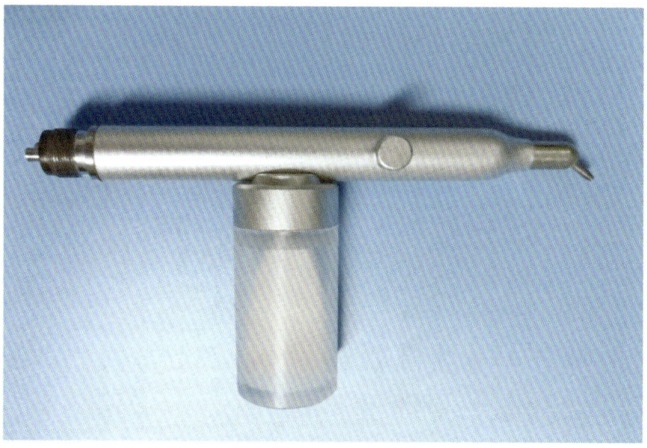

4. 电解抛光机

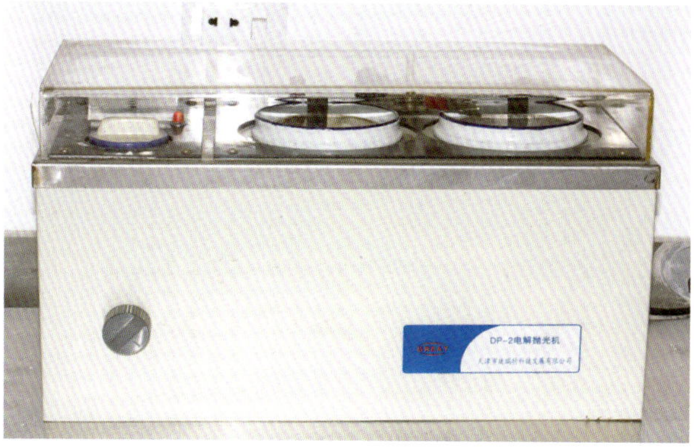

5. 超声波清洗机

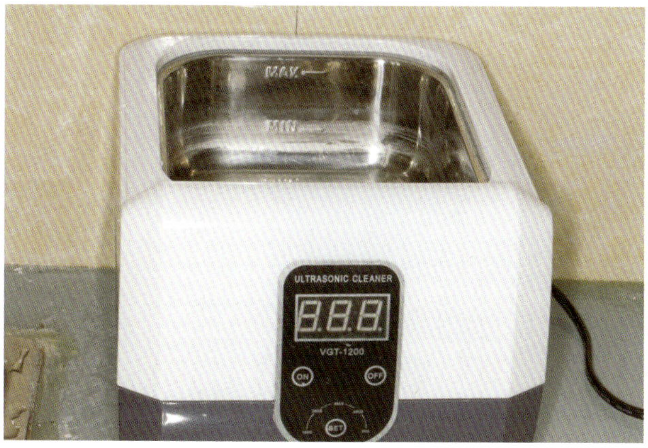

6. 蒸汽清洗机

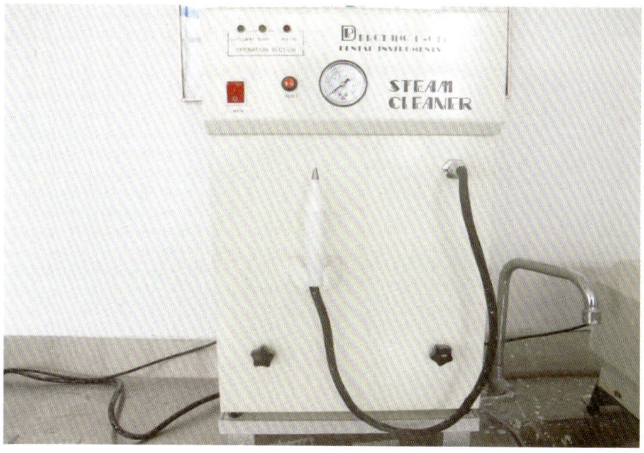

图2–6（续）

（三）喷砂机

强力喷砂机、双笔式喷砂机用于牙科修复体表面的喷砂处理，使其表面更平整。托槽喷砂机又称喷砂抛光机，用于托槽粘贴之前的釉质处理及托槽再利用前的处理。

（四）电解抛光机

用于金属修复体的抛光。

（五）超声波清洗机

利用超声波产生振荡，可对几何形状复杂且高精密度的铸件或零部件等进行清洗。

（六）蒸汽清洗机

利用压缩空气使洗涤液形成蒸汽，喷射到模型或矫治器表面，去除残留在模型或矫治器表面的各种附着物。

七、压膜成型机

压膜成型机是应用在口腔医学领域的热压膜仪器，将一定厚度的树脂膜片预热到最佳状态，在抽真空或高压加压状态下瞬间压膜成型。可制作正畸保持器、正位器、各种殆垫和扩弓器等矫治器，也可以辅助制作修复体的暂时冠和桥等（图2-7）。

八、正畸临床常用器械

（一）常用正畸钳（图2-8）

1. 细丝弯制钳（带切断）

主要用于各类弓丝不同弧度的精细弯曲以及各种类型的弹簧曲，钳喙中部设计有硬而锋利的刃口，可方便切除多余的钢丝末端。适用于直径0.5mm以下的圆丝、0.55mm×0.71mm以下的方丝弯制。

2. 末端切断钳

用于切断口内主弓丝末端过长的部分。由于刃口有特殊的结构，可使切下的弓丝端留于钳口，不致造成意外损伤，要求使用的弓丝直径不超过0.5mm。

3. 细丝切断钳

用于剪切直径小于0.4mm结扎丝或橡皮圈（严禁剪切硬丝、矫治的主弓丝）。

4. Kim钳

用于弯制多曲方丝弓，钳喙中部带切断，一般不用于0.022英寸以上方丝弯制，阶梯工作头外径规格有：1.5mm、2mm、2.5mm。

1. 普通压膜成型机

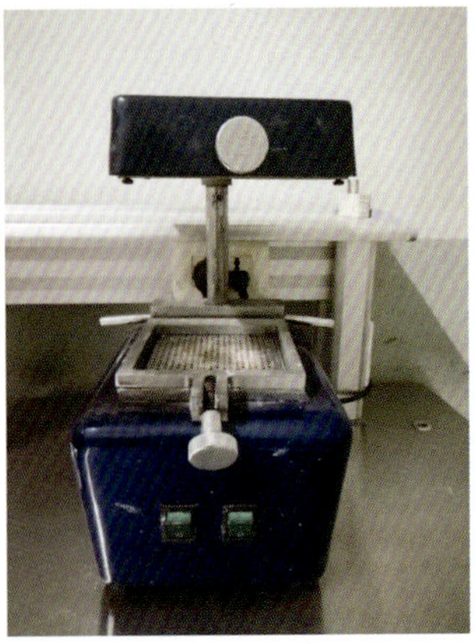

2. 真空压膜成型机

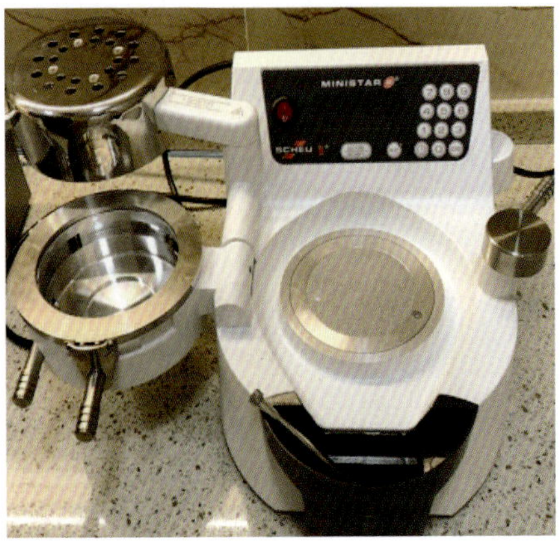

图2-7　压膜成型机

5. 小日月钳（Tweed钳）

用于弯制弓丝小曲，特别是末端的停止曲或Ω曲。

6. 游离钩专用钳

用于锁定游离牵引钩于弓丝的某一位置上，锁定操作轻松省力。

7. 转矩形成钳

①双头：用于方丝弓某一特定分段变形，配转矩卡使用。转矩卡规格0.019英寸×0.022英寸。②单头：用于弯制形成方丝弓转矩，常需两把钳子同时使用，弯制弓丝的尺寸一般不应超过0.56mm×0.71mm。

8. 托槽拆除钳

用于去除以粘接剂粘贴于牙面上的前后牙托槽。托槽拆除钳（陶瓷托槽用）专为陶瓷托槽设计，切角款式能够使陶瓷托槽的拆除轻松便捷。

9. 带环拆除钳

用于取下后牙带环。

10. 霍氏钳

用于将弓丝插入颊侧管中，结扎弓丝或前牙带环的成型等。用圆形网齿区夹持可方便而稳定地弯曲钢丝至任何角度，且不易损伤口内组织。

11. 垂直曲弯制钳

用于弯制矫治弓丝上各种不同高度的垂直曲。垂直阶梯尺寸规格有：3mm、4mm、5mm和6mm。弯丝直径一般不超过0.5mm。

1. 细丝弯制钳（带切断）

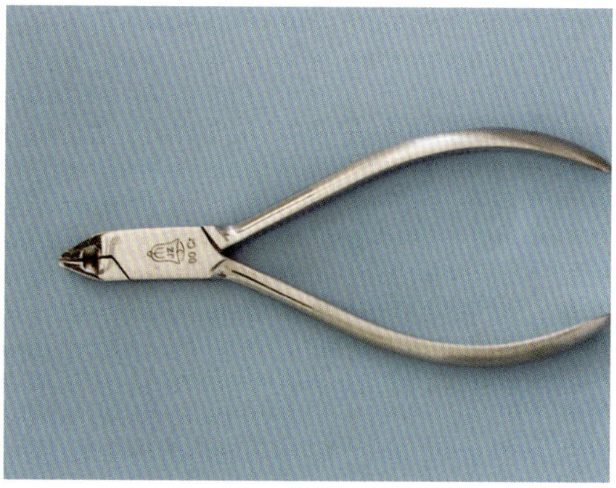

2. 末端切断钳

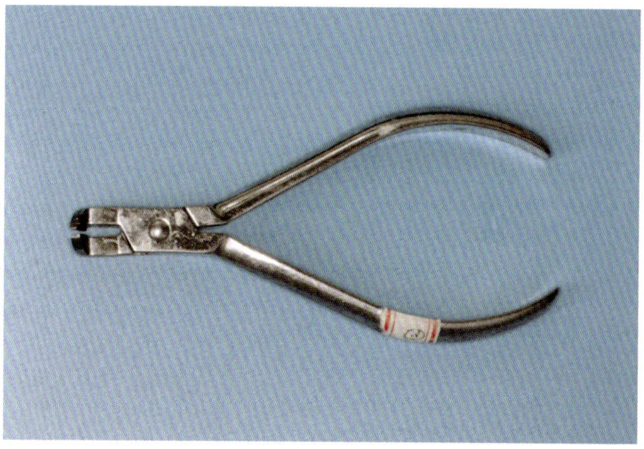

3. 细丝切断钳

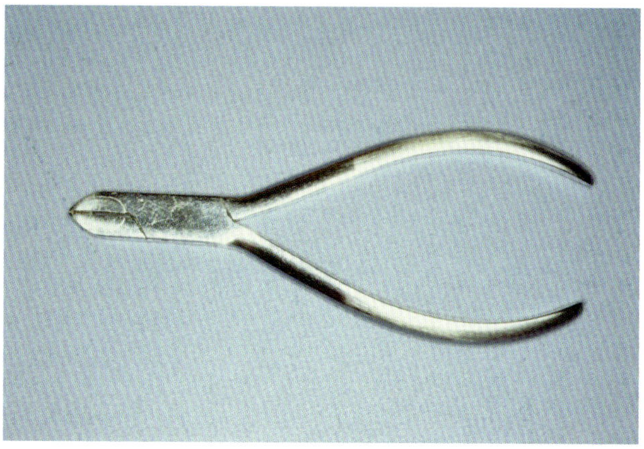

4. Kim钳

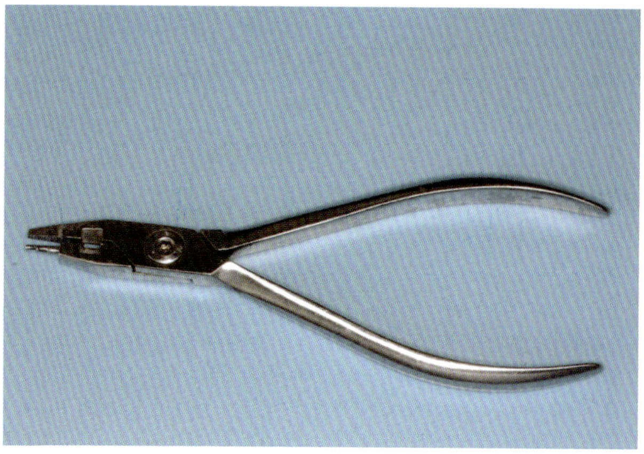

图2-8 常用正畸钳

5. 小日月钳（Tweed钳）

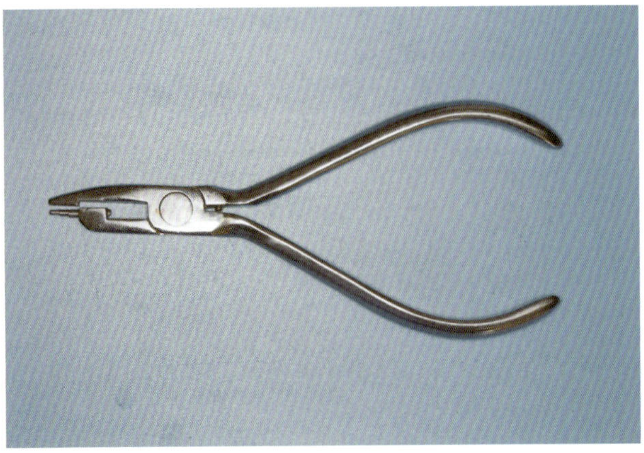

6. 游离钩专用钳

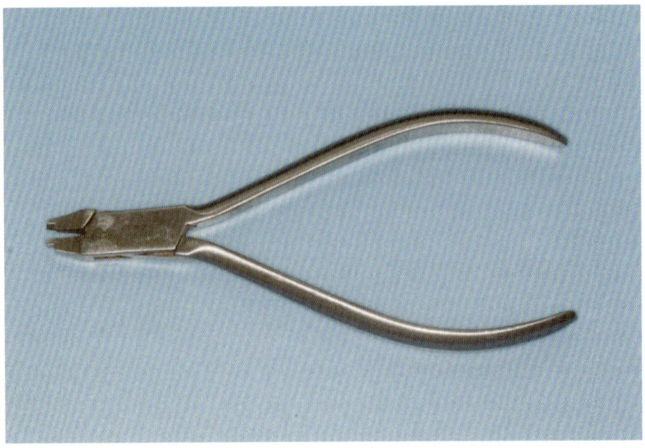

7-1. 转矩形成钳（单头）

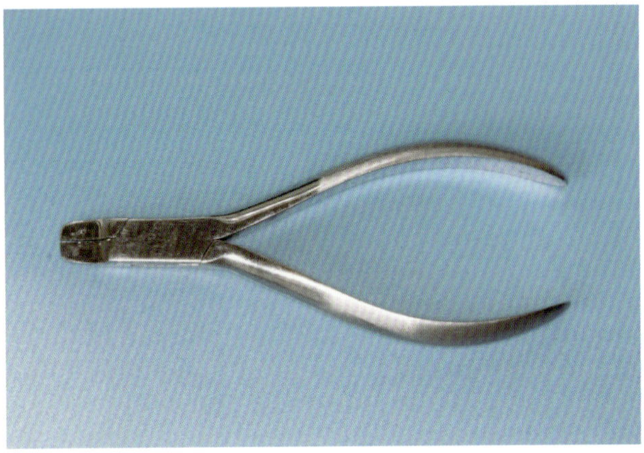

7-2. 转矩形成钳（双头）

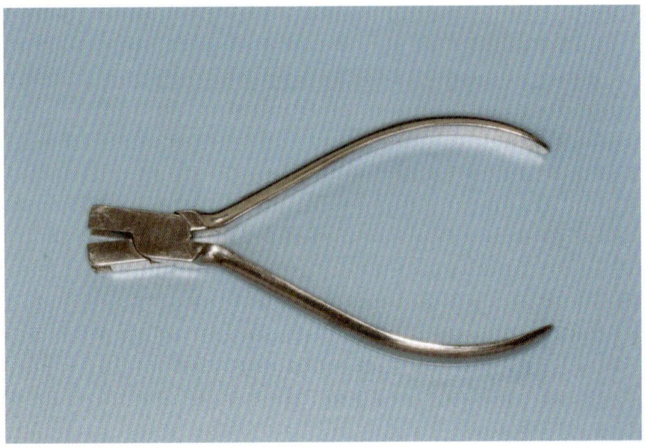

8. 托槽拆除钳

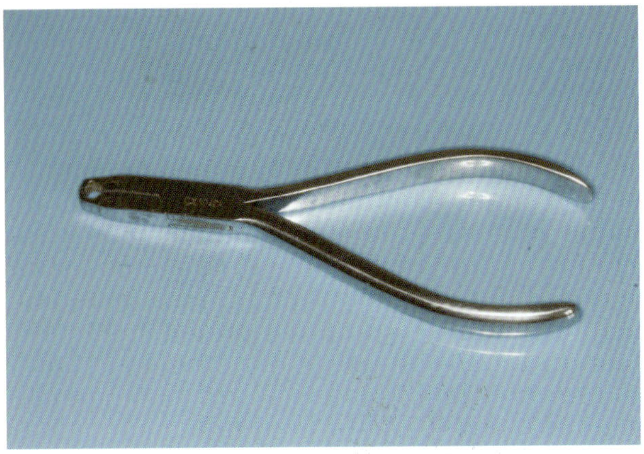

9. 带环拆除钳

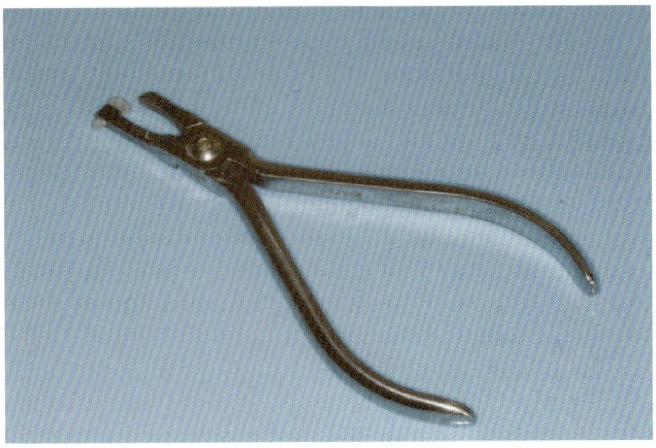

图2-8（续）

10. 霍氏钳

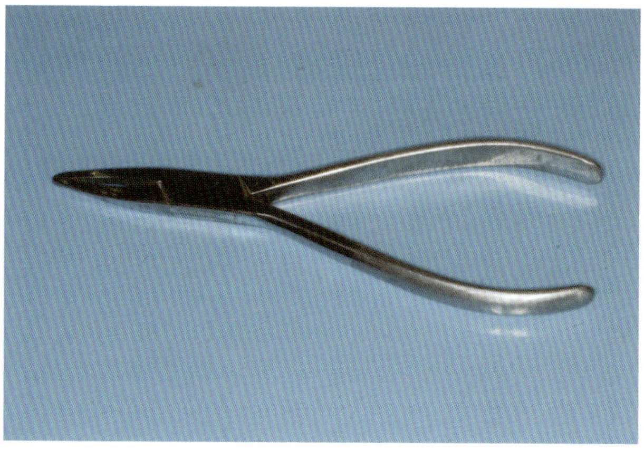

11. 垂直曲弯制钳

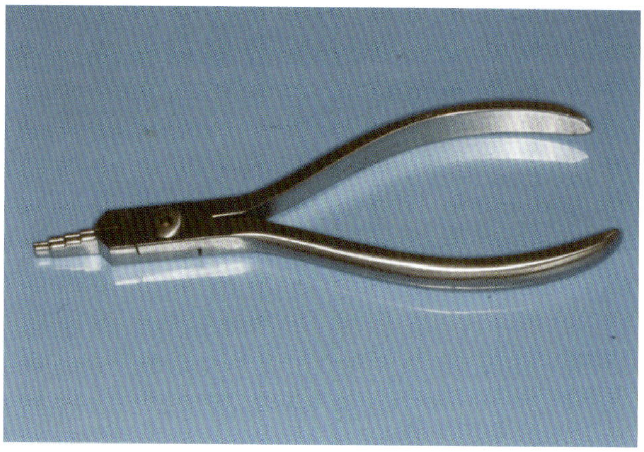

12. 分牙圈放置钳

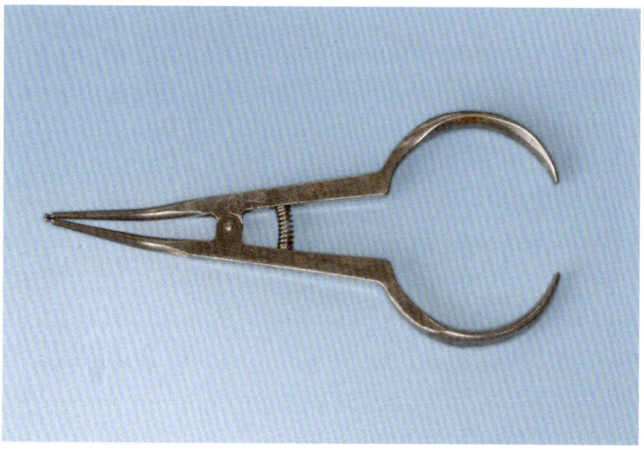

13. 弧度修整钳

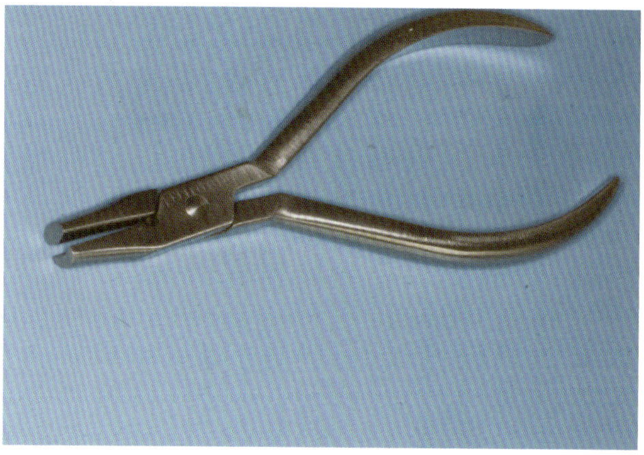

14. 梯形钳

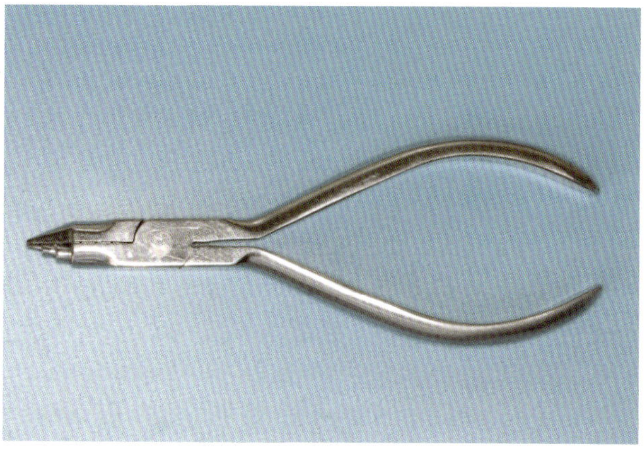

15. 末端回弯钳

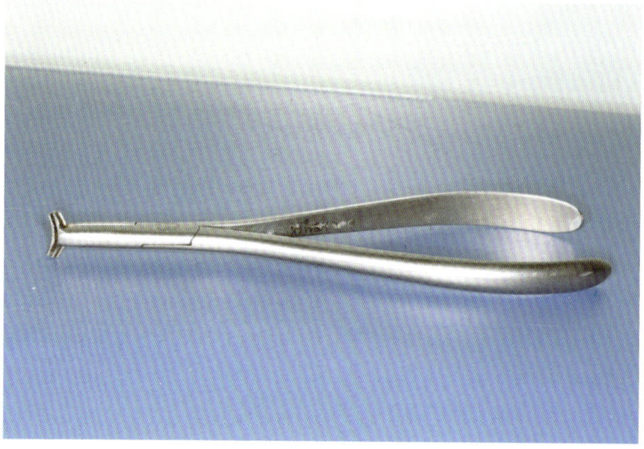

图2-8（续）

12. 分牙圈放置钳

前端弯曲，能方便地将分牙橡皮圈置入磨牙接触点下方。

13. 弧度修整钳

用于正畸弓丝弧度修整，可随意弯制不锈钢圆丝和方丝的弧度。

14. 梯形钳

用于弯制多曲方丝弓各类固定直径的小圈形曲，弯曲梯形规格有：1.3mm、3mm和4.2mm。

15. 末端回弯钳

主要用于弓丝特别是NiTi丝的末端回弯。弯制NiTi丝时无须加热，弯制丝直径可达0.021英寸。

（二）正畸临床其他常用器械

如图2–9所示。

1. 方丝成型器

用于将方丝弯制成初具牙弓的形态，方丝成型器上有不同转矩或不同尺寸的方形槽沟，可根据需要弯制成不同转矩的方丝弓。包括带转矩和不带转矩的5种规格：

（1）转矩0°、7槽，适用于0.015~0.022英寸方丝。

（2）转矩5°、5槽，适用于0.019~0.022英寸方丝。

（3）转矩7°、5槽，适用于0.017英寸、0.018英寸方丝。

（4）转矩10°、5槽，适用于0.015英寸、0.017英寸方丝。

（5）转矩13°、5槽，适用于0.018~0.020英寸方丝。

2. 带环挺

八角空心手柄和带齿纹的倾角推头确保带环精确定位。

3. 带环推

用于协助磨牙带环就位，长手柄可伸入到第二磨牙部位，三角形齿纹殆面确保使用安全。

4. 托槽定位器

主要用于托槽粘接时的精准定位。分前牙和后牙两种形式：

（1）前牙型：标记定位高度为3.5mm、4mm、4.5mm、5mm。

（2）后牙型：标记定位高度为3mm、3.5mm、4mm、4.5mm。

5. 杆式托槽定位器

使用时利用定位标头插入托槽的槽沟内来保证垂直定位准确。适用于MBT托槽及方丝弓托槽定位使用。

6. 托槽镊

用于粘接托槽时夹持托槽，并将附有粘接剂的托槽置于牙齿合理位置上。

7. 口腔正畸用反光镜

选用优质不锈钢材料制成，镜面映像精确清晰。

8. 齿科用测力计

分克和盎司两种测力单位刻度标示，供不同习惯使用，操作方便。

9. 唇部牵开器

采用高级医用工程塑料。耐热135℃，可采用多种消毒方式（浸泡、熏蒸等）。其独特的外形设计，使操作灵活方便，患者舒适。在治疗过程中，能够完全打开患者口腔，使医生获得良好的口腔治疗视野。

10. 口角拉钩

常用于口腔照相、口腔检查及其他操作。一般有塑料拉钩和金属拉钩。塑料拉钩透明轻巧，有弹性，取戴方便。

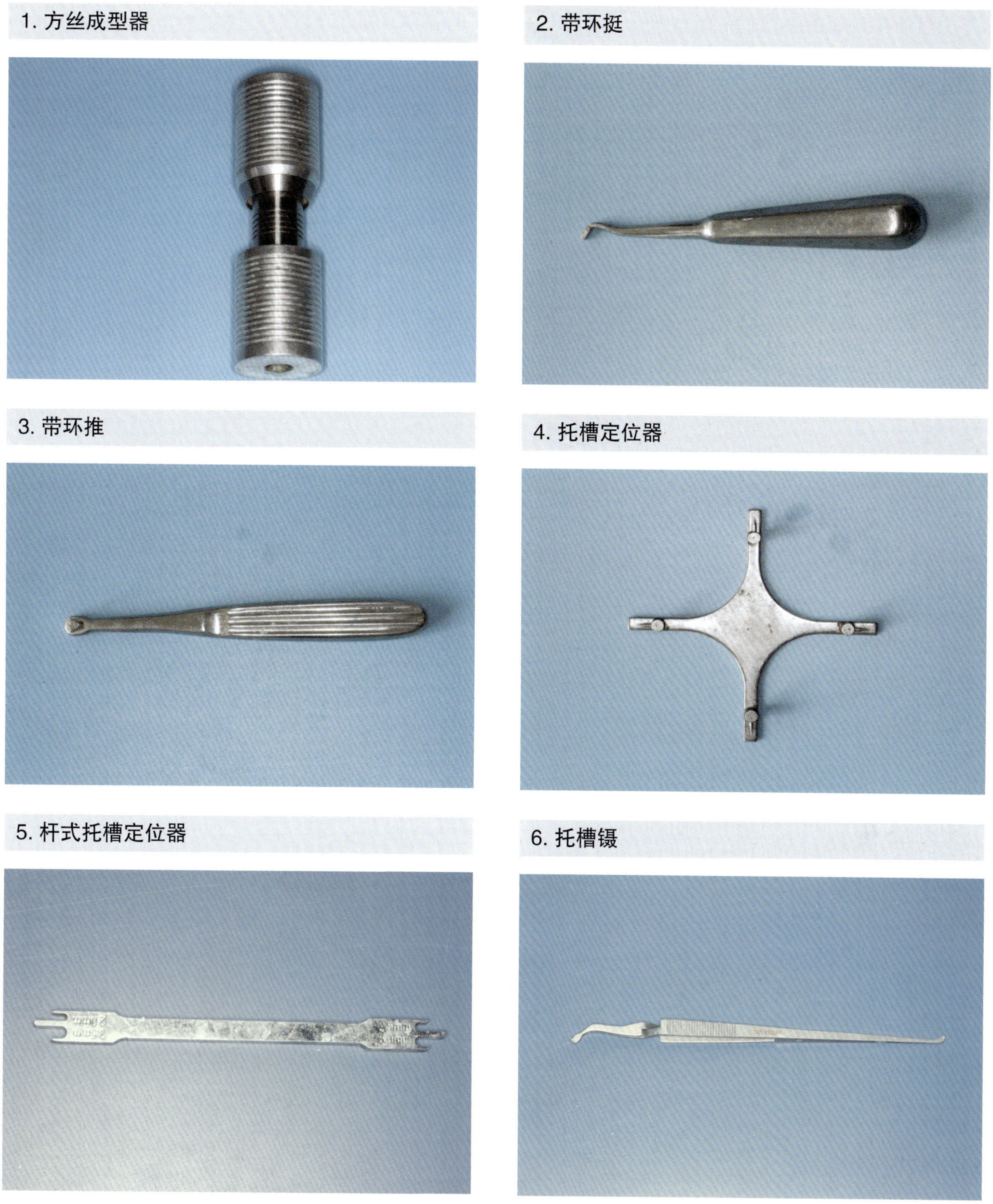

图2-9　正畸临床其他常用器械

7. 口腔正畸用反光镜

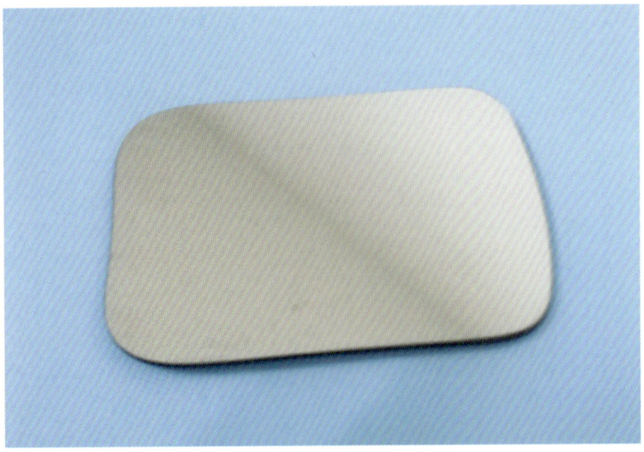

8. 齿科用测力计

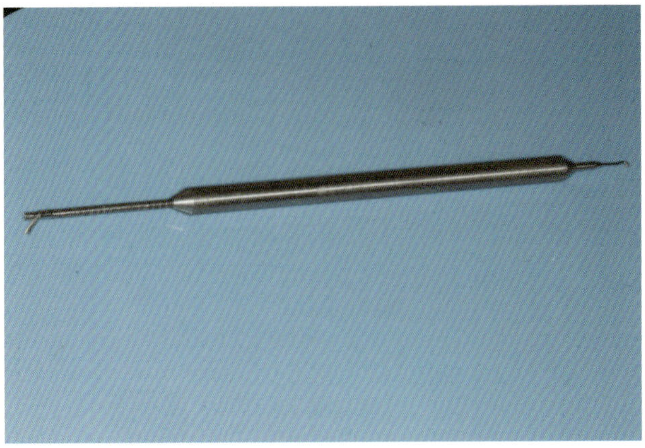

9. 唇部牵开器

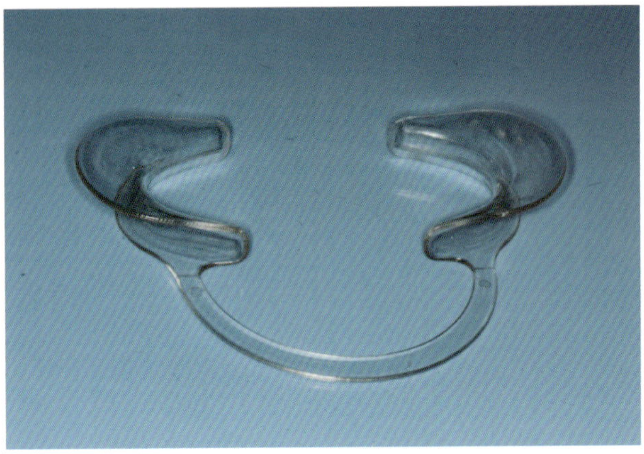

10–1. 口角拉钩（用于拍摄口内正面像）

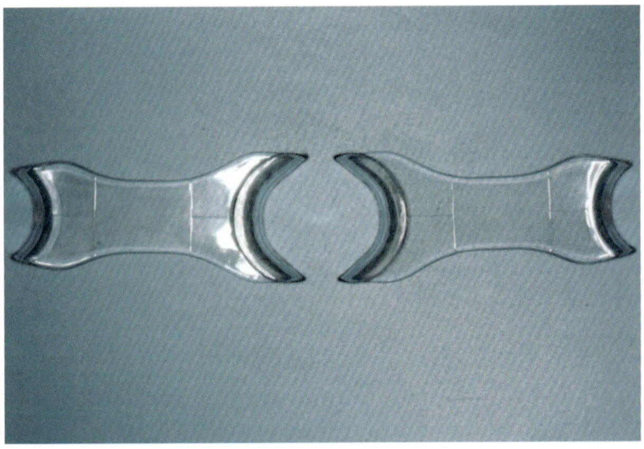

10–2. 口角拉钩（用于拍摄口内侧位像）

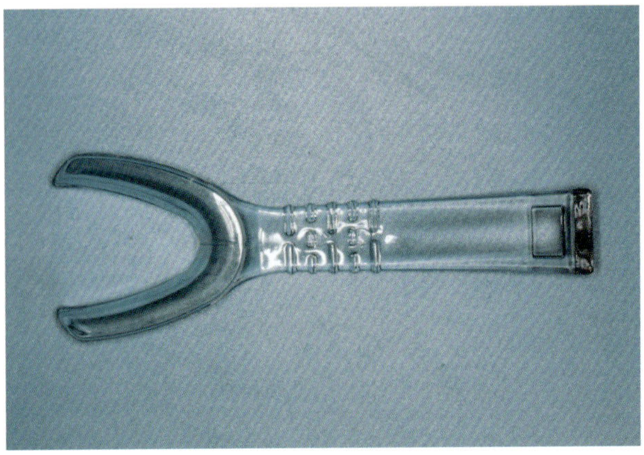

10–3. 口角拉钩（用于拍摄口内𬌗面像）

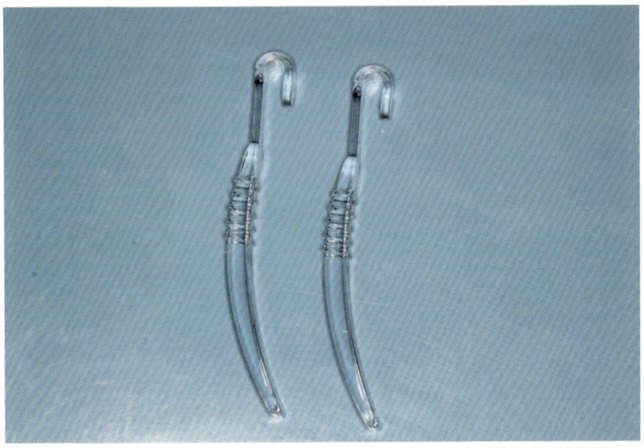

图2–9（续）

第3章 正常殆与错殆

口腔正畸学是研究错殆畸形的症状、病因、发病机制、诊断分析及预防治疗的学科。其目的是通过纠正咬合异常，建立正常咬合关系，达到口腔功能和美观的和谐统一。口腔正畸的诊断与治疗必须有一个标准，根据这个标准可判断什么是正常殆、什么是错殆。目前临床判断标准是个别正常殆，是以个别正常殆为矫治标准，对轻微而不妨碍正常生理功能的错殆畸形可以不予矫治。对较严重的错殆畸形，对妨碍发育健康、影响功能及外观者才给予矫治。口腔正畸所采用的各种方法都是围绕纠正错殆，恢复正常咬合而进行的。

一、正常殆

（一）正常殆的标准

正常殆是判断错殆的重要依据，也是口腔矫治想要达到的理想目标。正常殆的概念不应仅局限于牙齿之间的静止关系，还应包含殆的动态、功能以及颞下颌关节的状态等特征。其标准是：

牙齿大小、形态及排列正常；上下牙弓的殆关系正常；上下颌骨大小、形态及相互关系正常；牙周组织正常；颞下颌关节的结构及功能正常；口肌及面肌的发育和功能正常。

（二）正常殆的种类

1. 安氏理想正常殆

19世纪末期，Edward Angle医生提出：保存全副牙齿，牙齿在上下牙弓上排列得十分整齐，上下牙的尖窝关系完全正确，上下牙弓的殆关系非常理想，称之为理想殆（图3-1）。

正常殆关系如图3-2所示。

（1）第一恒磨牙关系：上颌第一恒磨牙的近

1. 正面像

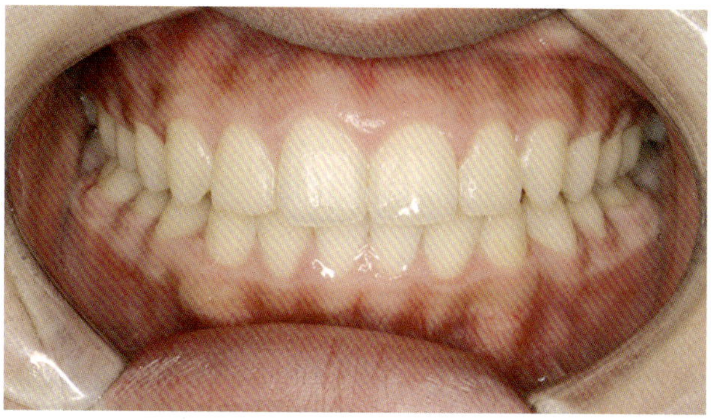

2. 侧位像（左侧位）

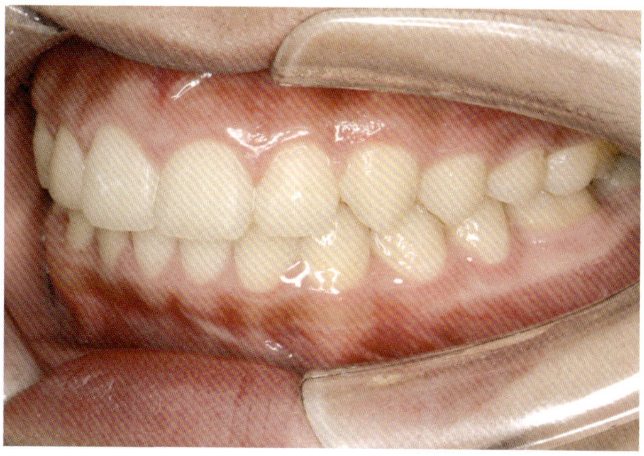

图3-1 安氏理想正常殆

3. 侧位像（右侧位）

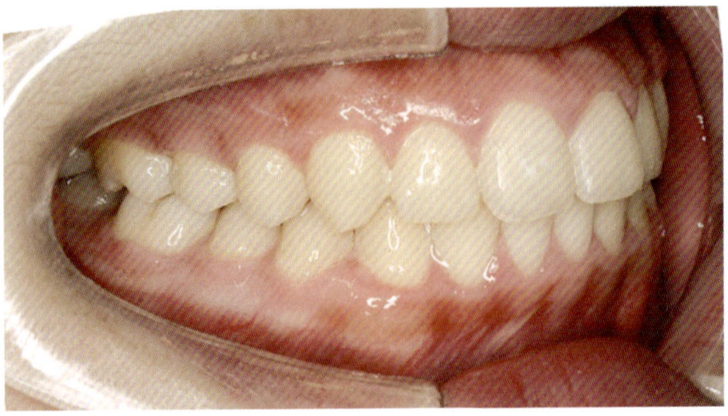

4. 上颌𬌗面像

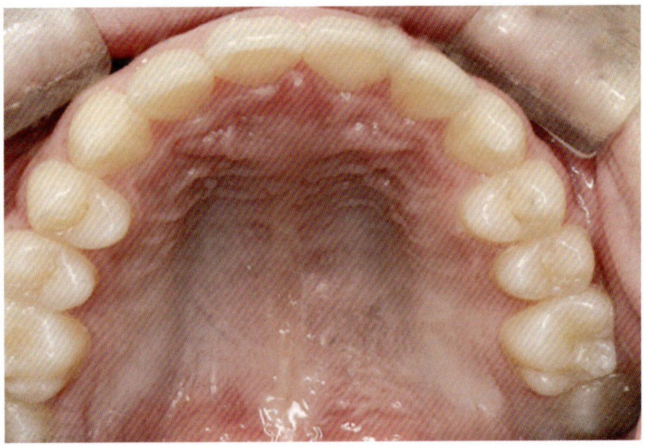

5. 下颌𬌗面像

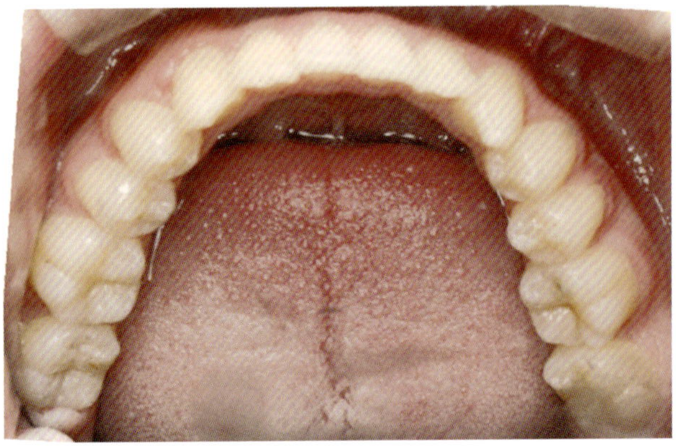

图3-1（续）

1. 第一恒磨牙关系、尖牙关系、前牙覆𬌗、前牙覆盖

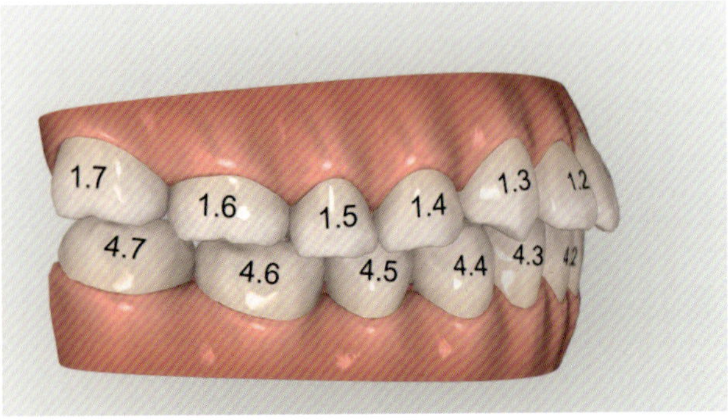

2. 中线关系

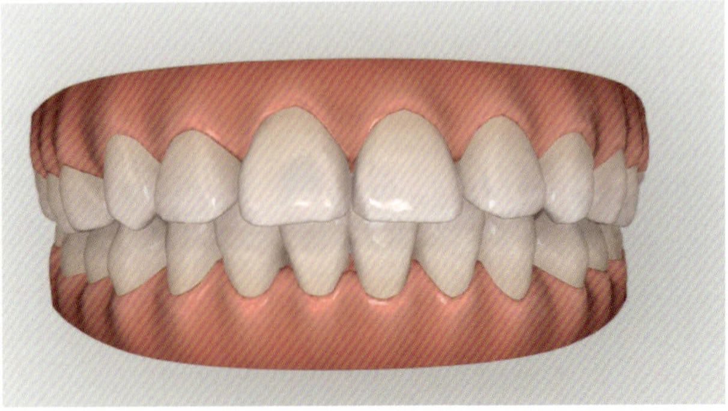

图3-2 正常𬌗关系

3. 上颌牙齿

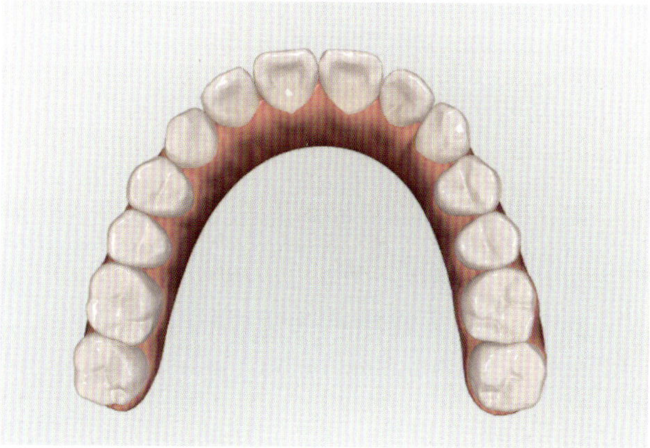

4. 下颌牙齿

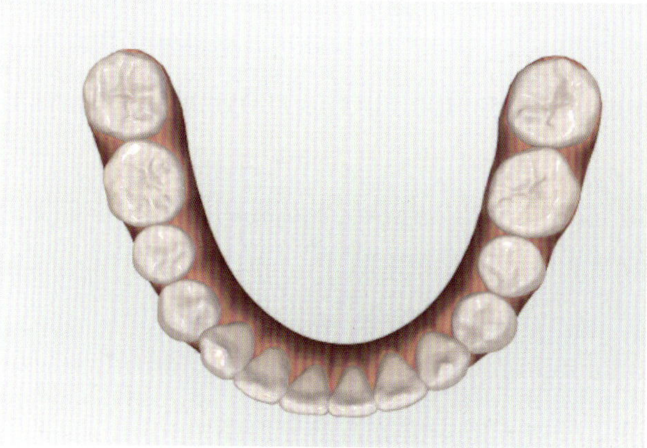

图3-2（续）

中颊尖咬合于下颌第一恒磨牙的近中颊沟，即磨牙关系为中性关系。

（2）尖牙关系：上颌尖牙咬在下颌尖牙和下颌第一前磨牙颊尖之间为中性关系。

（3）中线关系：上下中切牙之间的中线以及上下中线与面部中线一致。

（4）前牙覆𬌗：上前牙盖过下前牙唇面不超过切1/3且下前牙切缘咬在上前牙舌面切1/3以内者为正常覆𬌗。

（5）前牙覆盖：上切牙的切缘到下切牙唇面的水平距离在3mm以内。

除下颌中切牙和上颌第三磨牙外，其余均为一对二的关系。

2. 个别正常𬌗

凡轻微的错𬌗畸形，对于生理过程无大妨碍者都可列入正常𬌗范畴。这种正常𬌗范畴的个别𬌗，彼此之间又有所不同，故称之为个别正常𬌗。

二、错𬌗

（一）安氏错𬌗分类

安氏错𬌗分类法，是1899年由Edward Angle提出，这种分类法得到各国学者广泛接受。他认为：上颌骨与颅骨相连接，位置恒定，上颌第一恒磨牙生长在上颌骨上，其位置也必然恒定。全口牙齿的𬌗关系应以第一恒磨牙为标准，称为“𬌗的锁钥”。基于这一认识，他把错𬌗分为三大类：中性错𬌗、远中错𬌗和近中错𬌗（图3-3~图3-5）。

1. 正常𬌗

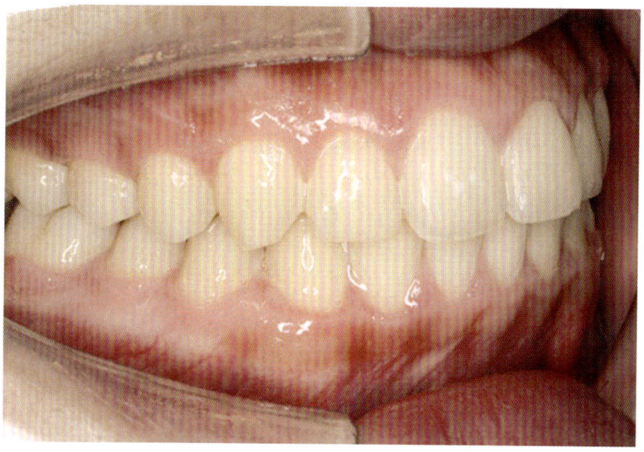

2. 安氏Ⅰ类错𬌗

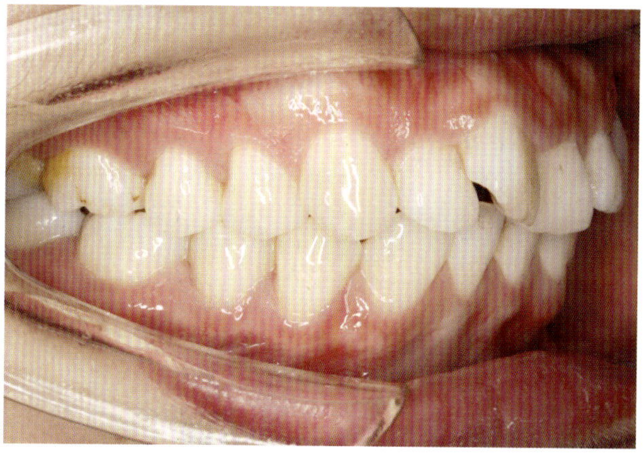

图3-3　正常𬌗与安氏Ⅰ类错𬌗（中性错𬌗）

1. 安氏Ⅰ类错𬌗——中性错𬌗

上下颌骨及上下牙弓的近远中关系正常，当正中𬌗位时，上颌第一磨牙的近中颊尖咬合于下颌第一磨牙的近中颊沟，即磨牙为中性关系。若全口其他牙齿无一错位者，称为正常𬌗；若有错位者，称为安氏Ⅰ类错𬌗。症状：前牙拥挤、上颌弓前突、双颌前突、前牙反𬌗等。

2. 安氏Ⅱ类错𬌗——远中错𬌗

上下颌骨及牙弓的近远中关系不调，下牙弓及下颌处于远中位置，磨牙为远中关系；如果下颌后退1/4磨牙或半个前磨牙，即上下第一磨牙近中颊尖相对称轻度远中错𬌗关系；若下颌后退至上颌第一磨牙近中颊尖咬合于下颌第一磨牙与下颌第二前磨牙之间为完全远中错𬌗关系。

安氏Ⅱ类1分类：在远中错𬌗关系之外，还有上颌切牙的唇向倾斜。临床表现为：深覆盖，深覆𬌗，开唇露齿等。

安氏Ⅱ类2分类：在远中错𬌗关系之外，上颌切牙舌向倾斜。临床表现为：内倾性深覆𬌗。

如只有一侧为远中错𬌗关系，另一侧为中性𬌗关系，称为Ⅱ类错𬌗亚类。

3. 安氏Ⅲ类错𬌗——近中错𬌗

下牙弓及下颌处于近中位置，磨牙为近中关系。

轻度的近中错𬌗：若下颌前移1/4个磨牙或半个前磨牙的距离，即上颌第一磨牙的近中颊尖与下颌第一磨牙的远中颊尖相对。

完全的近中错𬌗：若下颌前移1/2个磨牙或整个前磨牙的距离，即上颌第一磨牙的近中颊尖咬合

1. 轻度远中错𬌗

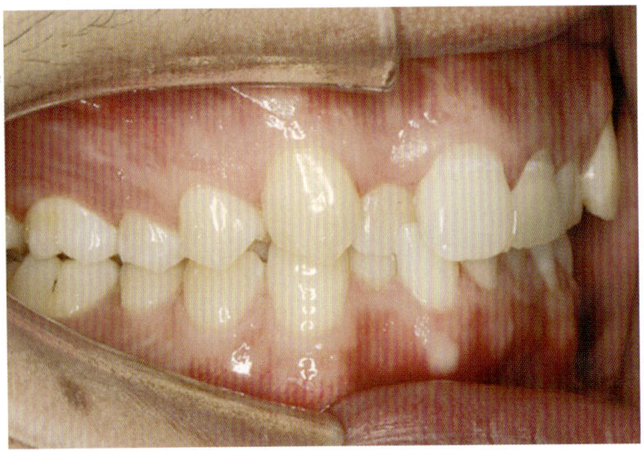

2. 完全远中错𬌗

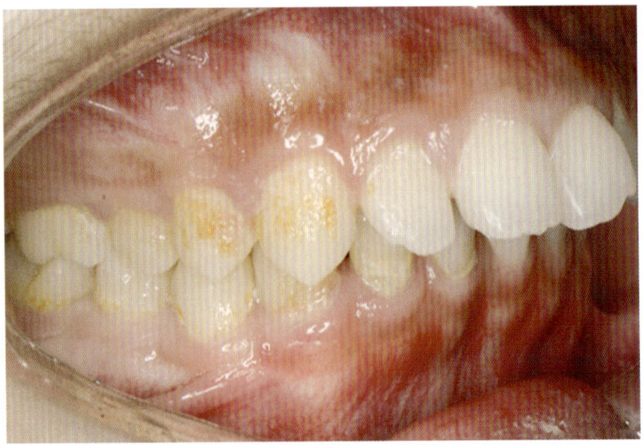

3. 安氏Ⅱ类1分类

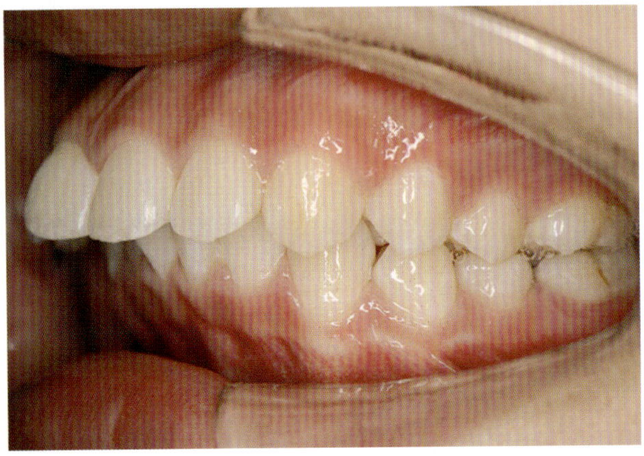

4. 安氏Ⅱ类2分类

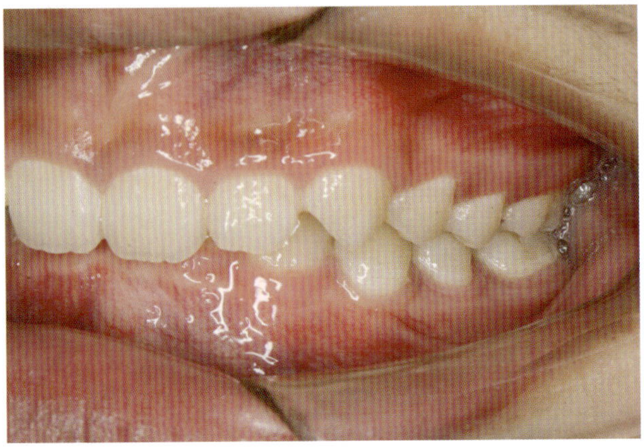

图3-4　安氏Ⅱ类错𬌗（远中错𬌗）

1. 轻度近中错𬌗

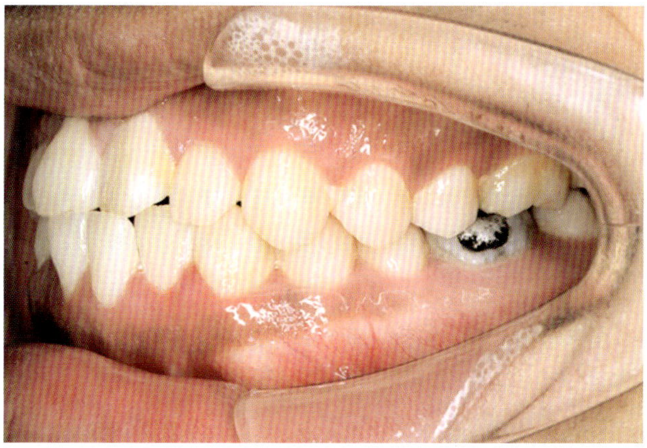

2. 完全近中错𬌗

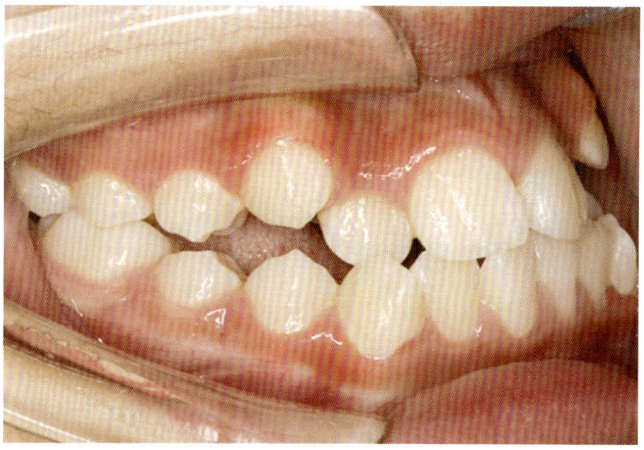

图3-5　安氏Ⅲ类错𬌗（近中错𬌗）

在下颌第一和第二磨牙之间。

安氏单侧为近中错𬌗，另一侧为中性𬌗关系，称为亚类。临床表现为：前牙对刃、反𬌗。

对安氏错𬌗分类法的评价：简明扼要，从下颌第一磨牙近远中位置关系这一最重要的角度将错𬌗分为三大类，其多年来一直为国际上承认，并在临床教学上得到广泛运用。由于其认识上的局限性，此分类法有以下特点：

（1）上颌第一磨牙位置并非绝对恒定，也可发生移位和倾斜，因此，磨牙关系并不能正确反映牙弓或颌骨间的关系。

（2）此分类法不承认同一近远中咬合关系的错𬌗在特征上有广泛的差别。

分类相同的错𬌗是相似错𬌗（具有相同的𬌗关系），而不是同类错𬌗（具有相同的特征）。

（3）错𬌗畸形的机制不全。

①人类的牙弓及颌面形态具长、宽、高三维特征，此分类法没有提到垂直关系及横向关系的不调。

②没有认识到人类错𬌗畸形的重要机制之一——牙量骨量不调问题。

（二）错𬌗的临床表现

1. 个别牙齿错位

如图3-6所示。

1. 上颌尖牙唇向错位

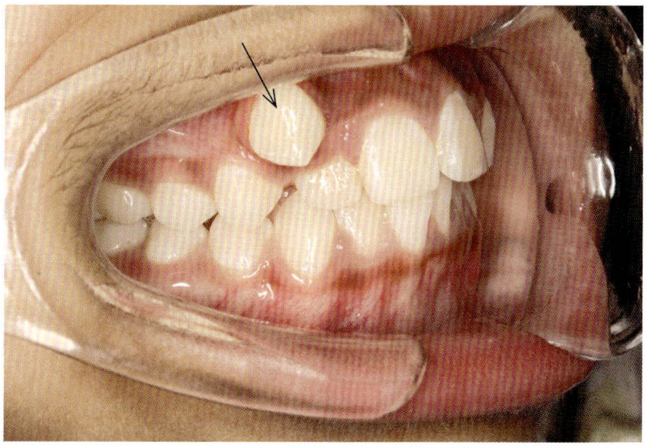

2. 下颌第二前磨牙颊向错位

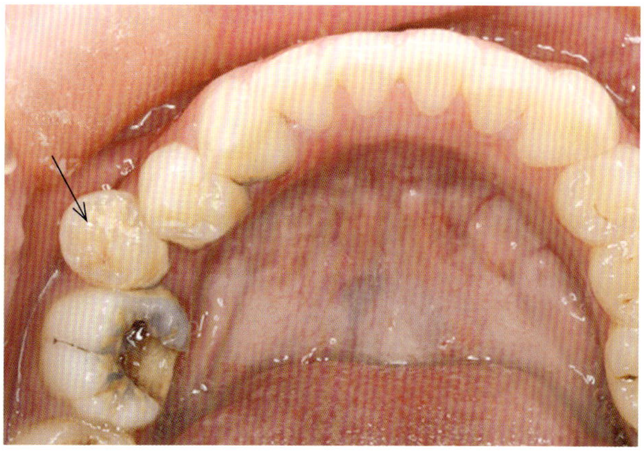

图3-6　个别牙齿错位

3. 上颌侧切牙腭向错位

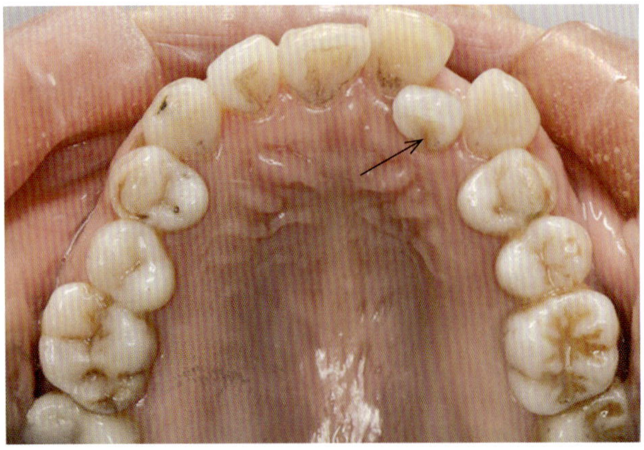

4. 下颌尖牙舌向错位

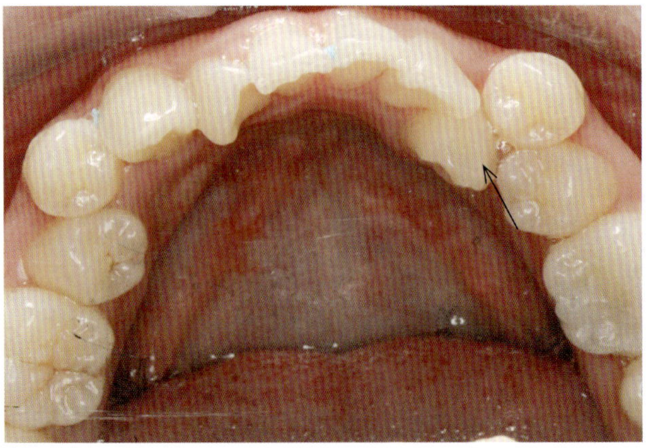

5. 上颌尖牙高位

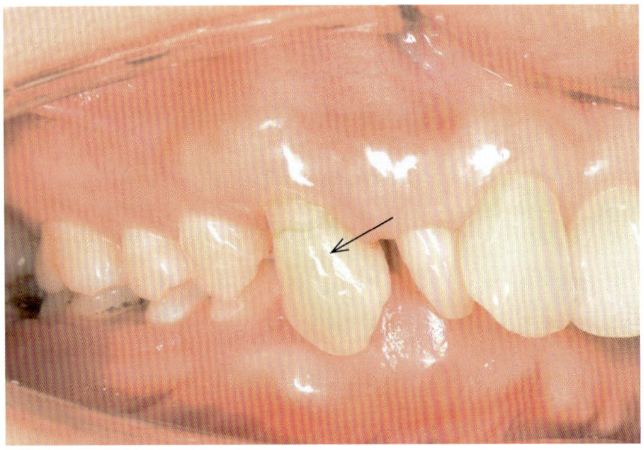

6. 上颌尖牙低位

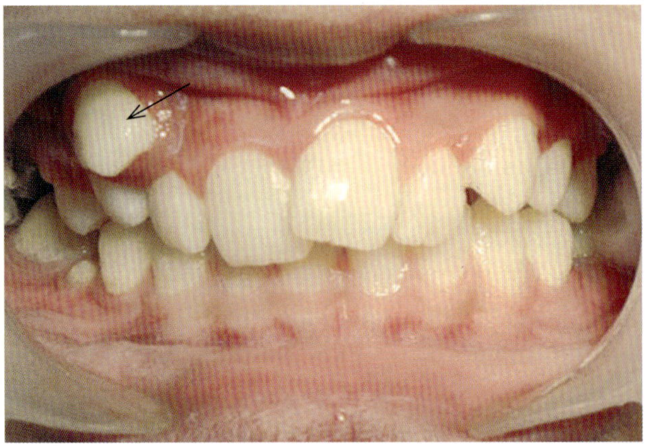

7. 上颌侧切牙转位

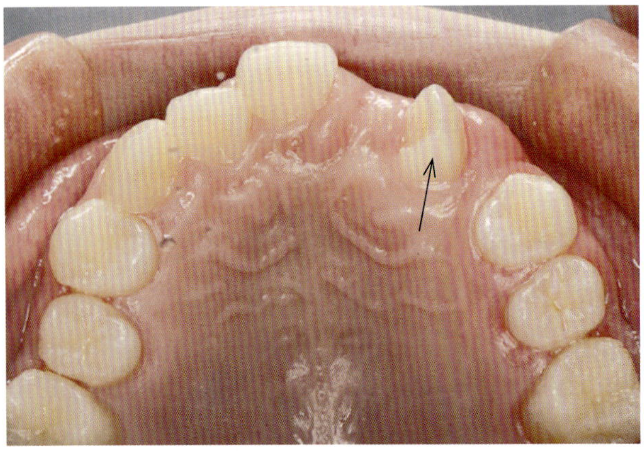

8. 上颌尖牙斜轴

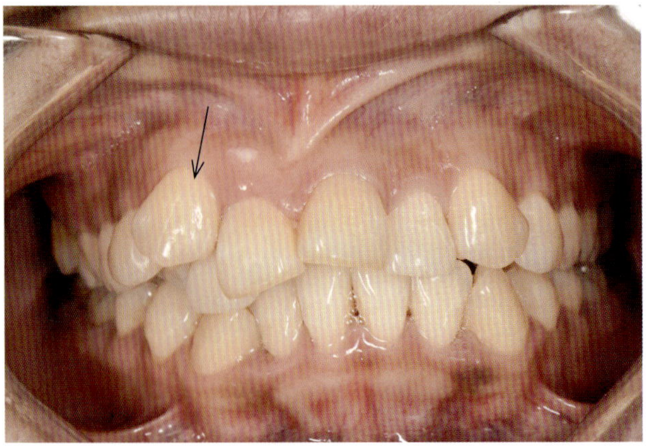

图3-6（续）

9. 上颌尖牙、前磨牙易位

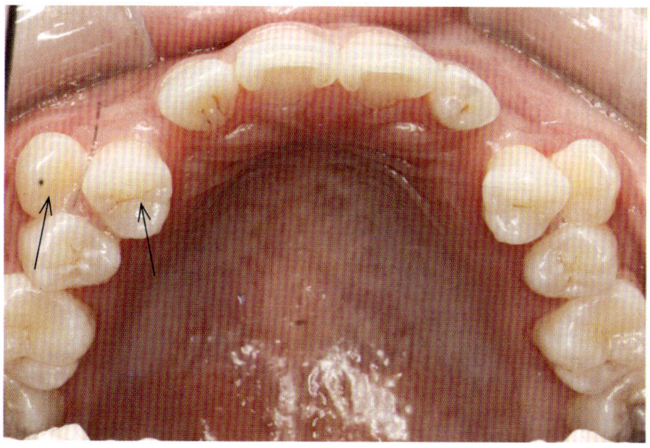

10. 上颌第一前磨牙与下颌第一前磨牙锁𬌗

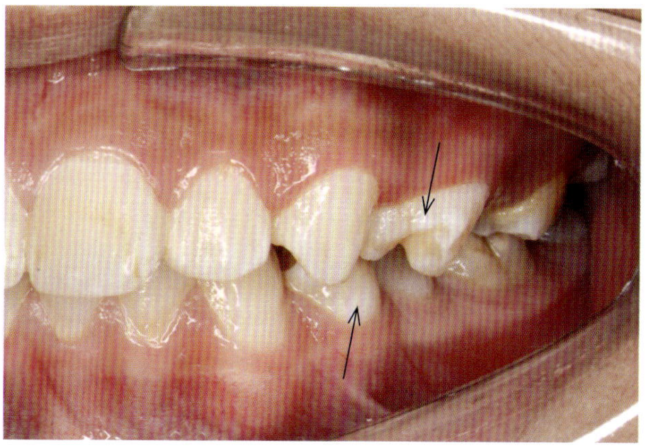

图3-6（续）

2. 牙弓形态的异常

如图3-7所示。

1. 牙弓狭窄，V形牙弓

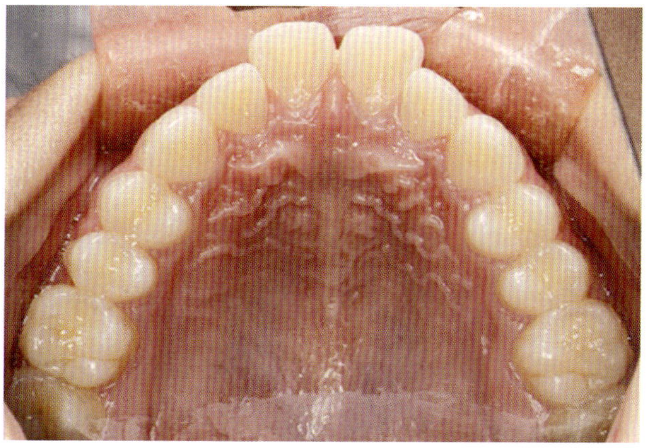

2. 鞍状牙弓

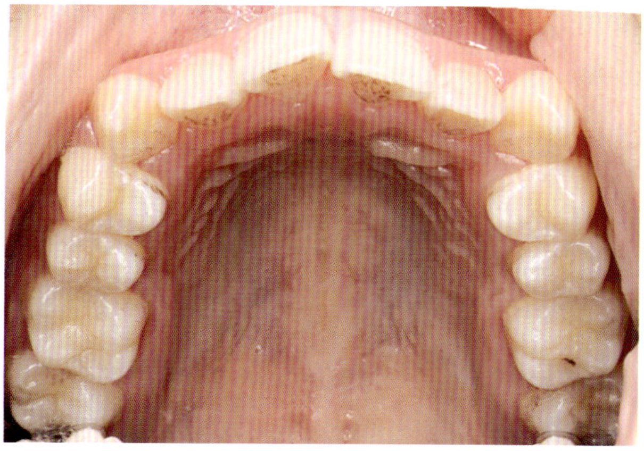

3. 有间隙牙弓

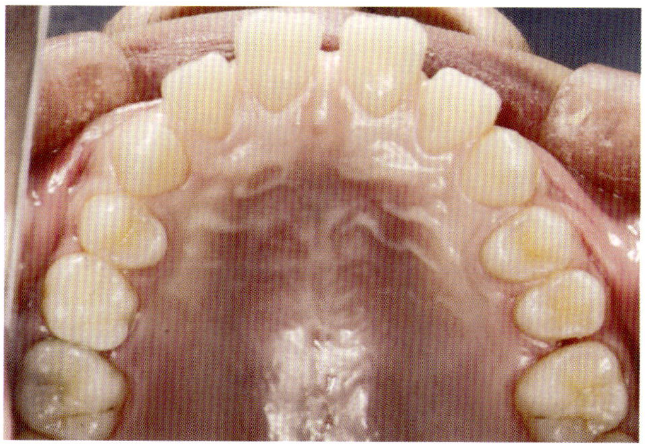

图3-7 牙弓形态的异常

3. 上下牙弓关系异常

（1）上下牙弓的近远中关系（图3-8）

①磨牙关系：中性殆、近中殆、远中殆。

②前牙覆盖关系：覆盖是指上颌牙盖过下颌牙的水平距离，正常情况下，上颌的牙切缘到下颌切牙唇面的水平距离在3mm以内，超过者称深覆盖。Ⅰ度：3mm<覆盖≤5mm；Ⅱ度：5mm<覆盖≤8mm；Ⅲ度：覆盖>8mm。反覆盖：若下前牙的切端位于上前牙切端的唇侧称为反覆盖。常在严重的下颌前突、前牙反殆时呈现。

1. 覆盖的测量

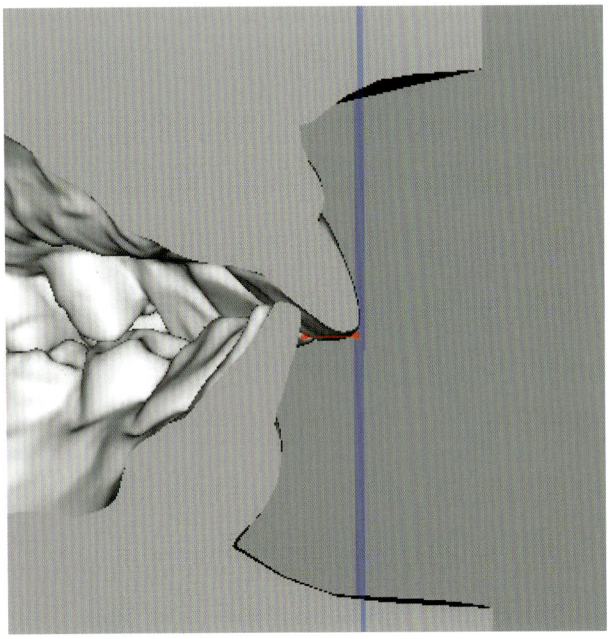

2. Ⅲ度深覆盖

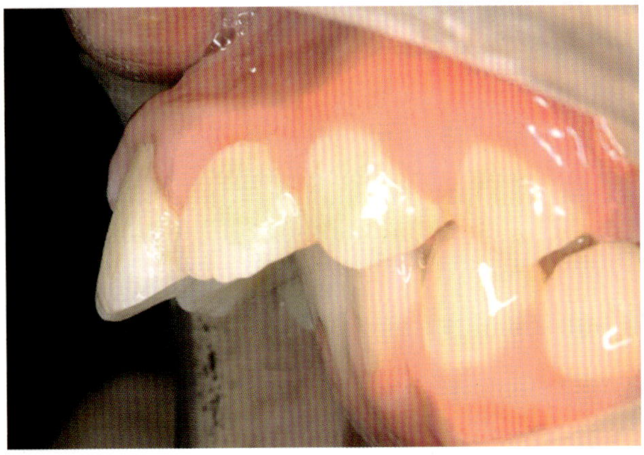

图3-8　上下牙弓的近远中关系

3. 反覆盖

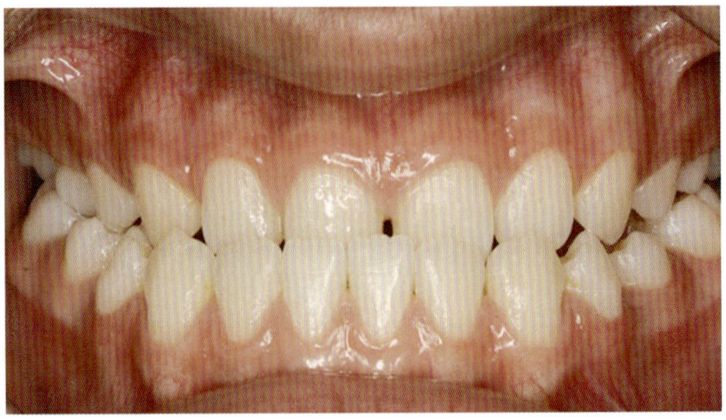

图3-8（续）

（2）上下牙弓的宽度关系（图3-9）

上下牙弓的宽度是否协调，有无牙弓狭窄，有无对刃、反殆或锁殆。

1. 牙弓狭窄

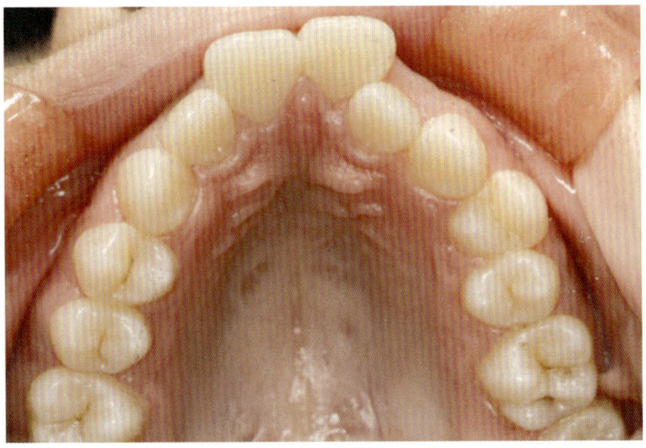

2. 后牙反殆

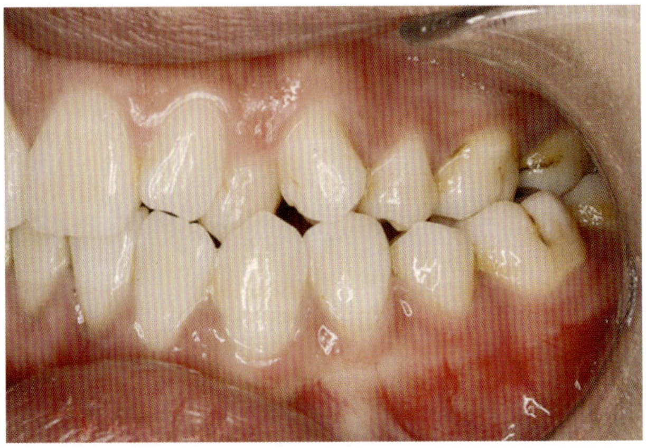

图3-9　上下牙弓的宽度关系

（3）上下牙弓的垂直向关系（图3-10）

前牙有无深覆殆或开殆，上前牙盖过下前牙不超过牙冠切1/3者为正常覆殆，超过者称深覆殆。开殆分为3度，Ⅰ度：小于3mm；Ⅱ度：3~5mm；Ⅲ度：大于5mm。

①正常覆殆：上前牙覆盖过下前牙唇面不超过切1/3且下前牙切缘咬在上前牙舌面切1/3以内者为正常覆殆。

②深覆殆：上前牙覆盖过下前牙唇面超过切1/3或下前牙切缘咬在上前牙舌面切1/3以上者为深覆殆。可分为Ⅲ度：

Ⅰ度：上前牙覆盖过下前牙唇面超过切1/3而不足1/2，或下前牙切缘咬在上前牙舌面超过切1/3而不足1/2。

Ⅱ度：上前牙覆盖过下前牙唇面超过切1/2而不足2/3，或下前牙切缘咬在上前牙舌面超过切1/2而不足2/3。

Ⅲ度：上前牙覆盖过下前牙唇面超过切2/3，或下前牙切缘咬在上前牙舌面超过颈1/3。

咬伤牙龈：下切牙咬及腭黏膜。

1. 覆殆的测量

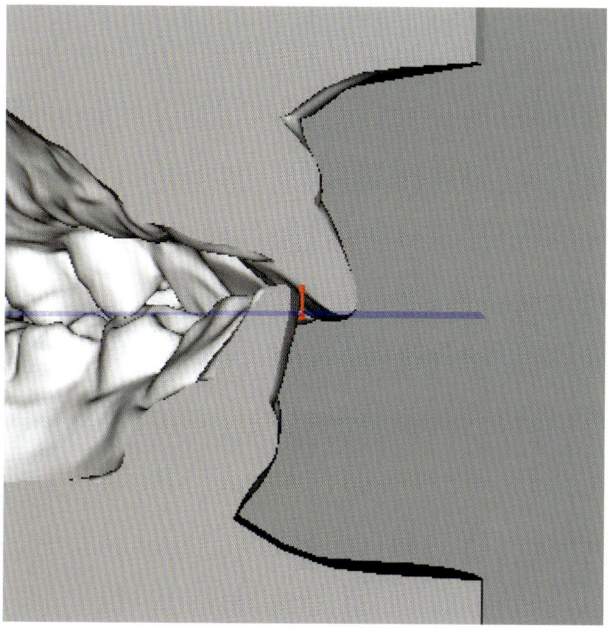

2. Ⅲ度深覆殆

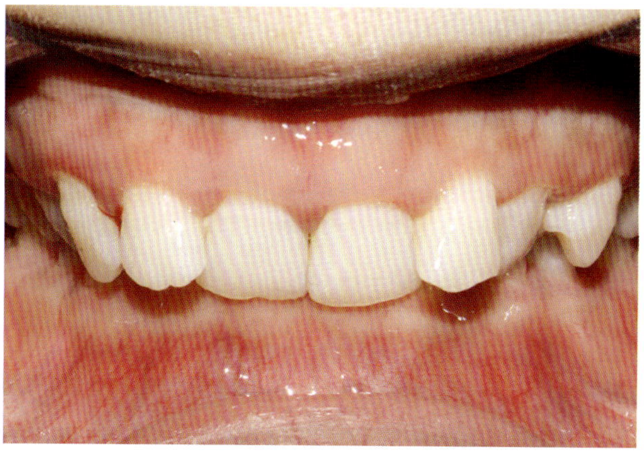

3. 下切牙咬至腭部及腭部造成腭侧牙龈严重退缩

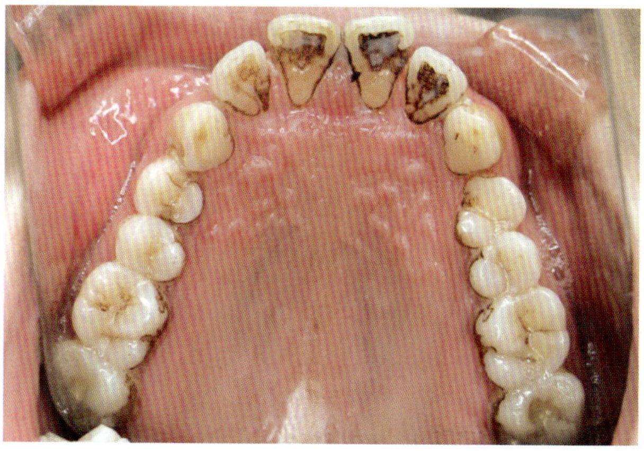

4. 前牙开殆

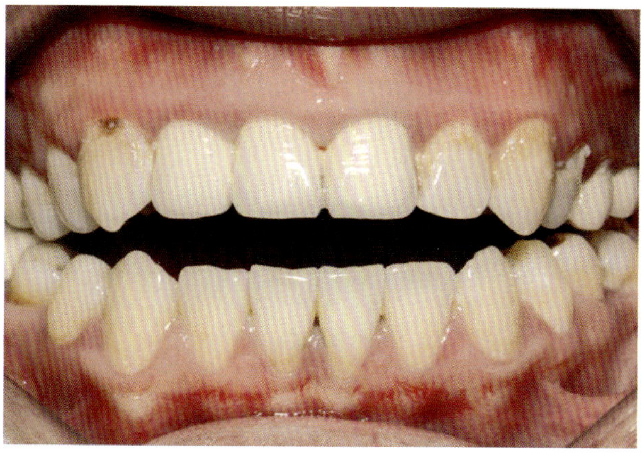

图3-10　上下牙弓的垂直向关系

5. 前牙反殆

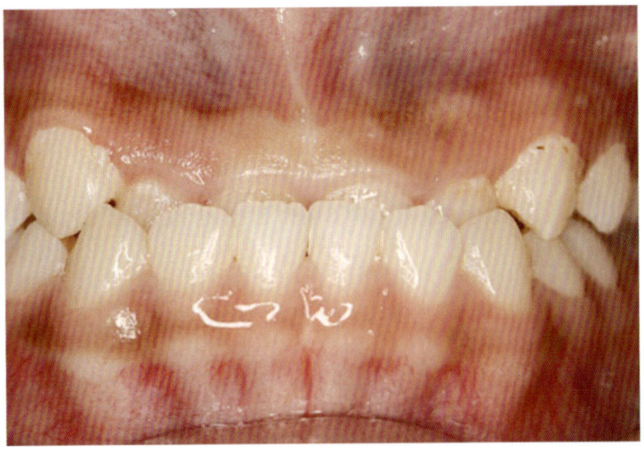

6. 对刃

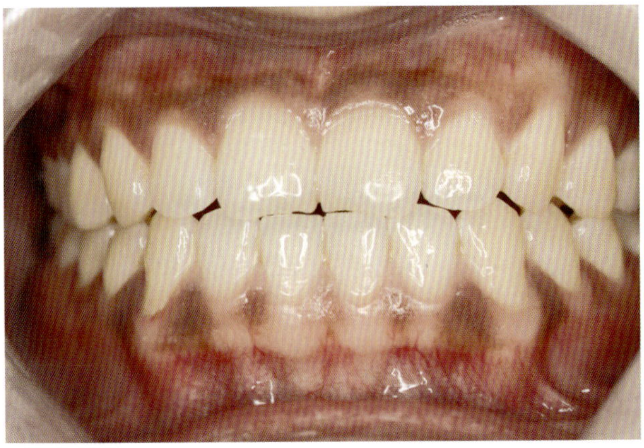

图3-10（续）

③开殆：上下前牙切端间无覆殆关系，垂直向呈现间隙者为前牙开殆。可分为Ⅲ度：

Ⅰ度：上下前牙切端垂直向间隙在3mm以内。

Ⅱ度：上下前牙切端垂直向间隙在3~5mm之间。

Ⅲ度：上下前牙切端垂直向间隙在5mm以上。

④反殆：指咬合时下前牙舌面覆盖上前牙牙冠的唇面。常在下颌前突或反殆时出现。

（4）上下中切牙间中线关系

上下中切牙间的中线以及上下中线与面部中线是否一致（图3-11）。

上下中切牙间中线关系

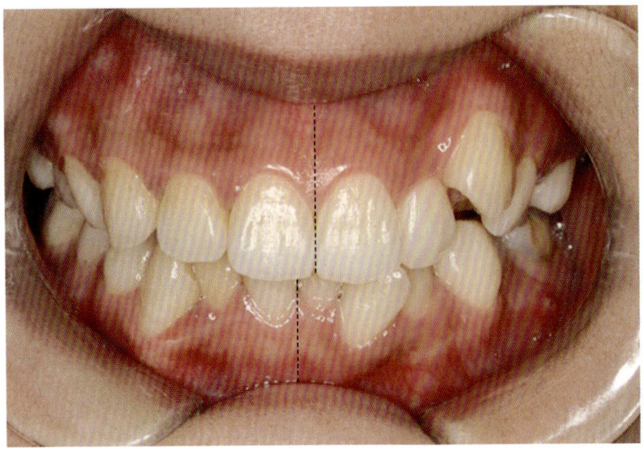

图3-11　上下中切牙间中线关系

（三）错殆的危害（图3-12）

1. 局部危害性

（1）影响牙齿、颌面的发育：在儿童生长发育过程中，由于错殆畸形，将影响殆颌面软硬组织

1. 影响口腔健康

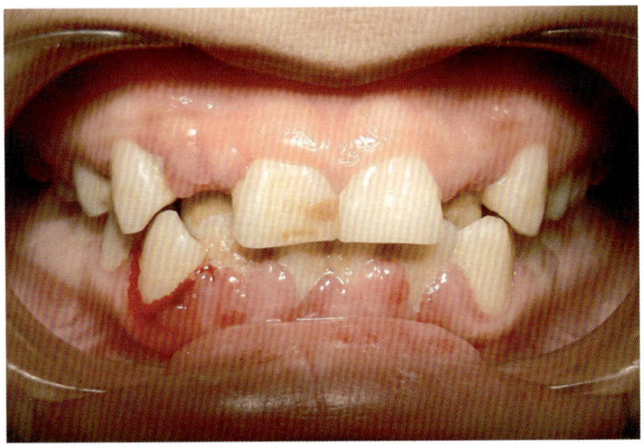

2. 影响容貌外观

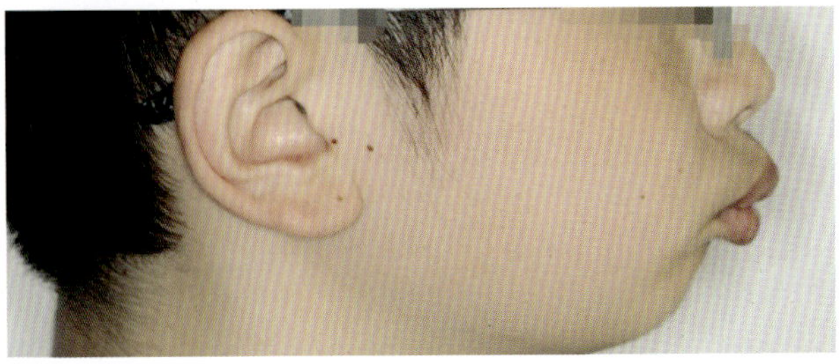

图3-12　错殆的局部危害性

的正常发育。如前牙反𬌗不及时治疗则会使下牙弓限制上颌骨的发育，而下颌没有上下牙弓的协调关系则会过度向前发育，形成颜面中1/3的凹陷和下颌前突畸形；随着错𬌗畸形的发展，颜面呈现新月状面型。

（2）影响口腔健康：错𬌗形成的牙齿拥挤错位，由于不易自洁而好发龋病及牙髓炎、牙周炎症，同时常因牙齿错位而造成牙周损伤。

（3）影响口腔功能：严重的错𬌗畸形影响口腔功能；如前牙开𬌗造成发音异常，后牙锁𬌗影响咀嚼功能，严重下颌后缩则影响正常呼吸。

（4）影响容貌外观：如开唇露齿、双颌前突、长面或短面畸形均影响容貌。

2. 全身危害性

因咀嚼功能降低引起消化不良及胃肠疾病。此外，颜面的畸形可对患者造成严重的心理和精神障碍。

（四）错𬌗畸形的矫治

1. 矫治方法

（1）预防矫治：是指错𬌗畸形发生前采取一些预防措施，去除各种可能造成错𬌗畸形的因素，避免错𬌗畸形的发生。如乳牙早失的患者应采用缺隙保持器，维持间隙，保持现有的牙弓长度，以便后继恒牙萌出时有足够的间隙。

（2）阻断矫治：在错𬌗畸形发生早期，通过简单的方法进行早期矫治，阻断错𬌗畸形向严重发展，将𬌗颌面的发育导向正常。如咬下唇易形成前牙深覆盖、深覆𬌗。儿童用前庭盾，使唇与牙隔离，防止咬咬。

（3）一般矫治：是口腔正畸矫治中最常见的，可根据不同牙颌面畸形选用不同矫治器，如活动矫治器、功能性矫治器、固定矫治器等。一般矫治技术比较复杂，应由口腔正畸专科医生施行。

（4）外科矫治：是指对生长发育完成后的严重骨源性错𬌗畸形采用外科手术的方法来矫正错𬌗，称为正颌外科或正畸。外科正畸必须由口腔颌面外科与口腔正畸科医生共同合作完成，以保证其𬌗关系及颌骨畸形均得到良好的矫治。

2. 常见的矫治器

如图3-13所示。

（1）固定矫治器：用粘接剂粘固、结扎丝结扎固定于牙面，通过矫正弓丝与矫治附件相互作用来矫正牙齿，患者不能自行摘戴。目前最常用的是直丝弓矫治器。

（2）活动矫治器：患者可以自行摘戴。这类矫治器目前多用于预防性矫治及阻断性矫治，矫治功能较单纯。

（3）功能性矫治器：此矫治器本身不产生任何机械力，而是利用咀嚼肌或口周肌的功能活动产

1. 固定矫治器

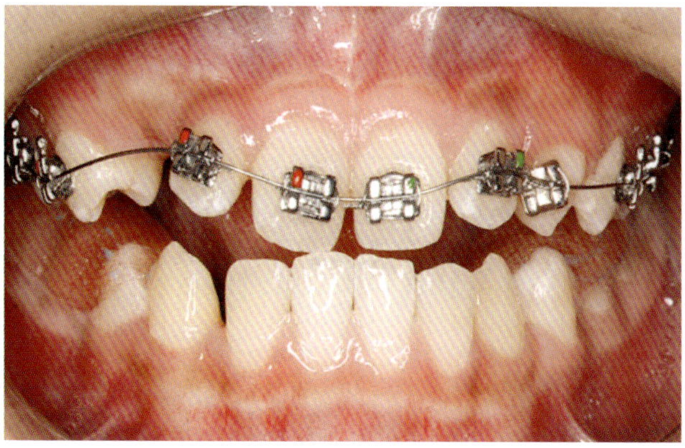

2. 机械性活动矫治器

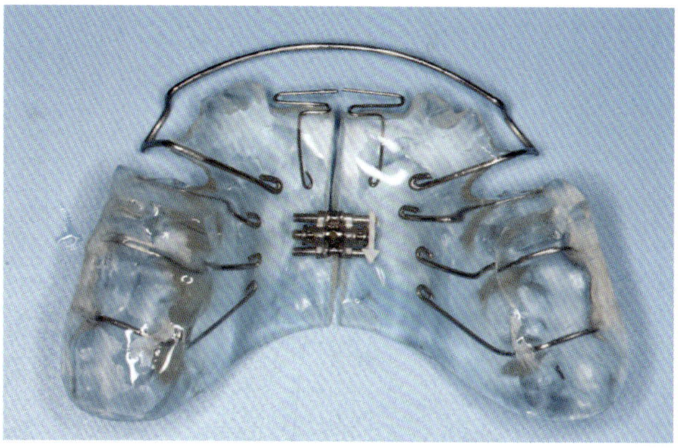

图3-13 常见的矫治器

3-1. 功能性矫治器（FR Ⅲ）

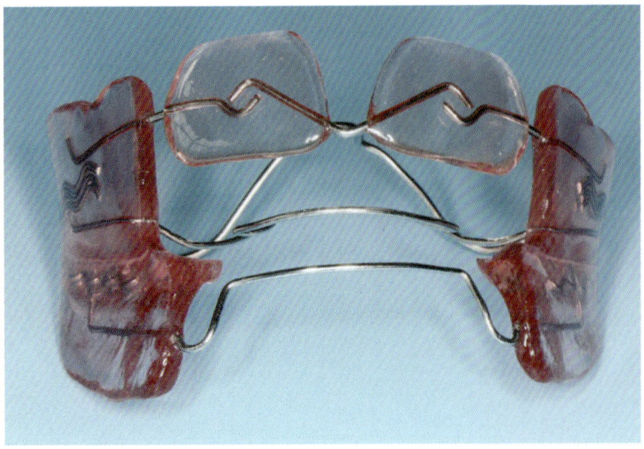

3-2. 功能性矫治器（Twin-block）

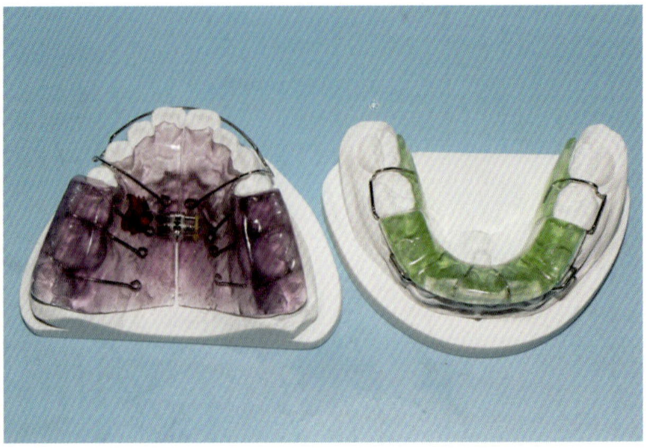

图3-13（续）

生的作用力，通过戴用矫治器传递至被矫治的部位，诱导其生长发育向正常方向进行，从而达到矫治错𬌗畸形的目的。

3. 错𬌗畸形的矫治标准

（1）矫治标准

对错𬌗畸形的矫治标准，经历了一个从“理想正常𬌗”到“个别正常𬌗”的认识过程。口腔正畸学发展的早期，Angle于1897年提出要建立口腔与面部的良好协调关系必须保存全副牙齿，所有的牙都应该移到正常𬌗的位置上。他认为通过扩大牙弓而获得的正常𬌗关系和功能，可刺激颌骨增长，适应变大了的颌弓。但大量临床实践证明，保持全副牙齿、扩大后的牙弓并不稳定，常会导致畸形不同程度的复发，而使矫治失败。

经过不断探索，Tweed和Begg医生提出了拔牙矫治的理论。通过减数维持牙弓、颌骨和肌肉之间的生理平衡，从而获得了较稳定的矫治效果。实践证明：错𬌗畸形的矫治标准应是个别正常𬌗，而不是理想正常𬌗。

（2）矫治目标

矫治目标是平衡、稳定和美观。

①平衡：指牙颌颅面形态和功能取得新的平衡和调整。

a. 上下牙弓排列整齐。

b. 上下前牙覆𬌗、覆盖正常。

c. 上下牙弓间有正常的𬌗接触关系。

d. 牙弓、颌骨、颅面间关系协调。

②稳定：指正畸治疗的结果是稳定的，而不出现复发。

③美观：通过正畸改善容貌。

第4章 口腔正畸临床工作流程

一、病史采集

（一）主诉

本次就诊的主要目的，需要解决的问题。

（二）病史

包括与错殆畸形形成和发展有关的全身疾病史，口腔过去或现在仍存在的不良习惯，饮食习惯与食物结构，母乳喂养情况，牙齿治疗与矫治情况，父母及直系亲属的错殆情况。

（三）心理需求和治疗期望

二、一般检查

（一）口内检查

在对牙弓、颌骨和颅面的长、宽、高三维方向上进行（图4–1）。

1. 牙齿：

（1）殆的发育。

（2）牙的数量、形态、大小、发育、龋齿等情况。

（3）牙的萌出、替换有无异常。

（4）个别牙错位。

2. 牙弓：

（1）矢状向：①磨牙关系。②尖牙关系。③前牙关系。

（2）水平向。

（3）垂直向。

3. 口腔内其他软硬组织。

（二）口外检查

1. 面部外形：

前面观：大三停、小三停是否协调。

侧面观：凹面型、凸面型还是直面型。

2. 唇的形态及功能：有无开唇露齿、上唇缩短、唇的厚度。

3. 颞下颌关节：检查双侧关节区有无压痛、开闭口运动时有无下颌偏斜、运动受限、弹响。

（三）全身情况

1. 发育：身高、体重。

2. 全身性疾病：有无全身性疾病及鼻咽部疾病。

（四）一般X线检查

1. 口内牙片：重点检查某个部位牙齿的牙根、髓腔、根尖以及牙周的情况。

2. 颞下颌关节开闭口片：检查髁状突、关节窝情况。

3. 全景片：观察全口牙齿、牙周、上下颌骨以及髁状突情况。

4. 手腕部X线片：评估生长发育的阶段和趋势。然而，正畸临床上常规要拍摄X线头颅侧位片，目前可以通过颈椎骨形态变化作为骨龄指标

1. 正面像（五眼）

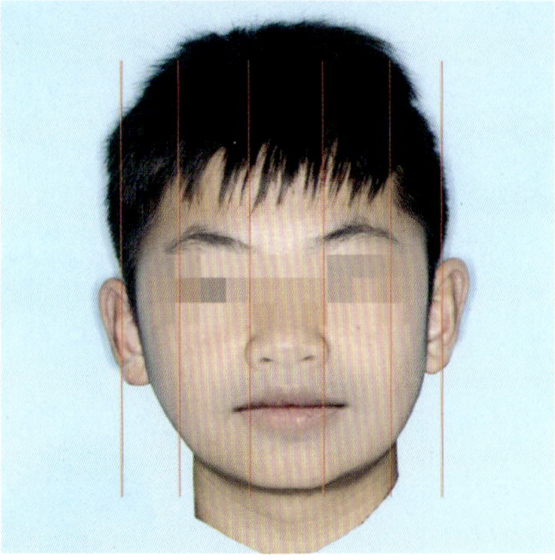

2. 正面像（三庭）

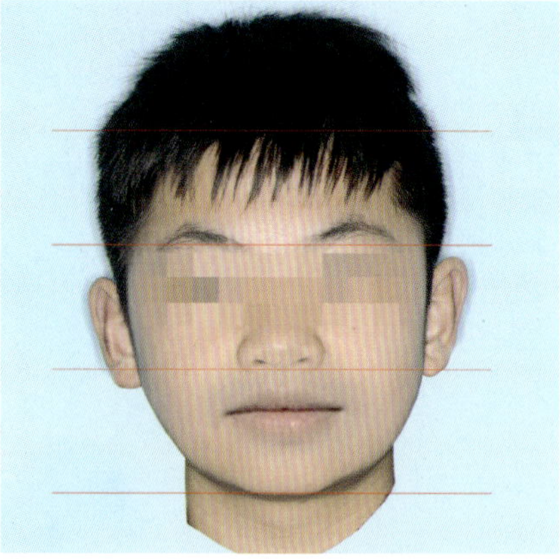

3. 微笑像

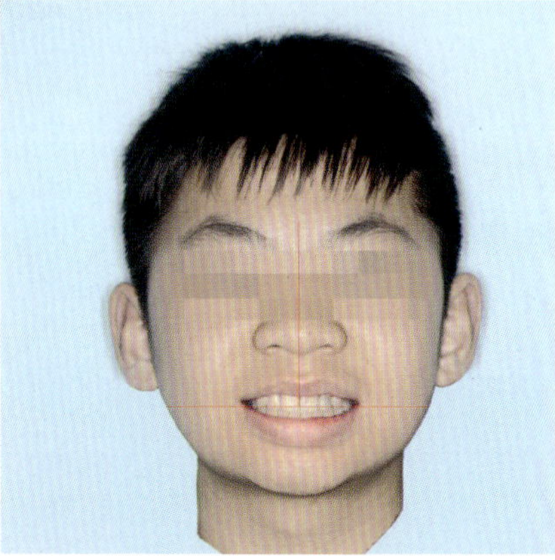

4. 侧面E线

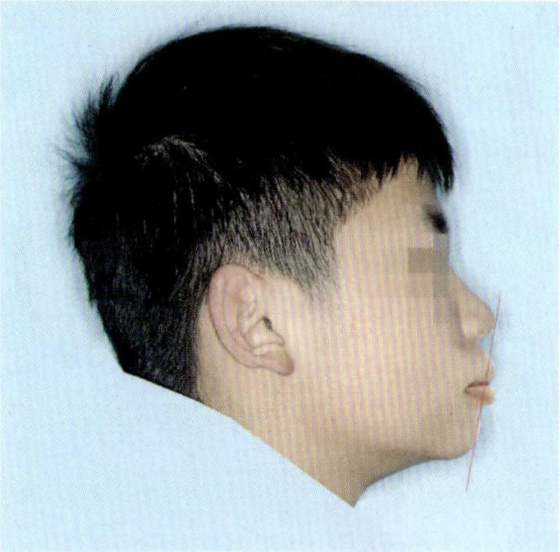

5. 口内正面照

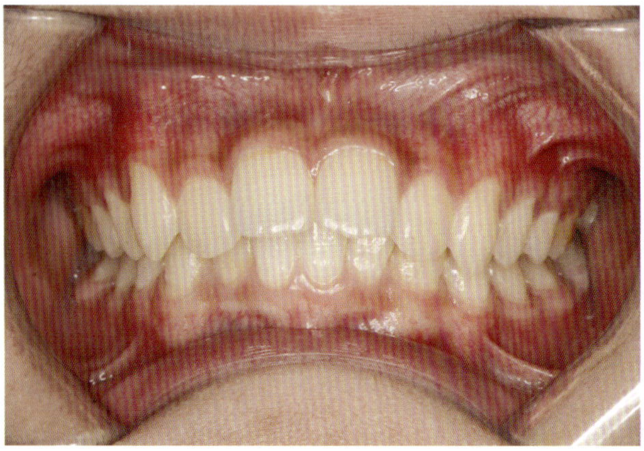

6. 右侧咬合

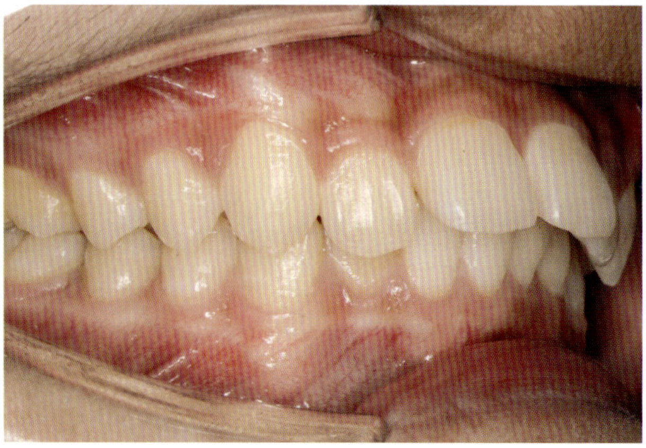

图4-1 口腔检查

7. 左侧咬合

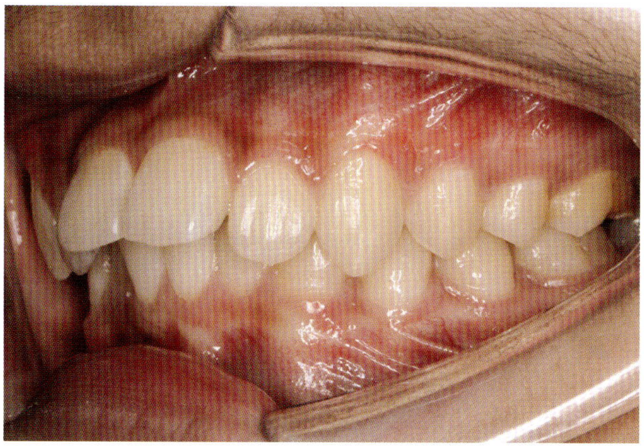

8. 上颌𬌗面像

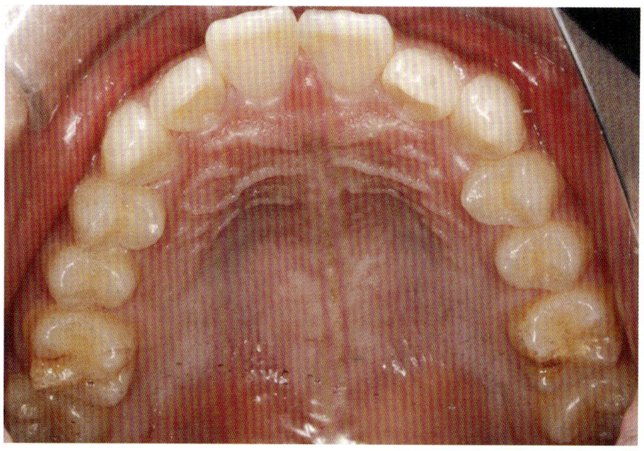

9. 下颌𬌗面像

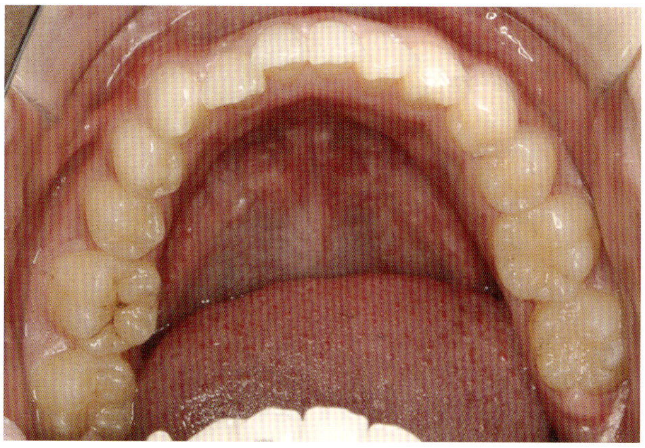

10. 全景片

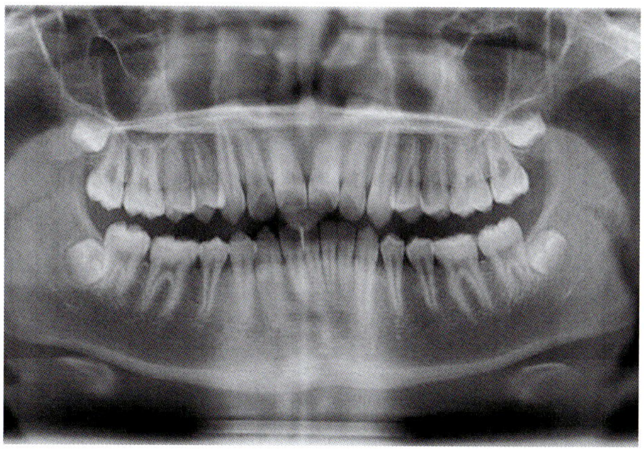

11. 侧位片

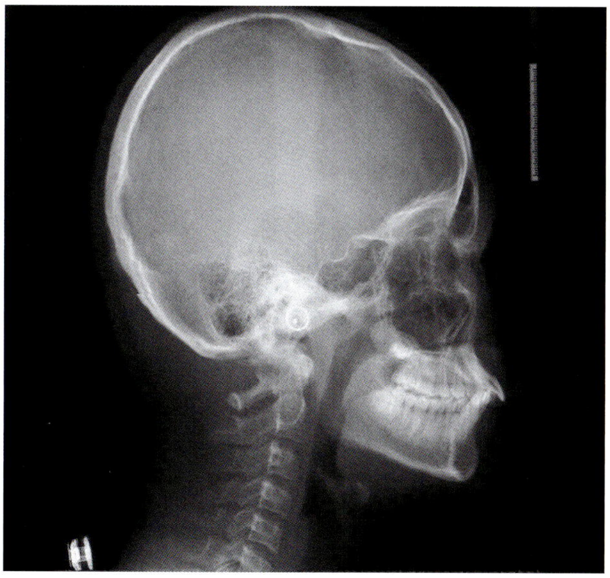

12. 侧位描记图

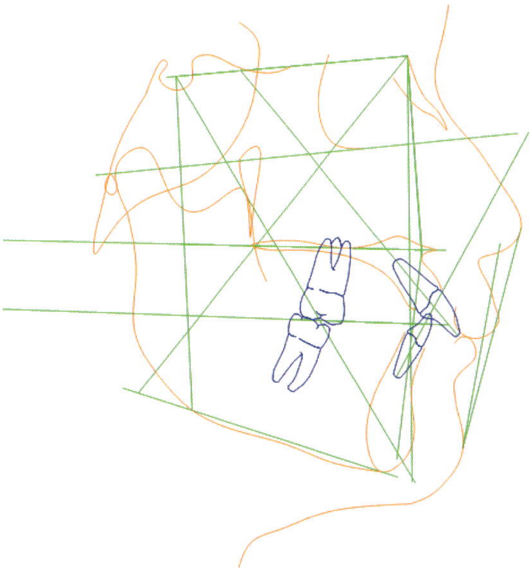

图4–1（续）

13. 常用头影测量数据

[redacted]n, ID: [redacted]14
Female Chinese, b[redacted]4 (age 42)

Timepoint: T0
Image: Right X-Ray
Analysis: CRANIOFACIAL ORTHO
Dev Norm: Standard Polygon/Wiggle-gram
Hide Values
Use Same Color
Close
Print

Group/Measurement	Value	Norm	Std Dev	Dev Norm
Maxilla to Cranium				
SNA	80.7	82.8	4.1	-0.5
Maxillary Depth (FH-NA)	90.8	91.0	7.5	-0.0
Mandible to Cranium				
SNB	73.8	80.1	3.9	-1.6 *
Facial Angle (FH-NPo)	83.7	85.4	3.7	-0.5
Convexity (NA-APo)	16.2	6.0	4.4	2.3 **
MP-FH (FMA)	34.6	27.3	6.1	1.2 *
MP-SN	42.8	30.4	5.6	2.2 **
Co-Go (mm)	81.8	59.0	3.2	7.1 ******
S Vert - Co (mm)	14.9	20.2	2.6	-2.0 **
Anterior Cranial Base (SN) (mm)	90.5	71.0	3.0	6.5 ******
SN/GoMe (%)	97.5	100.0	10.0	-0.2
Y-Axis (SGn-SN)	76.9	64.0	2.3	5.6 *****
Pog - NB (mm)	-0.5	4.0	2.0	-2.3 **
Mandible to Maxilla				
ANB	6.9	2.7	2.0	2.1 **
Wits Appraisal (mm)	4.2	0.0	2.0	2.1 **
Facial Height				
LFH/TFH (ANS-Me:N-Me) (%)	51.3	55.0	2.5	-1.5 *
Vertical Ratio (ALFH/PLFH)	1.5	1.5	0.0	-1.3 *
P-A Face Height (S-Go/N-Me) (%)	58.2	63.5	1.5	-3.5 ***
Dentoalveolar				
U1 - SN	99.5	105.7	6.3	-1.0 *
U1 - NA	15.7	22.8	5.2	-1.4 *
U1 - NA (mm)	1.4	5.1	2.4	-1.5 *
U1 - PP (UADH) (mm)	28.5	28.0	2.1	0.2
U6 - PP (UPDH) (mm)	22.6	22.0	3.0	0.2
IMPA (L1-MP)	112.2	96.7	6.4	2.4 **
L1 - MP (LADH) (mm)	46.4	42.0	4.0	1.1 *
L1 - NB	48.1	30.3	5.8	3.1 ***
L1 - NB (mm)	11.6	6.7	2.1	2.3 **
Interincisal Angle (U1-L1)	105.3	124.0	8.2	-2.3 **
Overjet (mm)	6.0	2.0	1.0	4.0 ****
Overbite (mm)	1.5	3.0	2.0	-0.8
FMIA (L1-FH)	33.7	55.0	2.0	-10.6 ******
Occ Plane to FH	12.1	6.8	5.0	1.1 *
Soft Tissue				
Facial Convexity	27.4	12.0	2.0	7.7 ******
STissue N Vert (N Perp) to ST Pogonion (mm)	-11.4	0.0	2.0	-5.7 *****
Upper Lip Length (ULL) (mm)	22.8	20.0	2.0	1.4 *
Upper Lip to E-Plane (mm)	7.0	-1.4	0.9	9.3 ******
Lower Lip to E-Plane (mm)	10.7	0.6	0.9	11.3 ******
Sn to G Vert (mm)	4.5	6.0	3.0	-0.5
Pg' to G Vert (mm)	16.5	0.0	4.0	4.1 ****
Pog-N Perpendicular (mm)	-23.8	-1.0	3.0	-7.6 ******
STissue N Vert (N Perp) to Upper Lip (mm)	14.4	1.6	1.0	12.8 ******
UAFH/LAFH Ratio (N-ANS/ANS-Me) (%)	80.2	80.0	7.0	0.0
Mandibular Body Length (Go-Gn)(mm)	70.4	75.2	4.4	-1.1 *

14. 相机与微距镜头

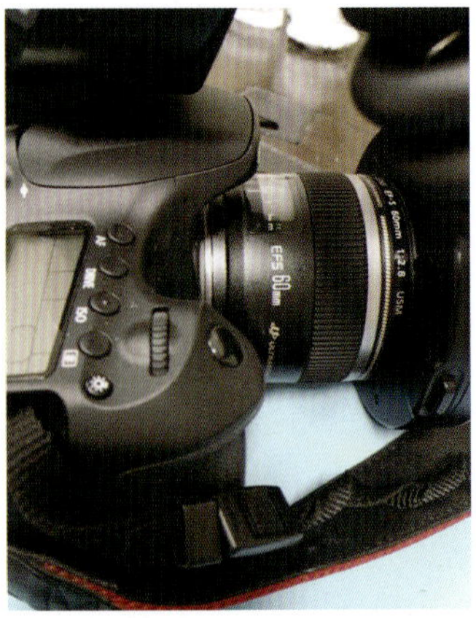

15. 环形闪光灯

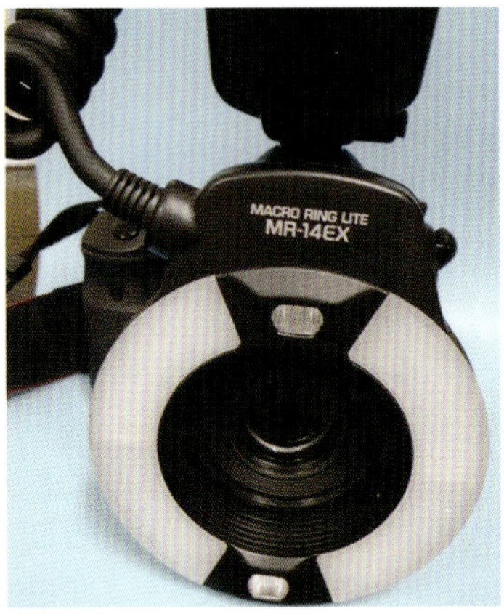

16. 锥形束计算机断层扫描（CBCT）

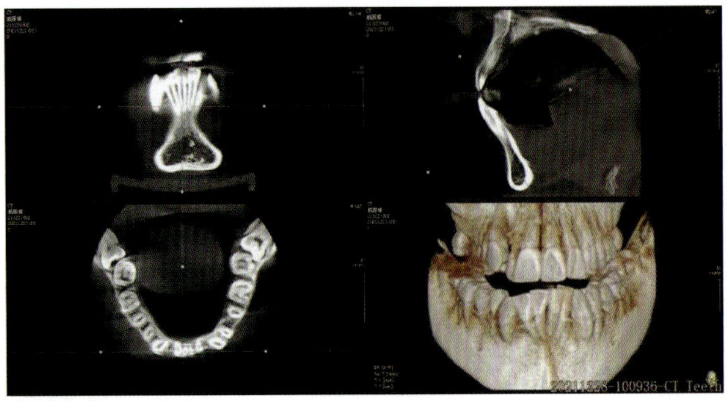

图4-1（续）

来判断儿童生长发育的状况，避免加拍手腕部X线片，并可减少患者的经济负担。

5. 头颅侧位片：X线头影测量是分析研究颅面生长发育和分析错𬌗机制的重要手段，正确定位和测量标志点是获得可靠测量结果的关键所在，代表上下颌骨及上下前牙间关系的测量项目是非常重要的。

6. 锥形束计算机断层扫描（CBCT）：确定牙齿位置、与邻牙关系、牙根形态位置、牙槽骨厚度、测量距离与角度等。

三、特殊检查

（一）牙齿

1. 𬌗的发育阶段：乳牙期、替牙期（混合牙列期）、恒牙期（图4-2）。

2. 牙齿错位情况及彼此间的关系：个别牙唇（颊）向错位、牙列拥挤、反𬌗、锁𬌗等（图3-6）。

3. 牙齿的数量、形态、大小有无异常（图4-3）。

4. 乳牙、恒牙萌出及替换有无异常。

5. 龋齿、牙周病及口腔卫生情况（图4-4）。

（二）牙弓

牙弓是牙冠大小及唇、舌、颊肌力量、牙齿倾斜度总和的反映，牙齿排列所形成的弓形。检查时，首先看牙弓左右是否对称，上下牙弓的中线与面中线是否一致，如果中线不一致，应分析原因，上颌中线与面中线不一致多系切牙移位所致。下颌中线与面中线不一致，可能是下切牙移位，也可能

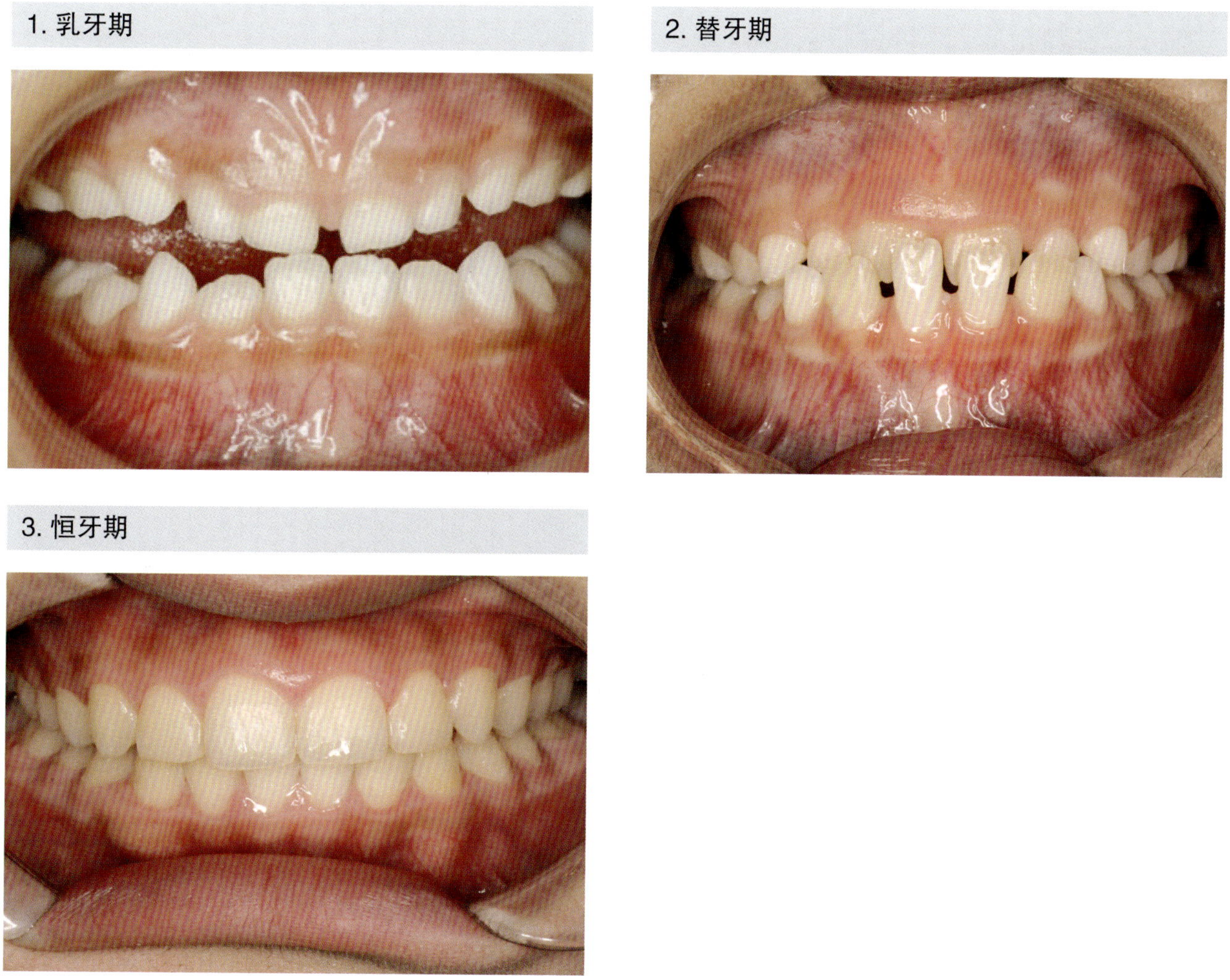

图4-2 𬌗的发育阶段

1. 多生牙

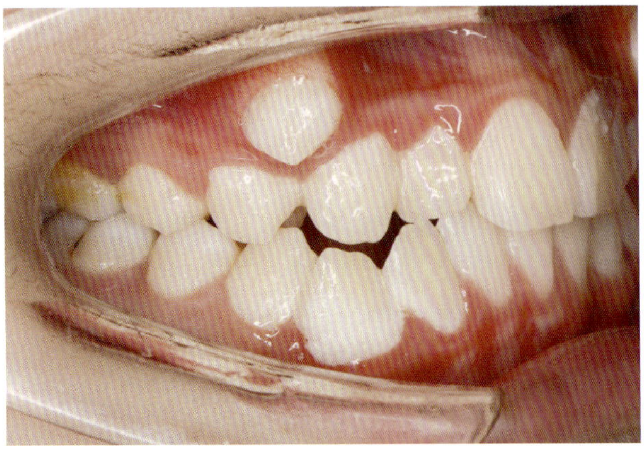

2. 缺失牙

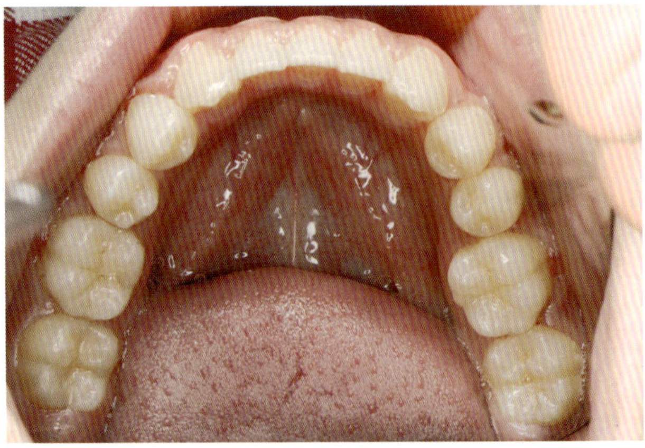

3. 锥形牙

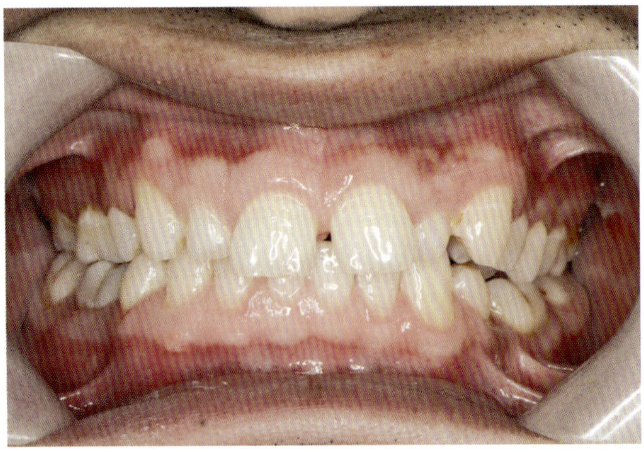

4. 牙釉质发育不良

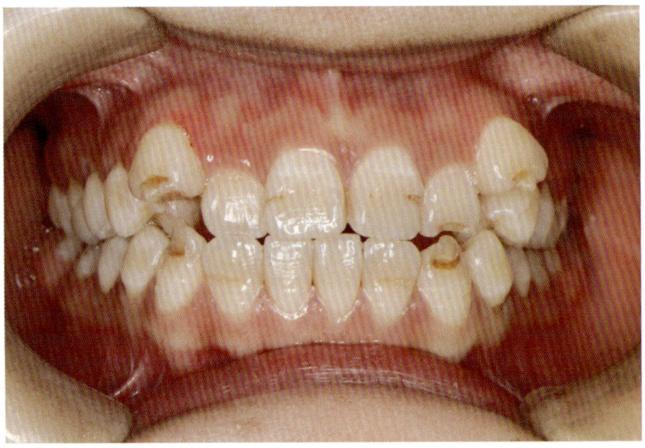

图4-3 牙齿数量、形态、大小异常

1. 龋病

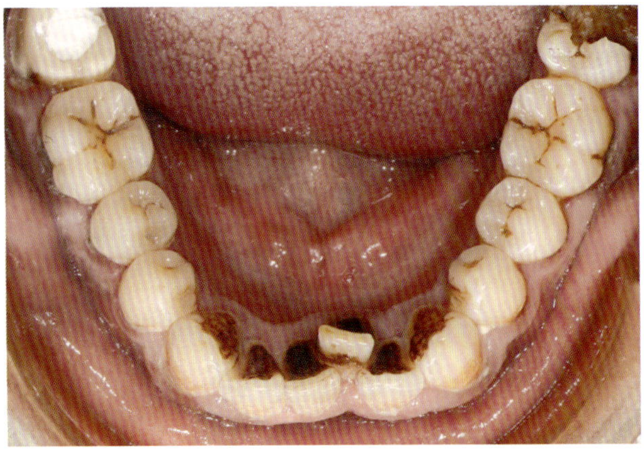

2. 牙周病

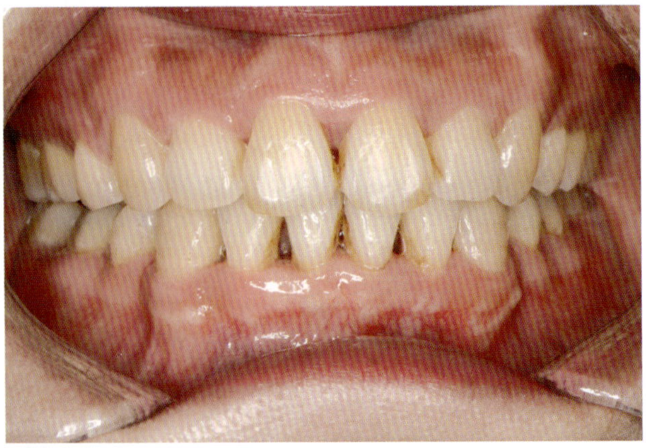

图4-4 龋齿、牙周病

是下颌偏斜。如果是下颌偏斜，需区别是下颌功能性偏斜还是偏颌畸形，检查下颌闭合时有无𬌗干扰存在即可鉴别上述两种偏斜。

（三）牙槽骨

牙槽骨是颌骨包围牙根的突起部分。在检查与分析模型时，首先应明确牙槽骨是丰满还是较薄；如果牙槽骨丰满，正畸牙齿移动就快，而较薄时，正畸牙齿移动较慢。牙槽骨随牙齿的萌出而生长，随恒牙的丧失而吸收，在正畸力的作用下发生改建。

（四）基骨

基骨相对恒定，它不因恒牙丧失、牙槽骨吸收及牙弓扩大等发生改变。此部分是不能由正畸治疗改变的。在模型上可直接判断出基骨的丰满程度。当上颌骨正常时，上颌窦前壁不显内凹，第一前磨牙根尖间基骨宽度与第一前磨牙颊尖间宽度一致。当上颌骨发育不足时，可见上颌窦前壁内凹，第一前磨牙区基骨明显缩窄，牙槽区比基骨更为突出。

（五）牙拥挤度（图4-5）

牙拥挤度是牙冠宽度的总和与牙弓现有弧度的长度之差。Ⅰ度：相差2~4mm；Ⅱ度：相差5~8mm；Ⅲ度：相差8mm以上。

1. 牙冠宽度的测量：用分规或游标卡尺测量每个牙冠的最大径。

2. 牙弓应有长度：即牙弓内各牙齿牙冠宽度的总和；可用分规或游标卡尺逐一测量第一磨牙之前牙弓内每个牙冠的最大径。

3. 现有牙弓长度：即牙弓整体弧形的长度。

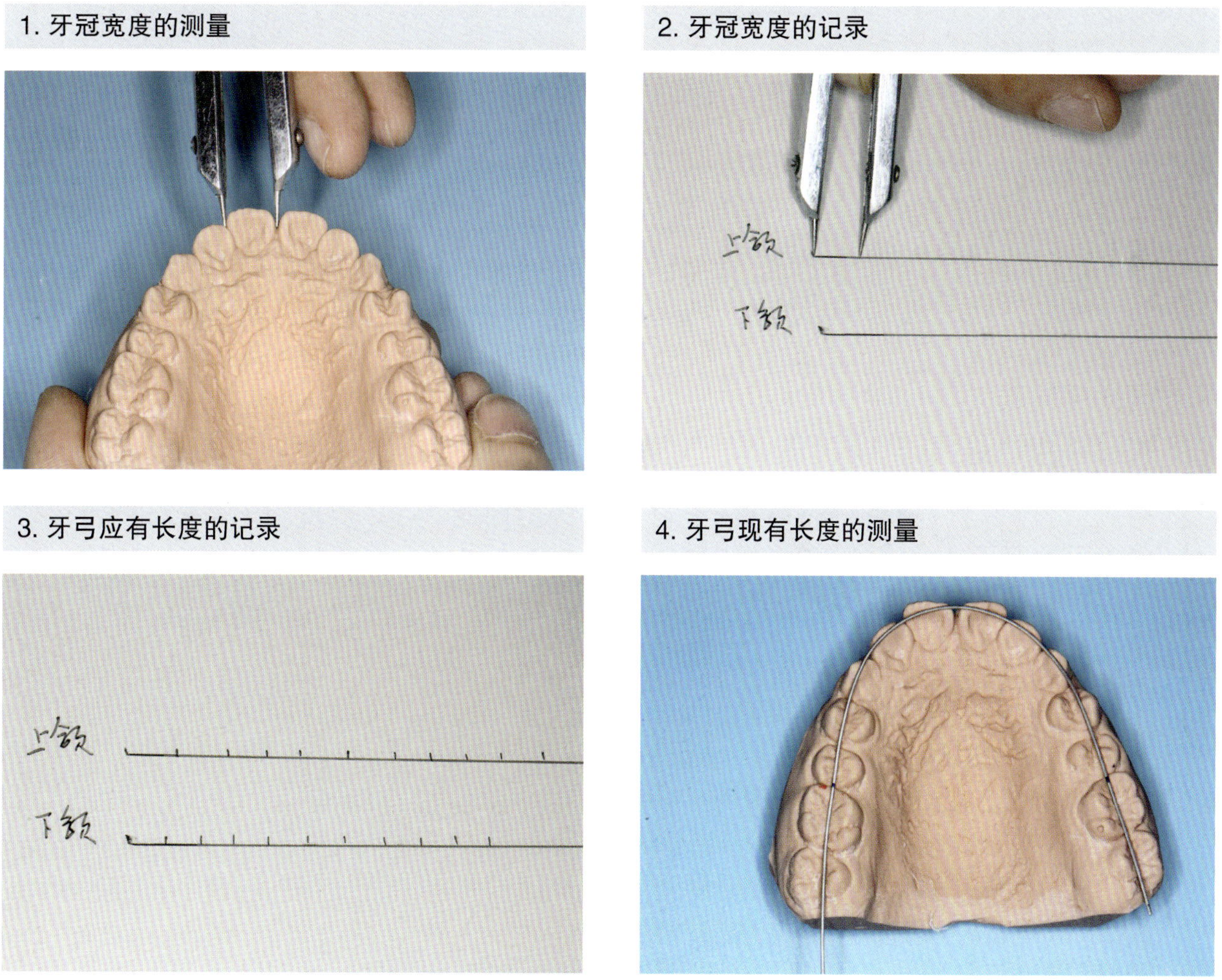

图4-5 牙弓应有长度及现有长度的测量

5. 牙弓现有长度的记录

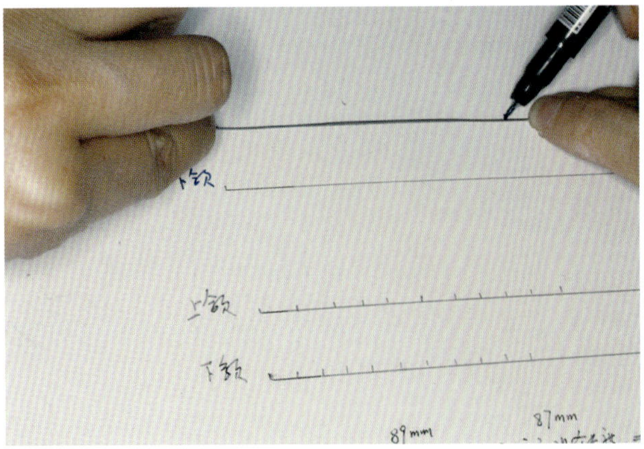

6. 拥挤度的计算

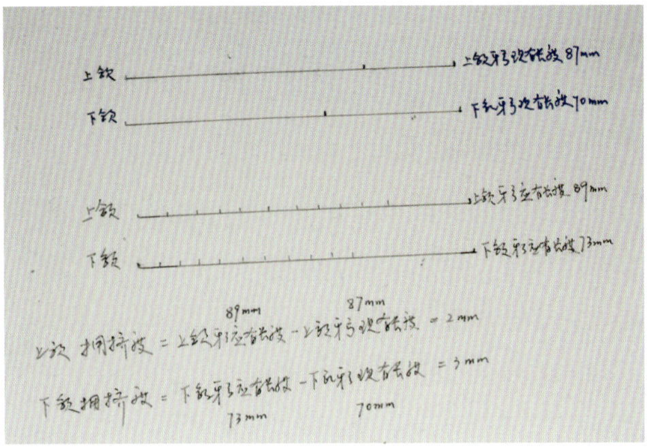

图4–5（续）

应用直径0.5mm的黄铜丝弯成理想牙弓形态，分别从上下第一恒磨牙近中接触点开始，沿牙接触点及前牙切缘，达到对侧的第一恒磨牙近中接触点止。测量完毕后，将其铜丝捋直后测量其长度值，即为现有牙弓长度。

（六）牙弓长度的测量

由中切牙近中接触点到左右第二恒磨牙远中接触点间连线的垂直距离即为牙弓总长度。此长度可被两侧尖牙连线和两侧第一磨牙近中接触点连线分为三段，分别为牙弓前段长度、牙弓中段长度、牙弓后段长度（图4–6）。

A前段长度；B中段长度；C后段长度；D全牙弓长度

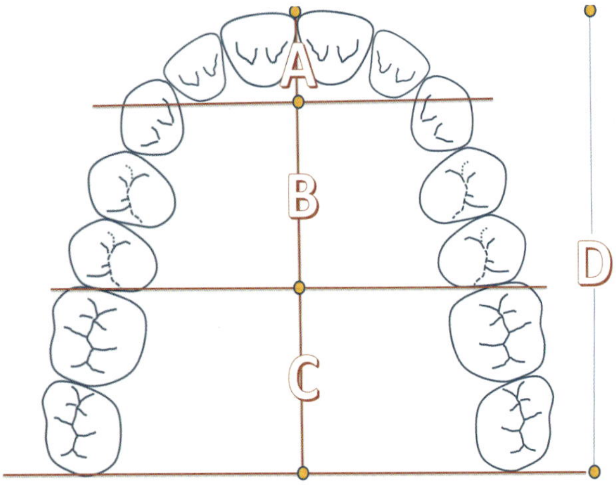

图4–6　牙弓长度测量

（七）牙弓宽度的测量

一般分三段测量。前段为双侧尖牙牙尖间宽度，中段为双侧第一前磨牙中央窝间宽度，后段为左右第一磨牙中央窝间的宽度（图4–7）。

（八）殆曲线曲度

1. Spee曲线：从侧方观察，下切牙的切嵴几乎在同一平面上，自尖牙的牙尖向后经前磨牙的颊尖到第一磨牙的远中颊尖逐渐降低，再向后经过第二磨牙、第三磨牙颊尖又行上升。连接这些牙齿的切嵴与颊尖构成一条连续的凹向上的纵殆曲线，称Spee曲线。

A前段宽度；B中段宽度；C后段宽度

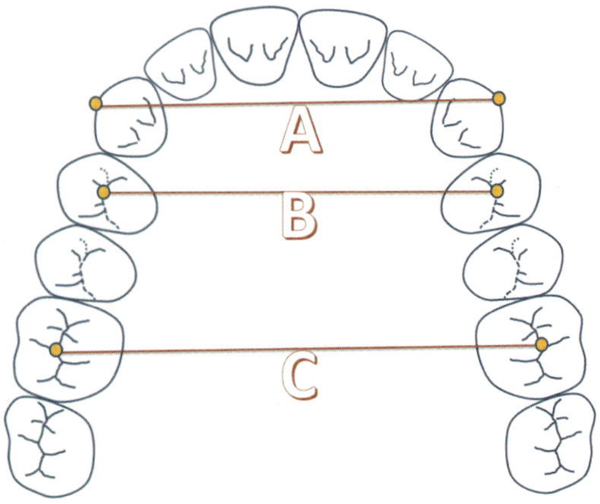

图4–7　牙弓宽度测量

2. Spee曲线的测量：将直尺放置在下切牙切端与最后一个下磨牙的牙尖上，测量牙弓殆面最低点至直尺的距离，分别测量左侧和右侧，两侧的平均值加0.5mm即为整平牙弓所需的间隙（图4-8）。

（九）Bolton指数

错殆畸形的病例中，常出现由于牙冠宽度的不调，导致不能达到良好殆关系的情况。Bolton指数是指下颌牙近远中宽度之和占上颌牙近远中宽度之和的比例关系。

（十）排牙试验

在正畸诊断和预测疗效时，要依靠模型进行排牙。排牙试验是将矫治前错殆畸形石膏模型的牙齿及相应的牙槽嵴锯下来，经过恰当地修整再将石膏牙齿按照预想的要求重新排列在牙弓上。它能够模拟出牙弓与根尖区之间的理想比例及咬合情况等，从而直观预测牙齿移动量、移动方向和拔牙剩余间隙量等数据，为诊断及治疗方案的制订指出正确方向。

（十一）X线头影测量与分析

头影测量技术是迄今为止最重要和最有价值的测量方法。它是美国的Broadbent和德国的Hofrath于1931年首次引入正畸学领域的测量技术。现在，它已成为口腔正畸、正颌外科及口腔修复等专业临床诊断、治疗设计及研究工作的一个重要技术手段。该技术主要用于以下几个方面：

1. 对颜面生长及颅颌骨骼生长的研究。
2. 男女生长发育差异的研究。
3. 生长方向变化的研究。
4. 颅面畸形异常分析。
5. 预测颅面生长发育。
6. 正颌外科的诊断和矫正设计。
7. 矫治诊断、预后对比的研究。

四、诊断与矫治计划

1. 根据收集的病史资料与临床检查资料，分析形成错殆畸形的因素和机制。

2. 根据错殆畸形临床表现，结合畸形形成的因素和机制，明确牙殆畸形的类型。

3. 拟订出矫治计划并推测预后。

1. Spee曲线

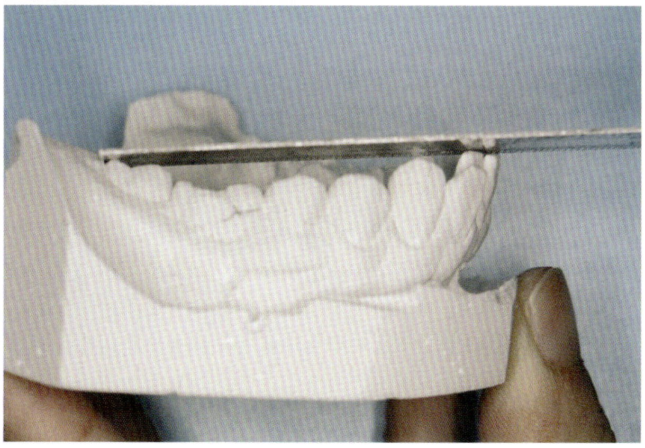

2. Spee曲线测量

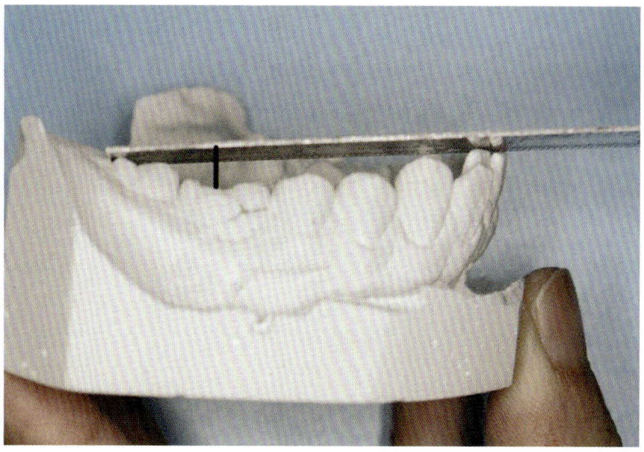

图4-8　Spee曲线

五、口腔正畸工作流程图

（一）固定矫治器制作流程图（图4-9）

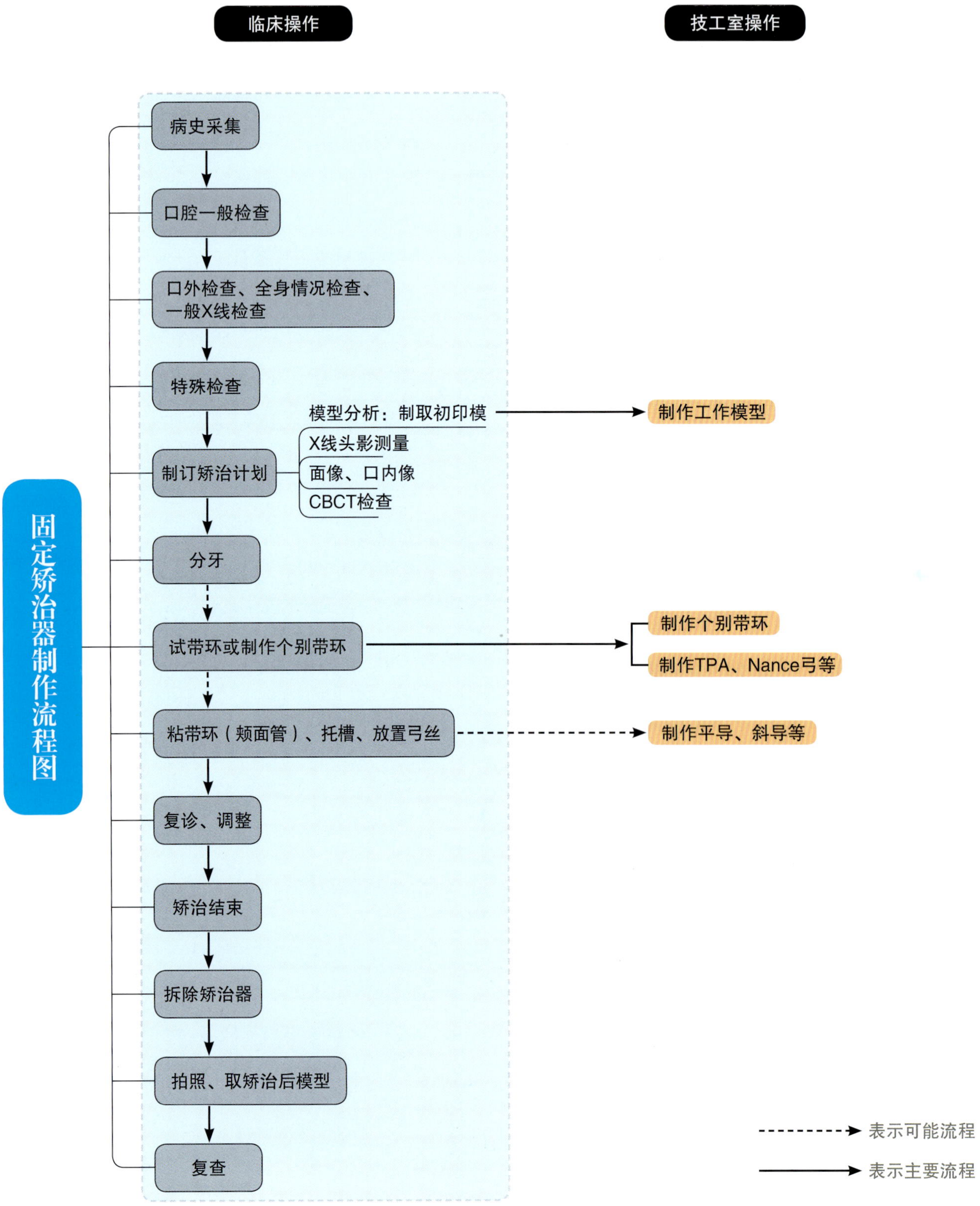

图4-9

（二）机械性活动矫治器制作流程图（图4-10）

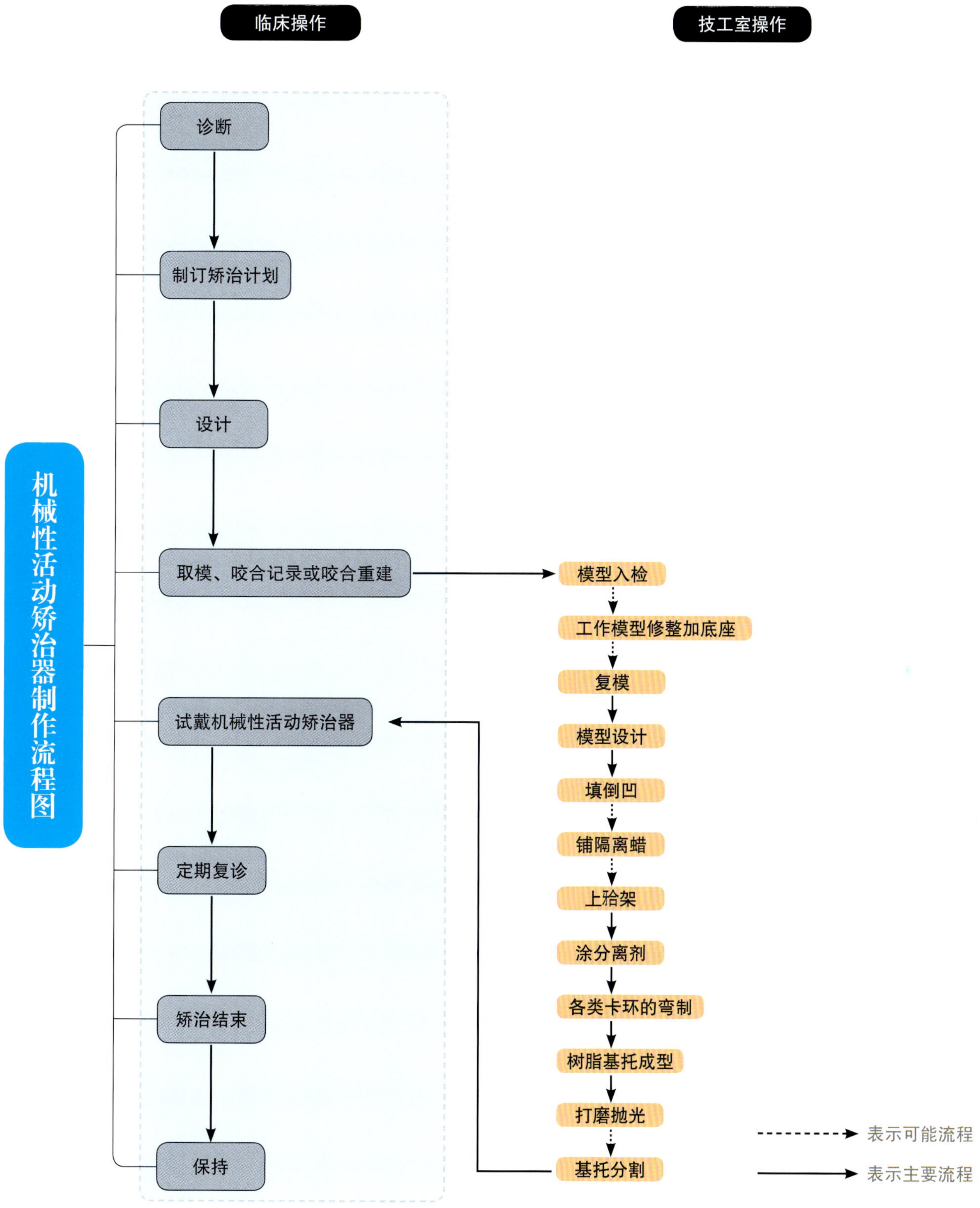

图4-10

（三）功能性矫治器制作流程图（图4-11）

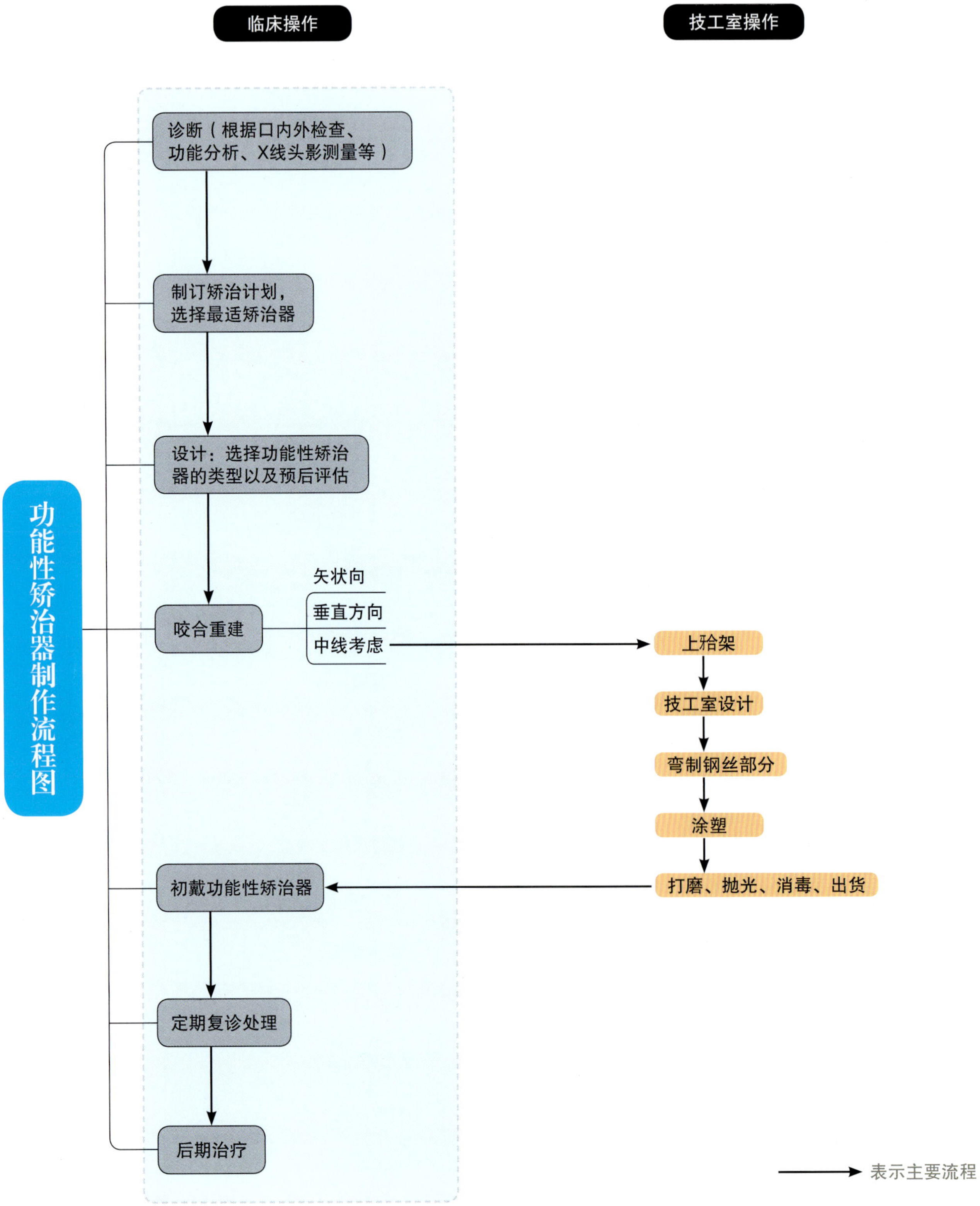

图4-11

第5章

口腔正畸常见工艺技术与工艺流程

口腔正畸工艺技术的工作内容有：印模、工作模型入检；工作模型修整加底座；复模；模型设计；画观测线填倒凹；铺蜡技术；上𬌗架；涂分离剂技术；卡环弯制技术；个别带环制作技术；树脂基托成型技术；焊接技术；熔模技术；打磨抛光技术；正（负）压压膜成型技术；基托分割技术等。

一、印模、工作模型入检

工作模型是用来制作各种活动矫治器、保持器及腭杆等装置的模型，模型的精确与否是正畸口腔工艺制作成败的关键一环。若模型不准确，就需要临床医生重新制取印模，进而导致时间和材料的浪费，延长患者就诊时间。因此，对于工作模型，要求其牙冠形态及牙槽嵴形态应清晰、完整、无缺损、无气泡。上颌模型应包括上颌结节和翼上颌切迹，下颌应包括磨牙后垫。模型的边缘应整齐光滑，能够准确反映唇、颊沟、系带等软组织形态。

（一）检查印模

送加工中心的印模通常是硅橡胶印模材料，在灌注模型前，必须对印模仔细检查。

1. 印模应完整、表面印迹清晰、伸展范围适当，特别注意印模与托盘有无分离现象。

2. 主要区域有无气泡、撕裂。

3. 记存模型、前庭盾和FR（Function Regulator）系列矫治器的印模要求（图5-1）：覆盖其口腔组织的全貌，尤其应包括黏膜折襞区以及显露出肌功能修整的痕迹。FR系列矫治器的印模还要求临床医生清晰地表达出前庭沟需要掘深的部位和深度，便于技师辨认和操作。

4. 印模的覆盖组织范围与设计要求相符。

5. 印模内的附件不能移位或遗失。

1. 上颌（错误）

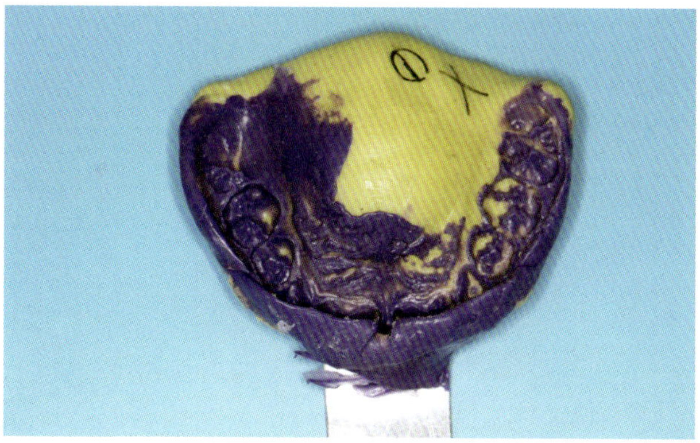

2. 下颌（错误）

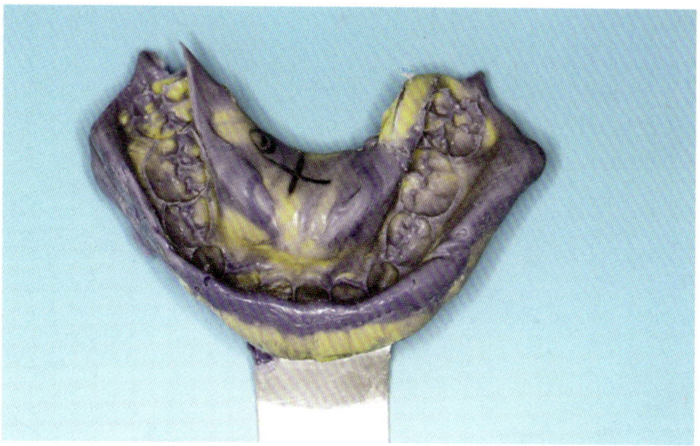

图5-1　记存模型、前庭盾和FR系列矫治器的印模要求

3. 上颌（正确）

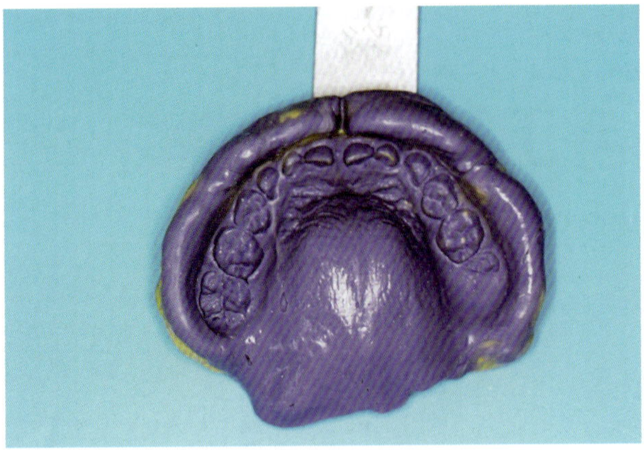

4. 下颌（正确）

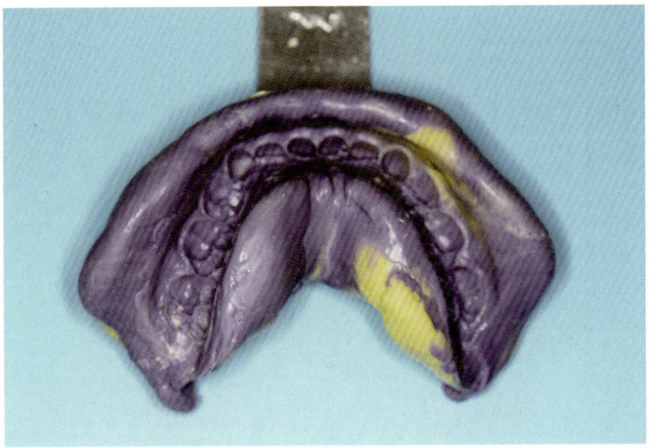

图5-1（续）

（二）印模消毒

由于口腔印模直接接触患者唾液和血液，若不进行消毒处理，立即灌注模型，易造成医源性交叉感染。传统的用流水冲洗方法只能去掉大部分有机残渣和污渍，并不能去除印模表面的微生物，所以必须结合其他消毒方法达到彻底消毒的目的。

印模消毒程序如下：

1. 将印模置于流水冲洗干净，尽量清除印模表面的唾液、血液以及碎屑，甩干水分。

2. 将甩干水分的印模置于2%戊二醛或0.5%的次氯酸钠中浸泡10分钟，再用流水冲洗，擦干水后灌注模型；也可以采取碘伏喷雾和0.5%的次氯酸钠溶液喷雾。

3. 送加工中心的印模通常为合成橡胶类印模材料，化学稳定性好，从印模消毒的角度看，高温煮沸、长时间浸泡都不会发生明显的变形。

（三）印模修整

1. 上颌印模腭后部，如果太长容易导致灌注后的石膏模型变形，必须去除印模腭后部过长部分。

2. 印模与托盘轻微分离，如不影响矫治器制作或诊断分析，只需用蜡进行固定。

3. 工作印模上的小气泡可用蜡进行修补。

（四）模型灌注

放入少量调拌均匀的人造石，从印模的最高点开始灌注，将印模置于振荡器上振动，若无振荡器，则手持托盘柄，在橡皮碗上轻轻敲击进行振动。边振动边灌注，自高处流向四周，以减少气泡形成，也可采用自一侧向另一侧灌注的方法。

（五）工作模型要求

1. 能反映口腔软、硬组织的精细解剖结构，尺寸稳定精确度高，表面清晰无缺陷。

2. 模型的范围大小需符合矫治器制作的要求。

3. 有一定的形状和厚度，模型基底面与殆平面大体平行，侧壁与基底面垂直，最薄处≤10mm，边缘宽度3~5mm。

4. 模型表面硬度高，能耐受矫治器制作过程中的磨损且抗压强度大。

5. 模型表面光滑，容易脱模。

6. 在无咬合记录的情况下上下颌模型存在咬合接触。

7. 工作模型需要准确的蜡咬合记录。

8. 前庭盾和FR系列矫治器的工作模型还要求清晰反映前庭沟的形态、深度和肌功能修整的痕迹（图5-2）。

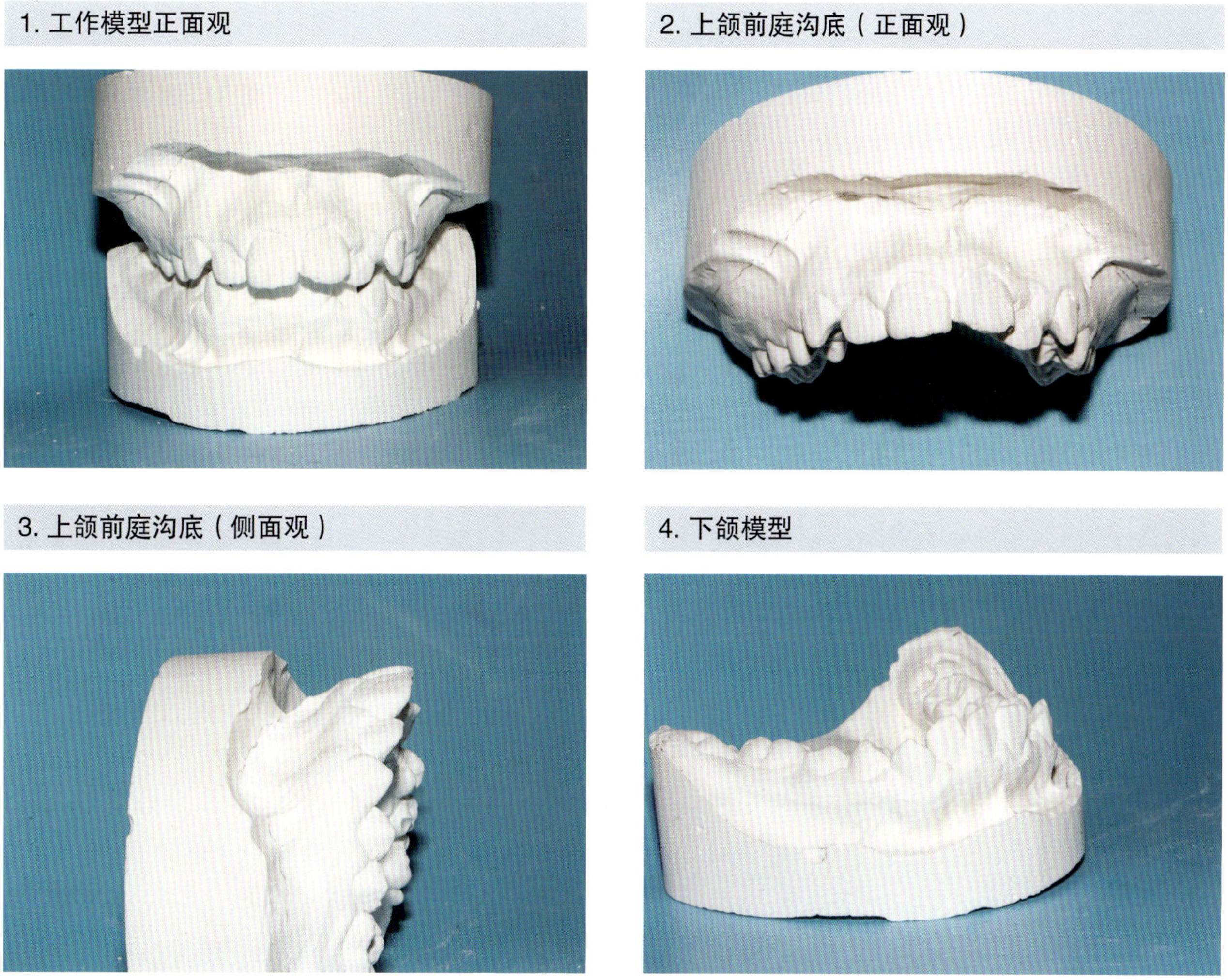

图5-2 记存模型、前庭盾和FR系列矫治器的模型要求

（六）脱模

一般普通熟石膏在灌模后1小时，硬质石膏和超硬石膏在灌模后5小时分离模型。先用工作刀修去托盘四周的石膏，使托盘和印模边缘分离，然后一手拿住模型底座，一手持托盘，顺着牙体长轴方向将印模松动，取下模型。

（七）模型的消毒

模型消毒的方法包括浸泡法、喷雾法、熏蒸法、微波、紫外线消毒法、臭氧消毒法和模型材料添加消毒剂的方法。使用消毒剂喷雾或浸泡石膏模型进行消毒是目前应用较为广泛的方法。美国牙科协会建议石膏模型采用消毒剂喷雾到足够湿度，或者用1：10的次氯酸钠溶液或碘伏浸泡的方法。常规流程是流水冲洗、浸泡/喷雾、流水冲洗。但是，不论喷雾还是浸泡法都有一些缺陷。现在不少的义齿加工厂在实际操作中，为了达到更好的消毒效果却又不影响模型精度，采取几种方法联合应用的办法：定制专用的消毒柜，在臭氧环境下进行紫外线照射，消毒效果好，又可根据需要选择消毒时间，但要注意操作安全，严格按照标准的操作规程进行操作。

二、工作模型修整加底座

对于工作模型基底面不平整、小于10mm厚度的，通常需要对工作模型修整加石膏底座。

（一）加普通石膏底座

如图5–3所示。

1. 稍修整边缘底座，与橡胶底座大小合适

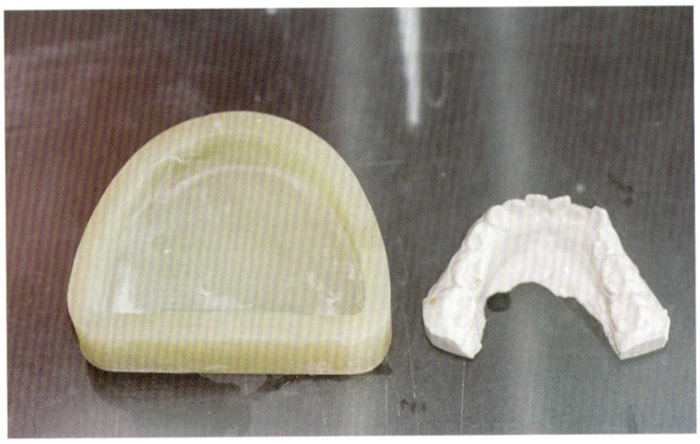

2. 调拌硬质石膏加入模型橡胶底座内，模型稍浸水后放入

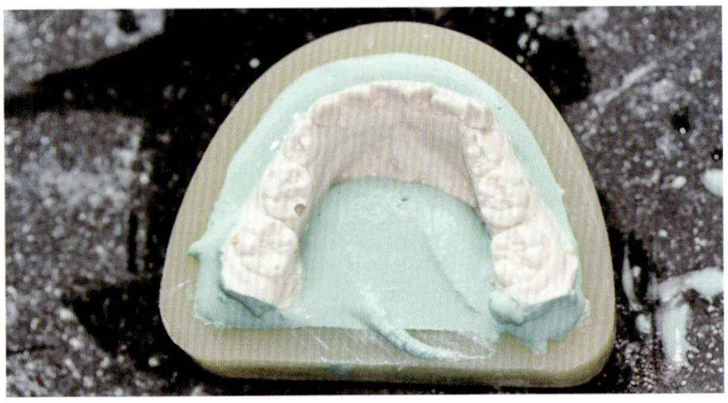

3. 用手指或毛笔修整多余硬质石膏

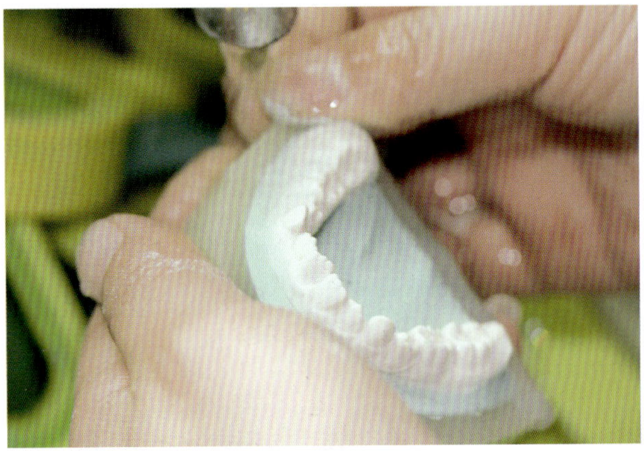

图5–3　加普通石膏底座

（二）加金属垫片底座

需要上𬌗架的模型可以加有金属垫片的底座，方便操作（图5–4）。

1. 临床工作模型

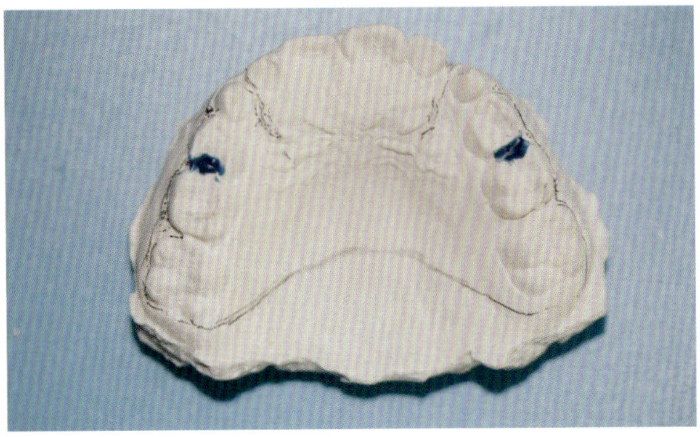

2. 修整工作模型不平整或过厚的模型底面

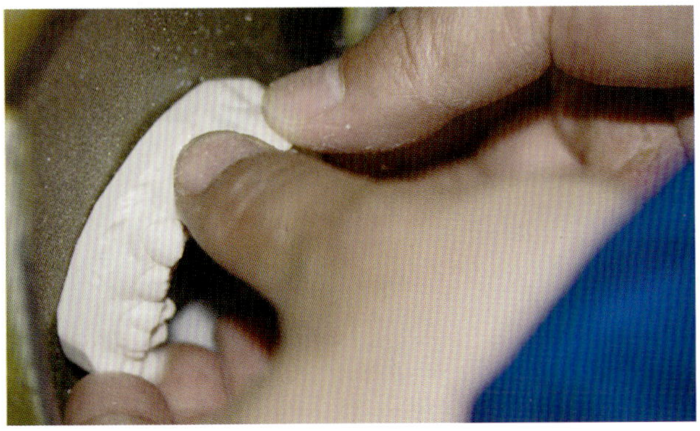

图5–4　加金属垫片底座

3. 修整工作模型侧边，与成品橡胶底座合适

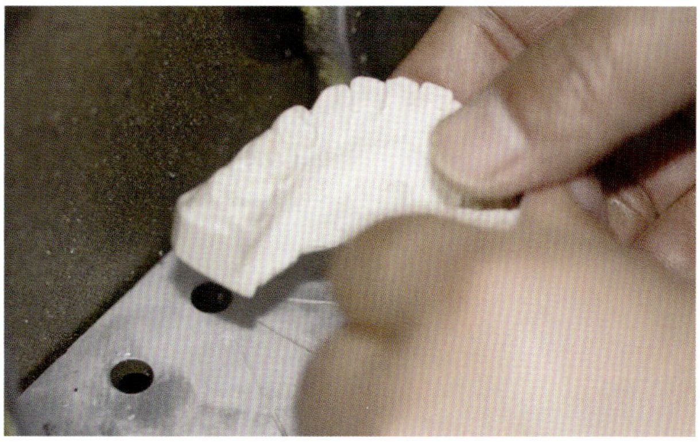

4. 修整好的工作模型与成品底座盒

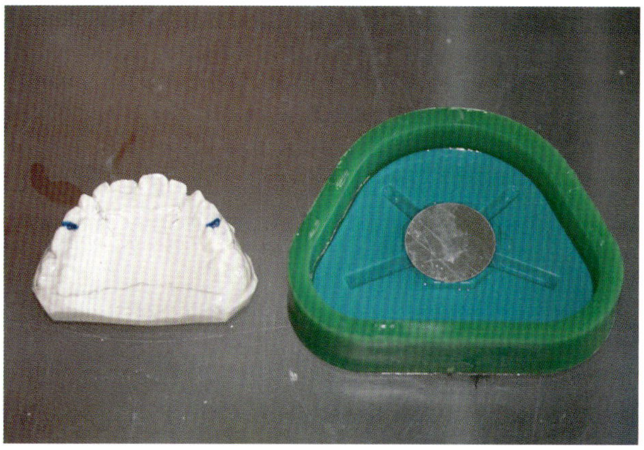

5. 调拌硬质石膏放入成品底座盒内，轻轻振动排出气泡

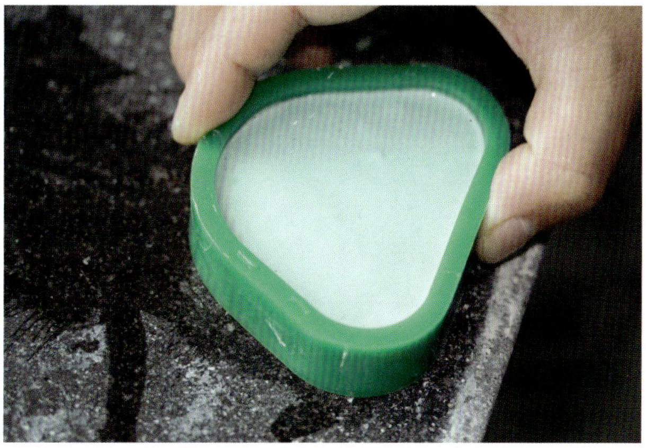

6. 放入工作模型

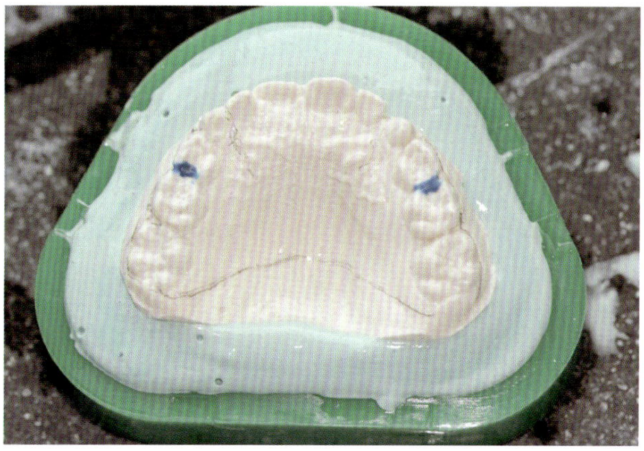

7. 从底座中取出，完成后的工作模型

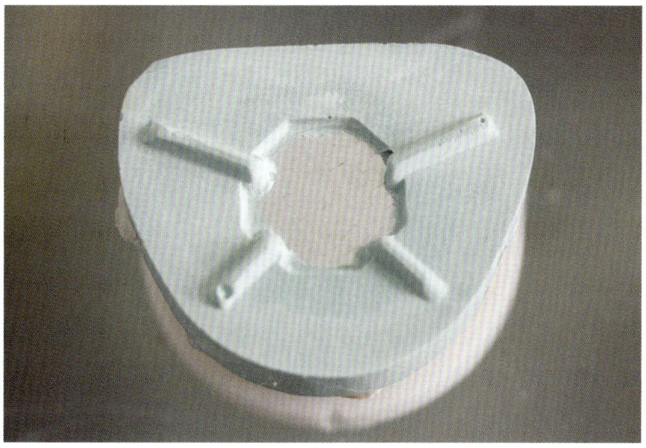

图5-4（续）

（三）加带金属垫片的塑料底座

如图5-5所示。

1. 带金属垫片的塑料底座

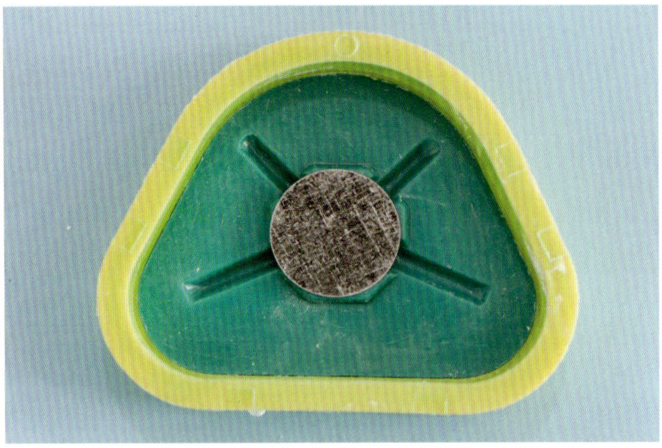

2. 完成好的加带金属垫片的塑料底座（𬌗面观）

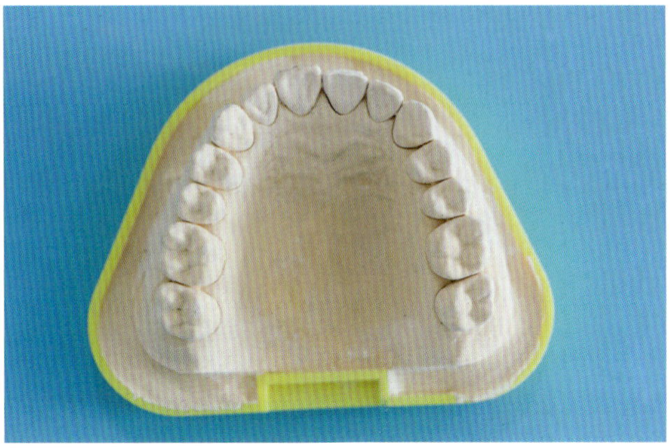

3. 完成好的加带金属垫片的塑料底座（背面观）

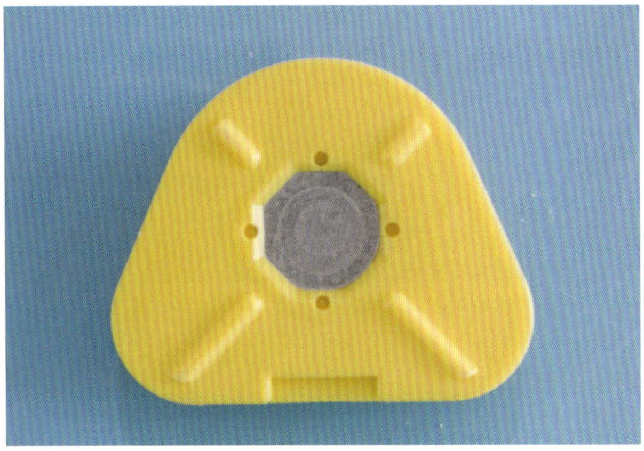

图5-5 加带金属垫片的塑料底座

三、复模

为了防止在制作过程中模型被破坏，如高温焊接附件、牙排列试验时需用的排牙模型以及外科正畸手术前的工作模型，均需要对工作模型复制。

（一）藻酸盐复模

藻酸盐复模常用于一般模型的复制，复制前工作模型需要浸水，并选择合适的托盘（图5-6）。

藻酸盐复模

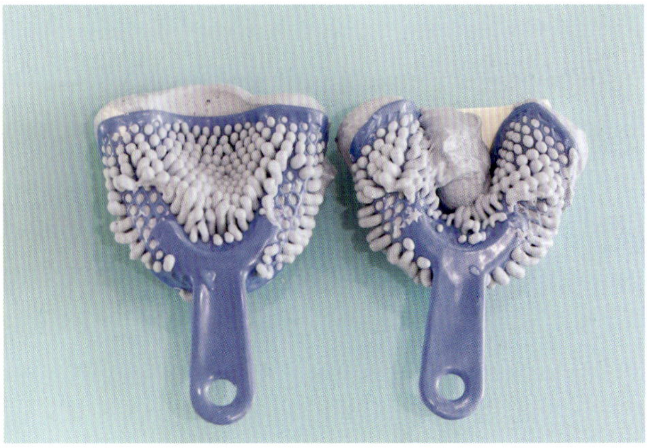

图5-6 藻酸盐复模

（二）琼脂复模、灌注耐高温磷酸盐材料

如图5-7所示。

1. 工作模型填倒凹

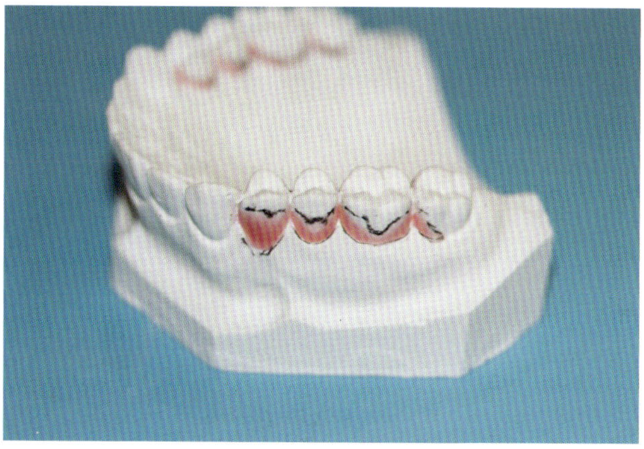

2. 工作模型放入琼脂复模盒中

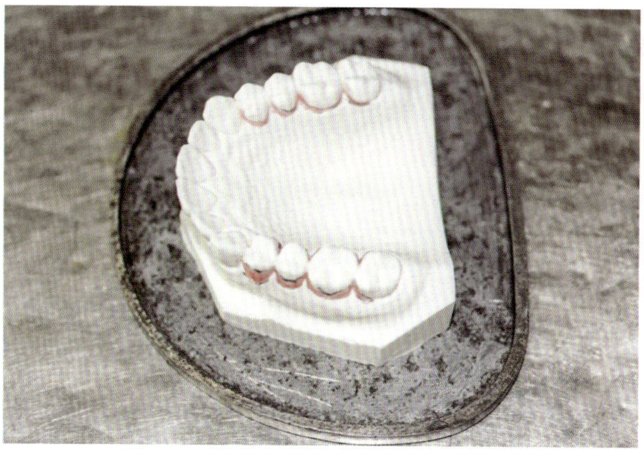

3. 盖上盖

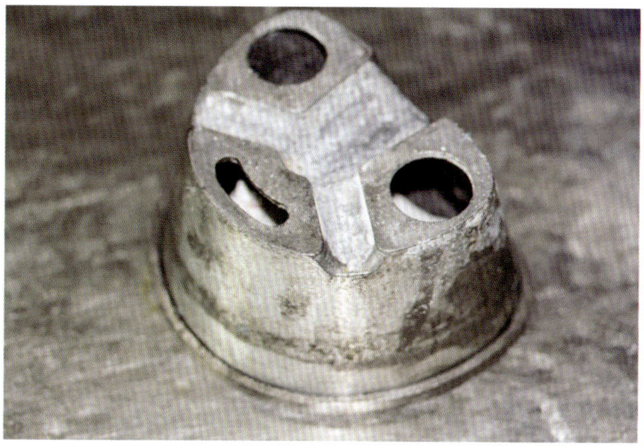

4. 注入加热后的琼脂

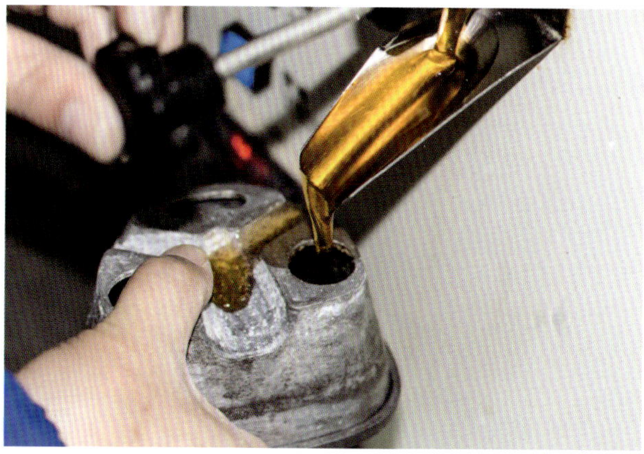

5. 打开底座

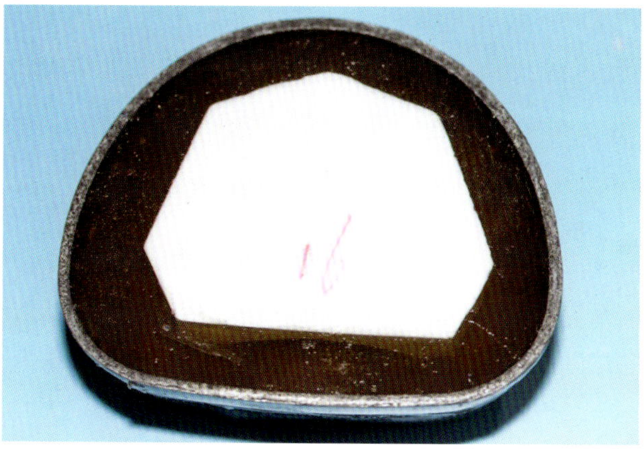

6. 取出原工作模型

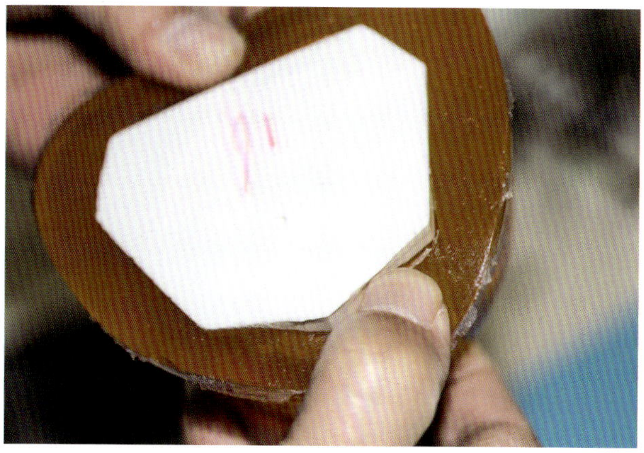

图5-7 琼脂复模、灌注耐高温磷酸盐材料

7. 琼脂印模形成

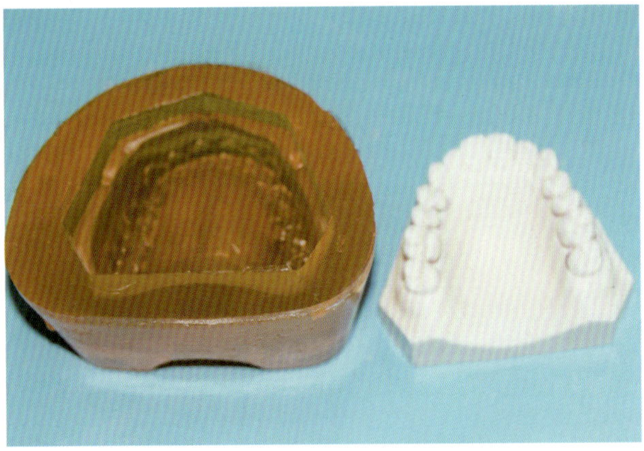

8. 按比例调拌耐高温磷酸盐包埋材料

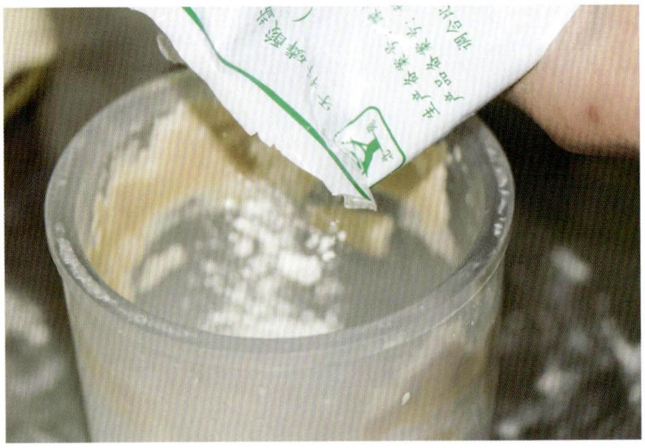

9. 真空搅拌耐高温磷酸盐包埋材料

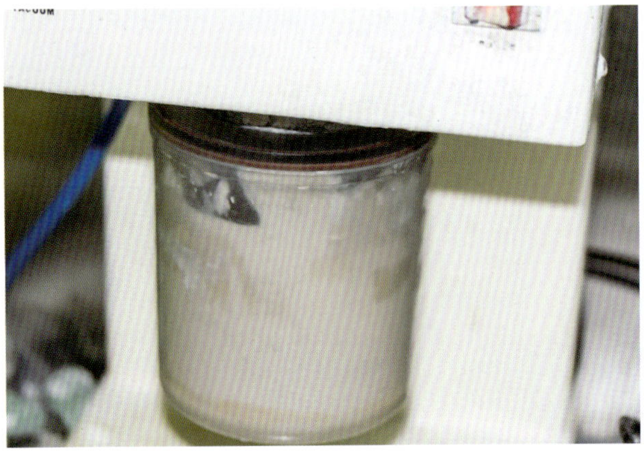

10. 向琼脂印模内注入耐高温磷酸盐包埋材料

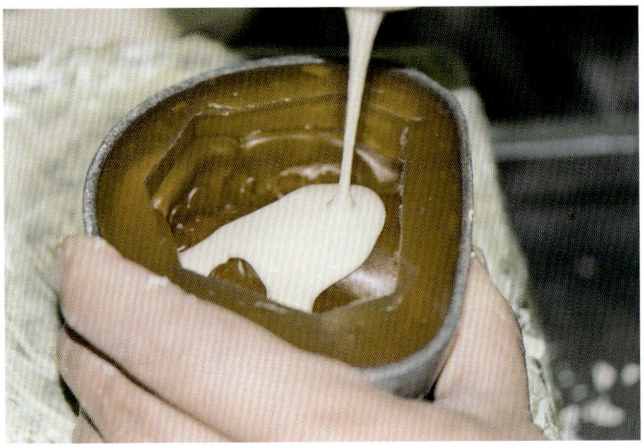

11. 完成耐高温磷酸盐模型材料的复制

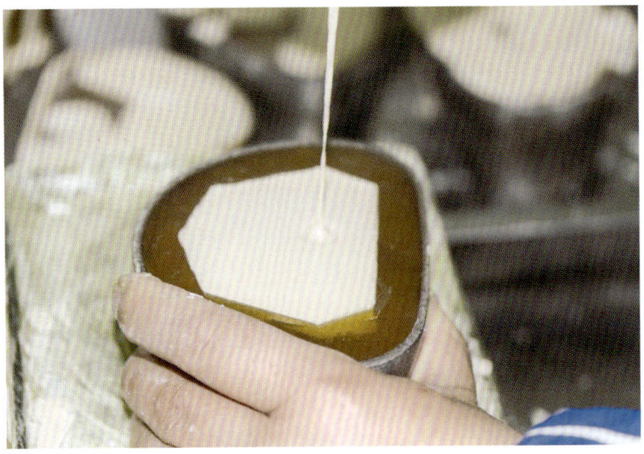

图5-7（续）

1. 翻制琼脂印模

（1）将要复制的人造石工作模型准备好，放入35℃石膏饱和溶液的温水中浸透（20~30分钟）后取出备用。

（2）将琼脂复制印模材料切碎，放入锅内隔水加热使其溶化，并搅拌均匀。

（3）将欲复制的人造石模型置于专用的复制模型盒中央（一般煮牙盒也可），将溶化均匀的琼脂印模材料冷却至52~55℃时慢慢注入型盒中。

（4）待琼脂印模材料完全冷却凝固后，取出人造石工作模型，即完成印模翻制。

2. 灌注耐高温磷酸盐模型材料

（1）按水粉比例为13mL：100g调拌好磷酸盐材料。

（2）将调拌好的磷酸盐材料灌注于复制型盒之琼脂印模内，同时注意振荡排气，直至注满阴模。

（3）灌注好的模型放置约1小时后，待磷酸盐复模材料完全凝固，分段切开琼脂印模，取出复制好的模型。

（三）硅橡胶复模

如图5-8所示。

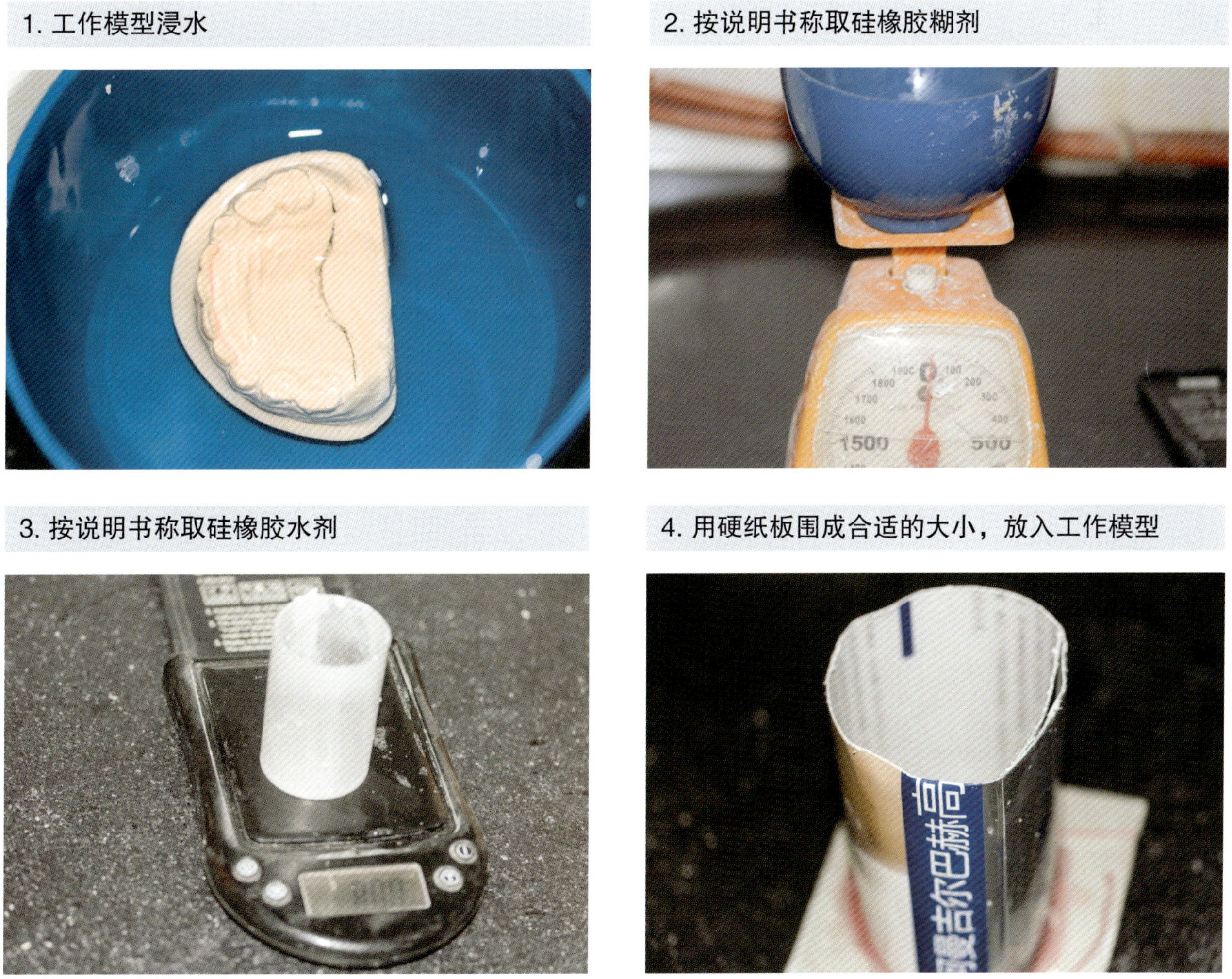
1. 工作模型浸水
2. 按说明书称取硅橡胶糊剂
3. 按说明书称取硅橡胶水剂
4. 用硬纸板围成合适的大小，放入工作模型

图5-8　硅橡胶复模

5. 调拌硅橡胶

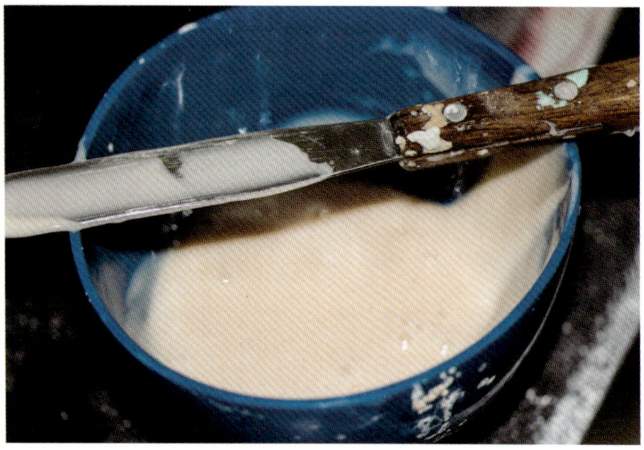

6. 注入硅橡胶

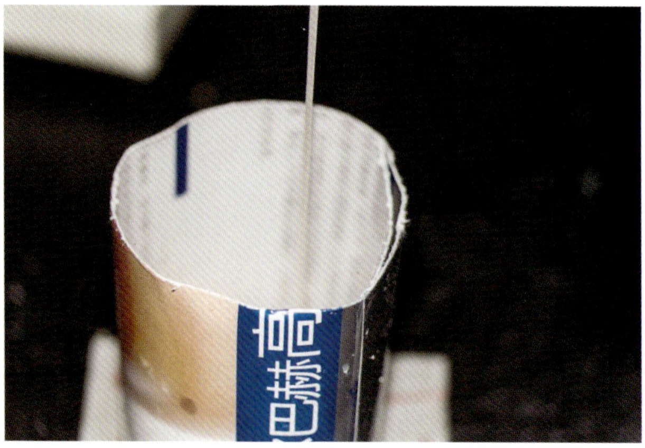

7. 形成硅橡胶印模

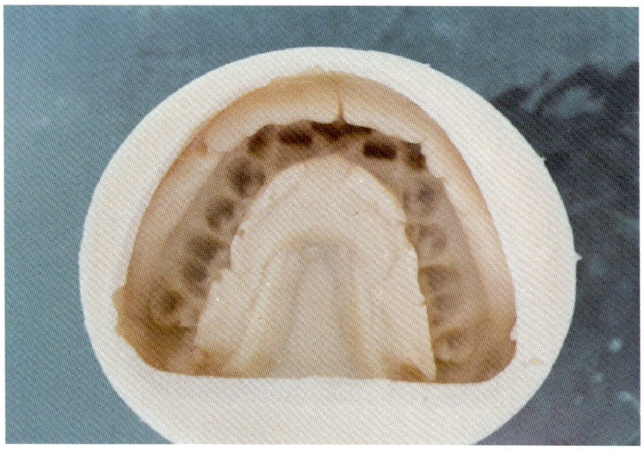

8. 注入超硬石膏

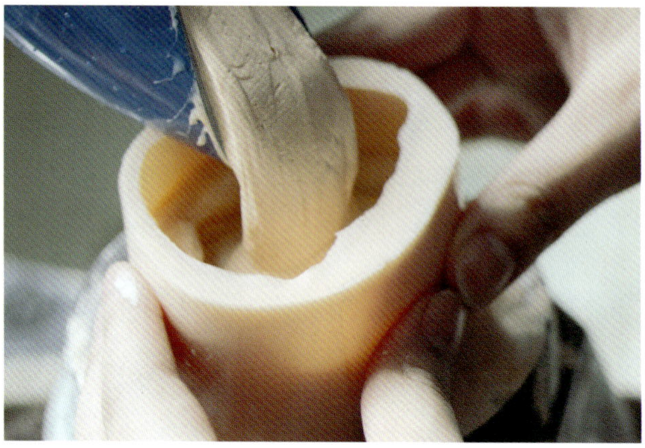

9. 完成复模

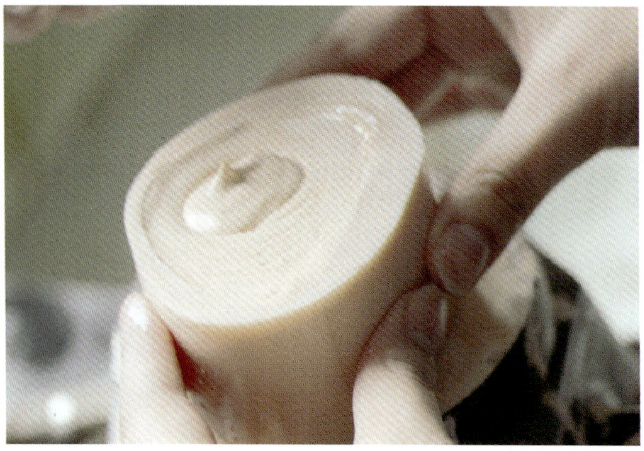

图5-8（续）

四、口腔正畸常用模型

口腔正畸常用模型有以下几种类型：

1. 记存模型：是矫治前、中、后所制取的患者牙殆情况的模型。

2. 工作模型：用来设计和制作正畸装置的模型。

3. 组合模型：正畸科或口腔颌面外科医生，常在模型上将欲移动的牙齿给予个别分割，再排列成所希望的牙列形态与稳定的咬合。

4. 数字化模型：通过口内扫描或模型扫描获得，用来辅助正畸诊断、无损性数字排牙、虚拟正畸排牙、个性化矫治器定制和间接粘接等。

（一）记存模型

主要用途：

①研究分析错殆畸形，帮助确定矫治计划。

②观察治疗过程中的牙列变化、评估治疗前后的疗效。

总体要求：

①记存模型要求准确、清晰地反映口腔情况，包括牙、牙弓、牙槽、基骨、移行皱襞、腭穹隆、唇系带等解剖特征。

②记存模型的修整应在模型干燥后进行，通常有成品橡皮托形成法和模型修整机法两种。

1. 成品橡皮托形成法

如图5-9所示。

（1）选择大小合适的橡皮托，把上下颌模型在石膏打磨机上修整，使模型的底部略大于殆方，模型的长宽略小于橡皮托，模型的厚度应使上下颌模型前庭处于与橡皮托同等高度，然后将上下颌模型放入冷水中浸泡。

（2）把下颌橡皮托置于垂直板的底部平板上，后壁紧贴垂直板的后壁，使橡皮托的中线与垂直板的中线相一致。

（3）调拌适量的石膏倒入下颌橡皮托内，振荡，把已浸泡过的下颌模型置于托内，轻轻加压，使模型殆平面与橡皮托底部平行，前庭沟约与橡皮托边缘平齐，前牙中线与橡皮托中线对齐。

（4）用调拌刀按橡皮托边缘形态修整模型，削去多余的石膏，用排笔刷平使其光滑，前庭沟及牙龈上附着的石膏应清除，以免影响模型的准确性及美观性。

（5）用同样的方法灌制上颌模型，在下颌石膏凝固前，把上颌模型及橡皮托按正中殆关系与下颌模型对颌，调整上颌的位置，使上下橡皮托中线对齐，且与后壁中线对齐，上下颌橡皮托后壁及两侧壁也要一致。

（6）待石膏完全凝固以后，将石膏模型与橡皮托分离。

（7）在记存模型的后壁或底面上用铅笔写上患者的姓名、年龄、取模日期及病历号等。

1. 原始模型

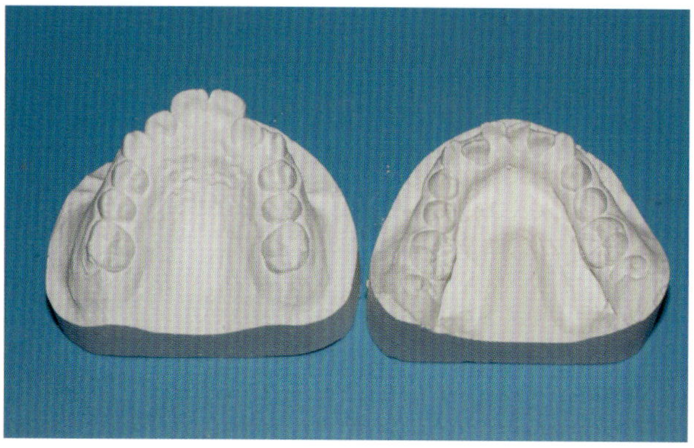

2. 选择合适的上颌成品橡皮托

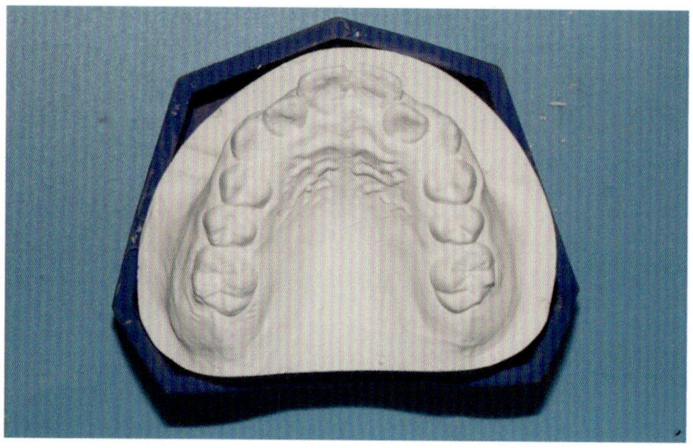

图5-9 橡皮托法制作记存模型

3. 选择合适的下颌成品橡皮托

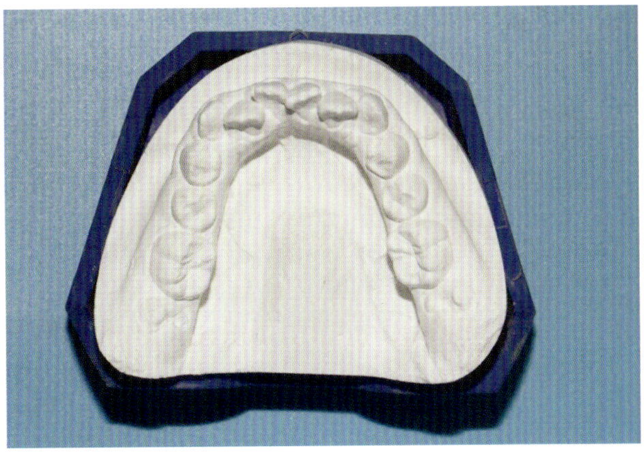

4. 上颌修整原始模型

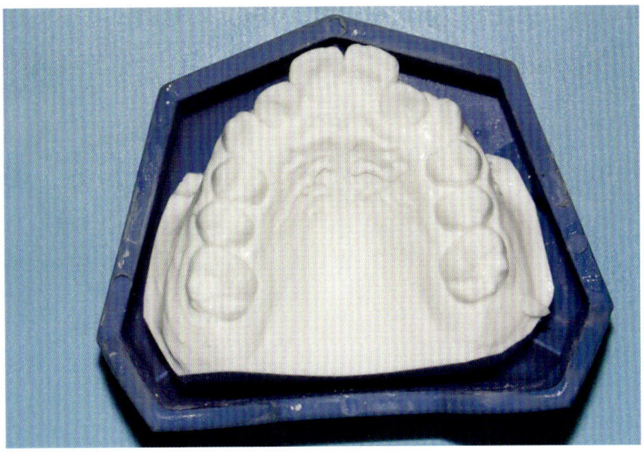

5. 下颌修整原始模型

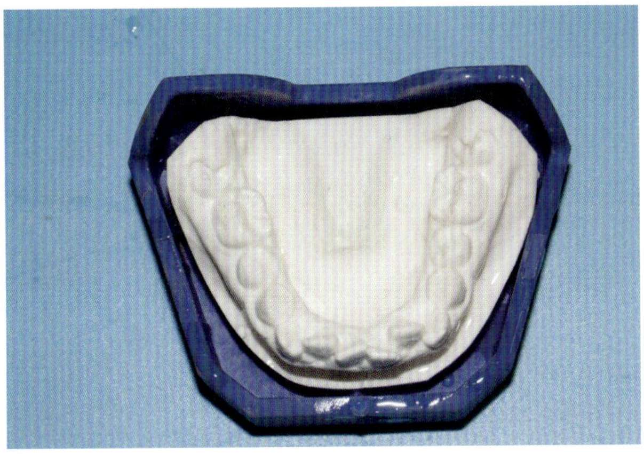

6. 上颌修整原始模型（侧面观）

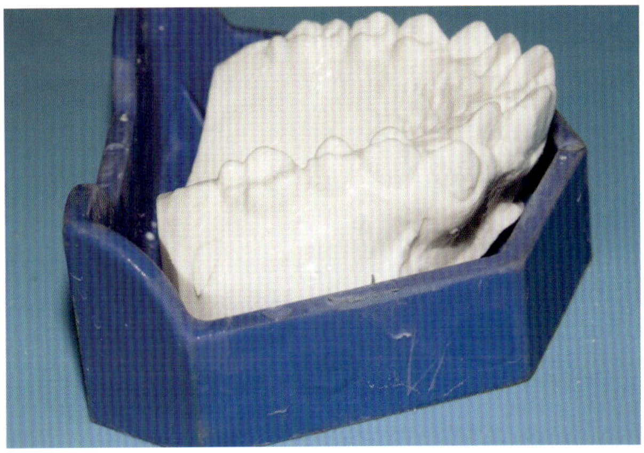

7. 下颌修整原始模型（侧面观）

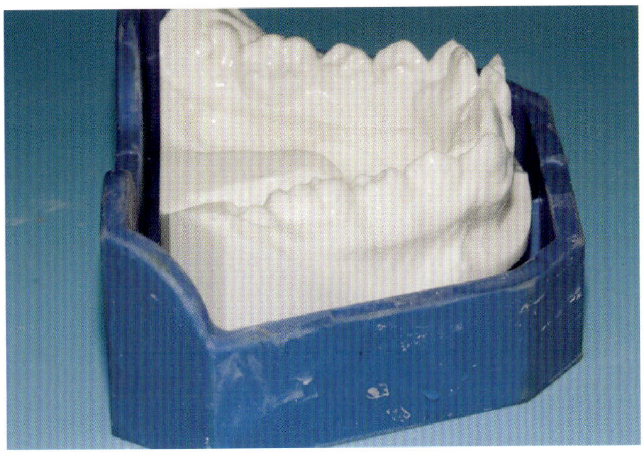

8. 调拌石膏于下颌橡皮托内，去除多余石膏

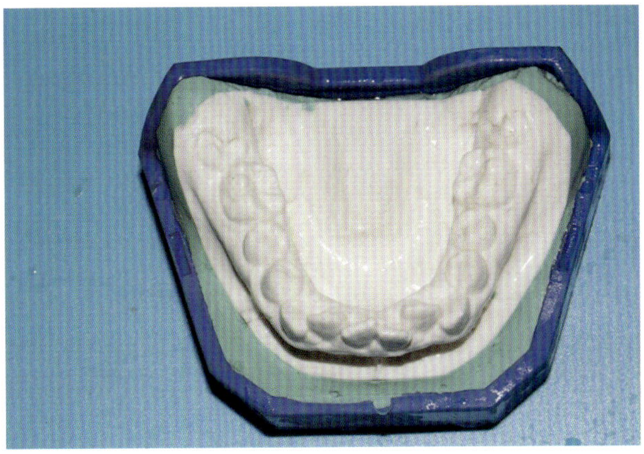

图5-9（续）

9. 将下颌橡皮托置于垂直板处，下颌殆面与基底面平行，基底到殆面的高度约为3.5cm

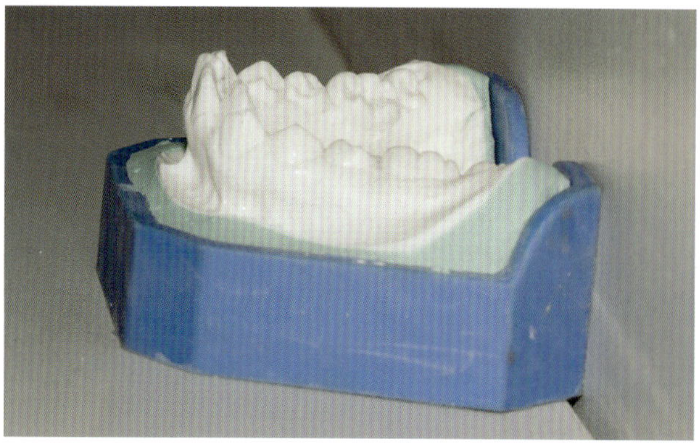

10. 上下颌对准咬合，固定

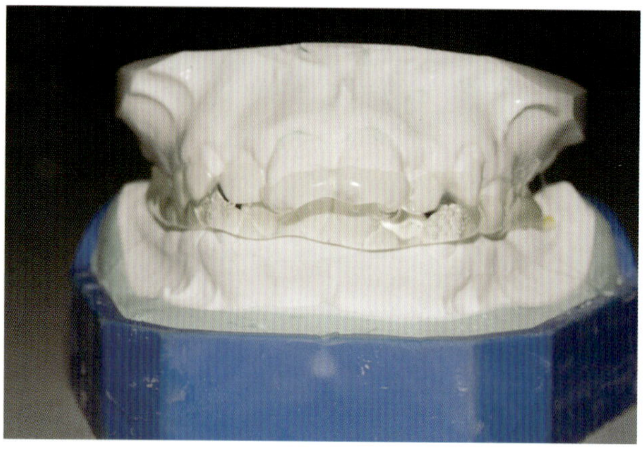

11. 调拌石膏于上颌橡皮托内

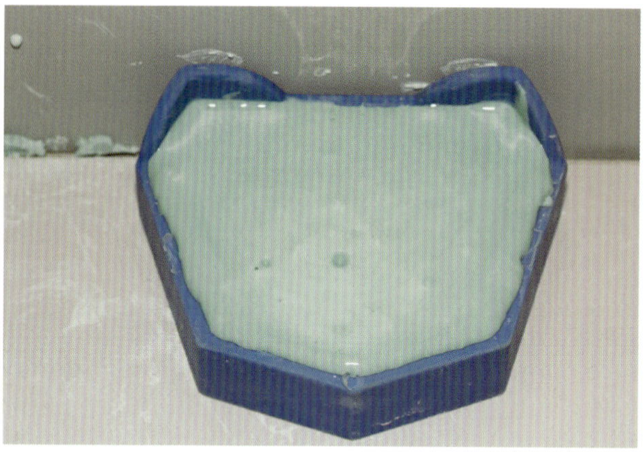

12. 将图5-9-10的模型倒置放入上颌橡皮托内

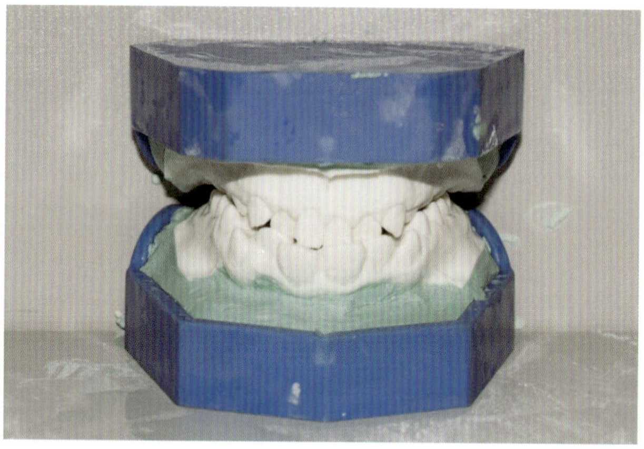

13. 保证上下颌模型后壁、底壁平行

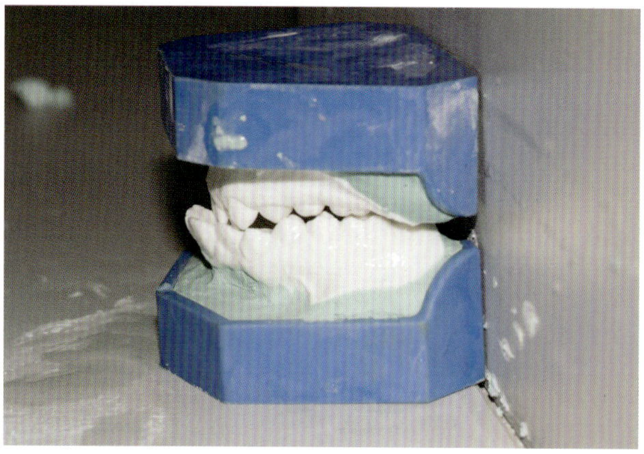

14. 完成的记存模型

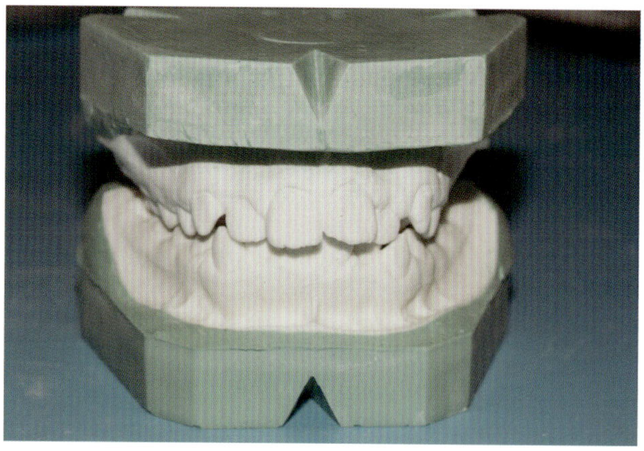

图5-9（续）

15. 上颌记存模型

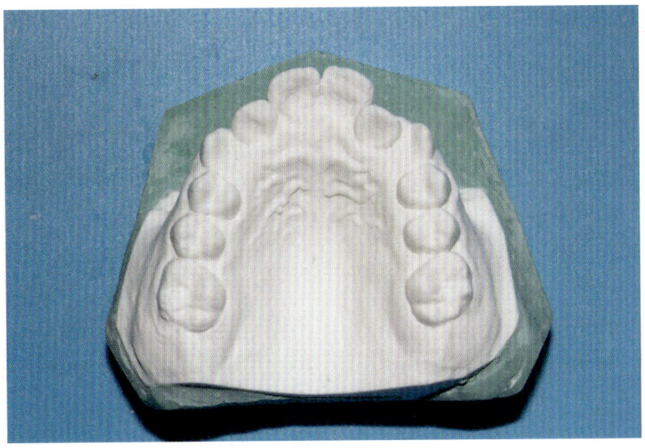

16. 下颌记存模型

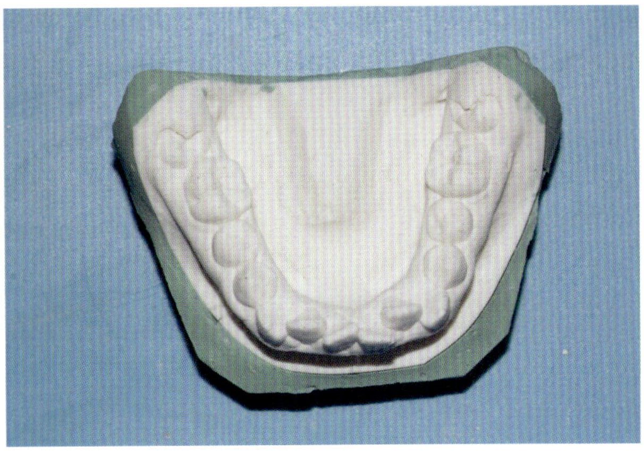

17. 要求前庭沟暴露清晰

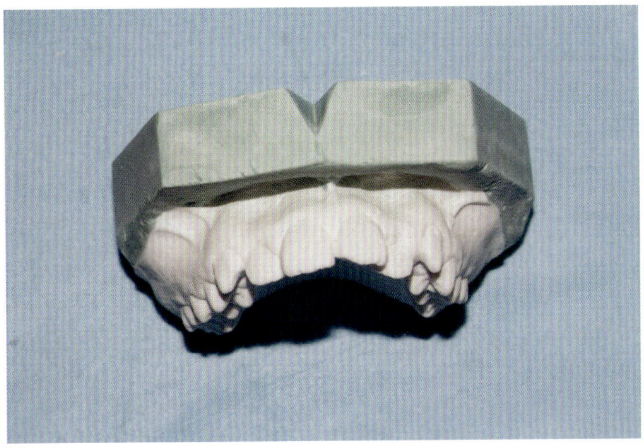

18. 贴上标签

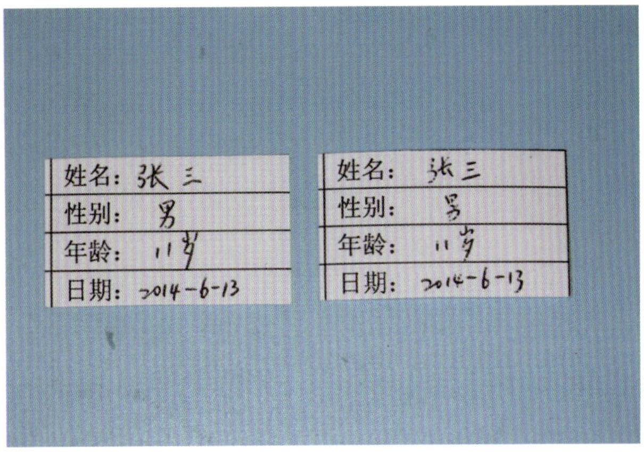

图5-9（续）

2. 模型修整机法

修整前核对模型的咬合关系，制取蜡咬合记录，在两侧上颌第一恒磨牙近中颊尖垂直划线至下颌牙以确定咬合关系（图5-10）。

（1）修整上颌模型底面，使其与殆平面平行，模型座的厚度约为尖牙牙尖到前庭沟底总高度的1/2。

（2）修整上颌模型座的后壁，使其与模型座的底面及牙弓的正中线相垂直，距离最后一个牙远中约1/2牙冠宽度。

（3）修整上颌模型的侧壁，使其与前磨牙和磨牙的颊尖平行。

（4）修整上颌模型的前壁，使呈尖形，其尖应对准上颌模型的中线。

（5）完成上颌模型底座的修整，将上颌模型底座的后壁与两侧所形成的夹角磨去，使其形成一短段夹壁，并与原来夹角的平分线成垂直关系。

（6）修整下颌模型底面与后壁，将上下颌模型按照咬合关系叠合，使下颌模型座的后壁与上颌的在同一平面上。其底面与上颌模型的底面平行，上下颌模型叠合的总高度约等于上颌模型高度的两倍。

（7）以上颌模型为基准，修整下颌模型底座的侧壁和夹壁，使之与上颌模型一致。

（8）修整下颌模型底座的前壁，使其成弧形，与牙弓前部一致。

（9）在修整完成的记存模型上标清中线、咬合关系、患者姓名、性别、年龄、取模日期、记存编号等。

1. 矫治前、中、后所制取的能记录患者骀情况的模型（正面观）

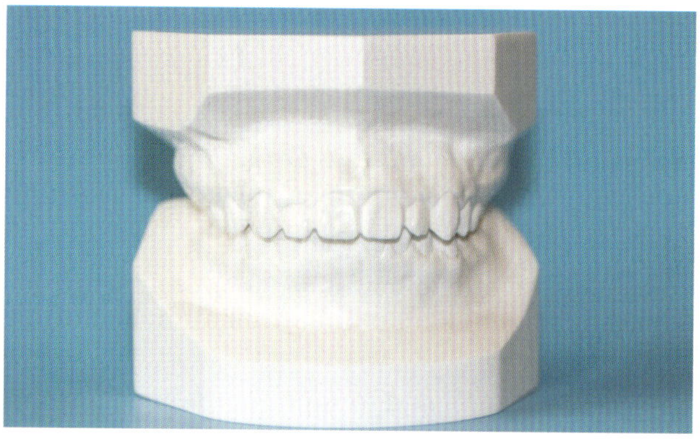

2. 侧面观

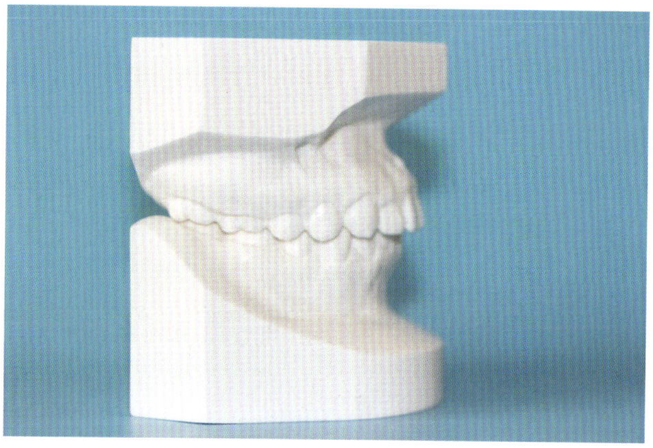

3. 系带、黏膜颊侧褶皱处能正确的再现，模型底座要有一定的厚度，必要时需用硬质石膏复模

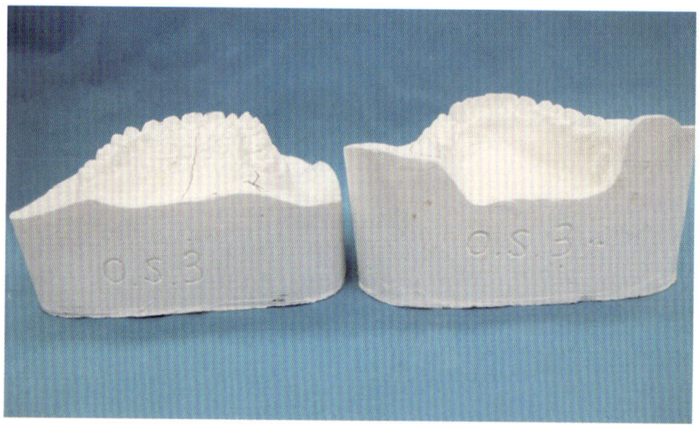

4. 修整前要核对模型的咬合关系，制取蜡咬合记录，在两侧上颌第一恒磨牙近中颊尖垂直划线至下颌牙以确定咬合关系

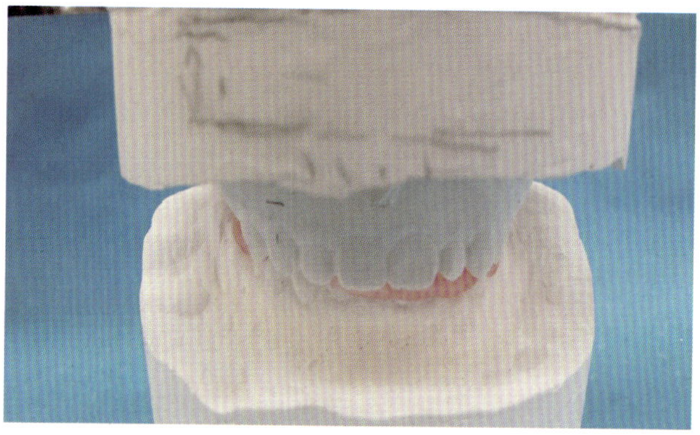

5. 修整上颌模型底面要与骀平面平行

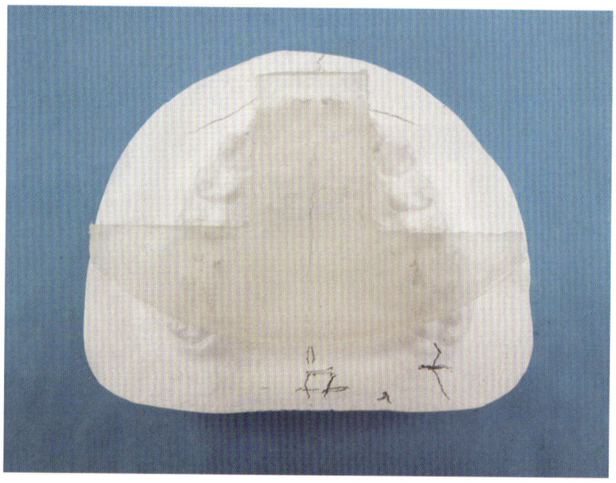

6. 用与骀平面平行的分规，划修整线，模型座的厚度约为尖牙牙尖到前庭沟底总高度的1/2

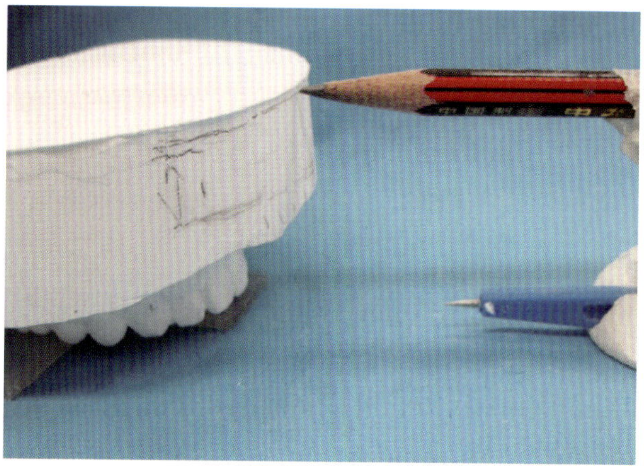

图5-10　模型修整机法制作记存模型

7. 划好的上颌底面修整线

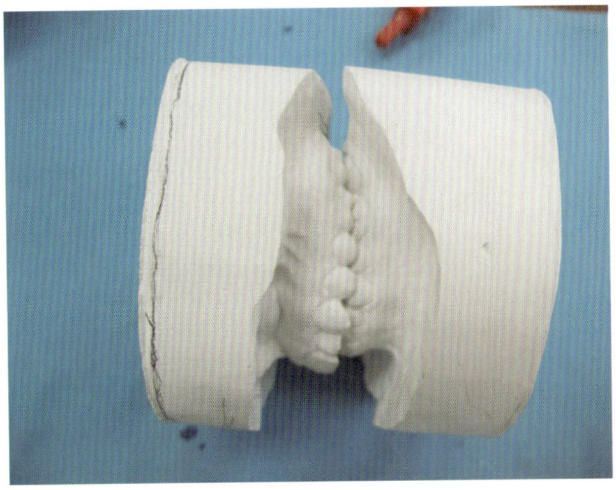

8. 上颌模型座的后壁，使其与模型座的底面及牙弓的正中线相垂直，距离最后一个牙远中约1/2牙冠宽度

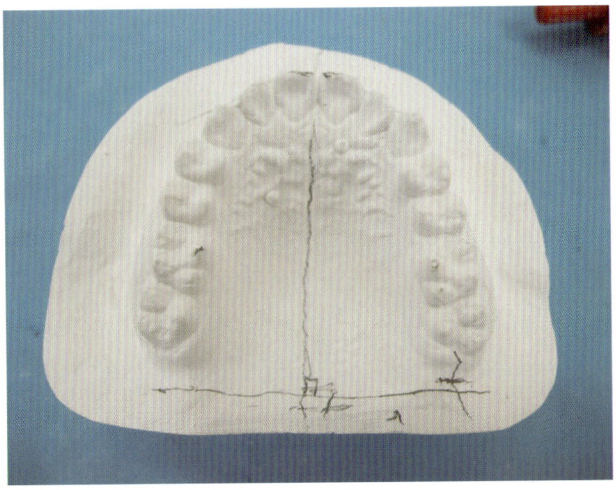

9. 按划好的上颌底面修整线，修整上颌模型底面使其与殆平面平行

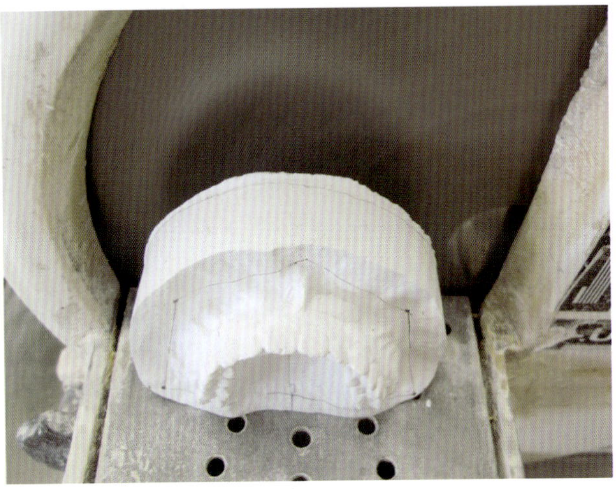

10. 修整上颌模型底座的后壁

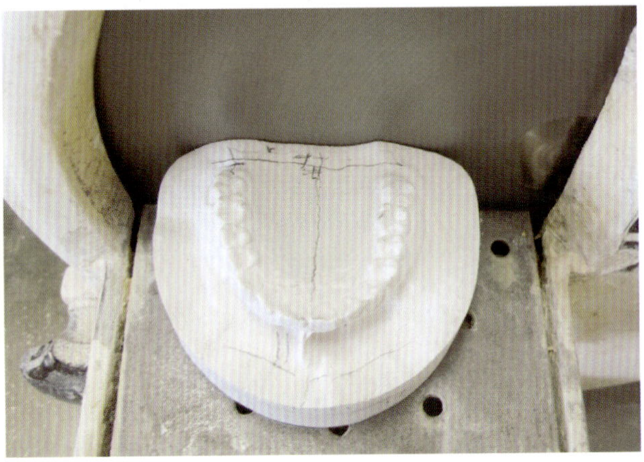

11. 修整好的后壁

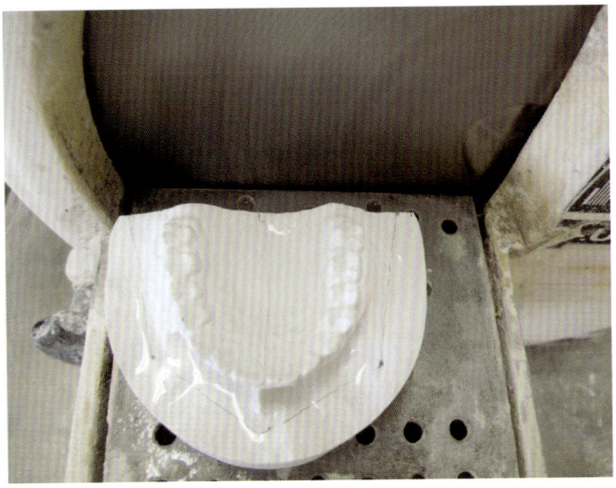

12. 修整上颌模型的侧壁

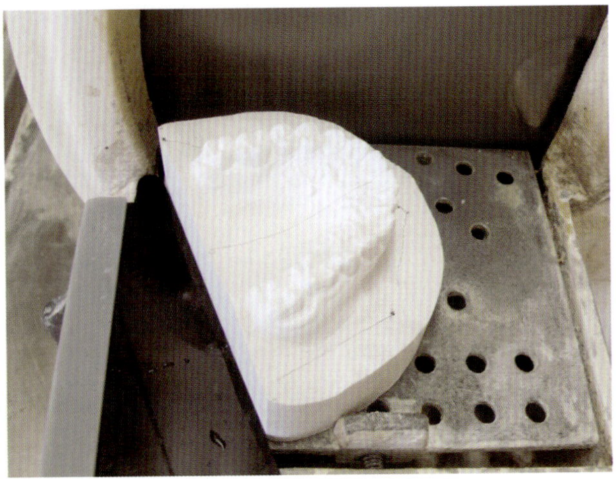

图5-10（续）

13. 修整上颌模型的侧壁，使其与前磨牙和磨牙的颊尖平行

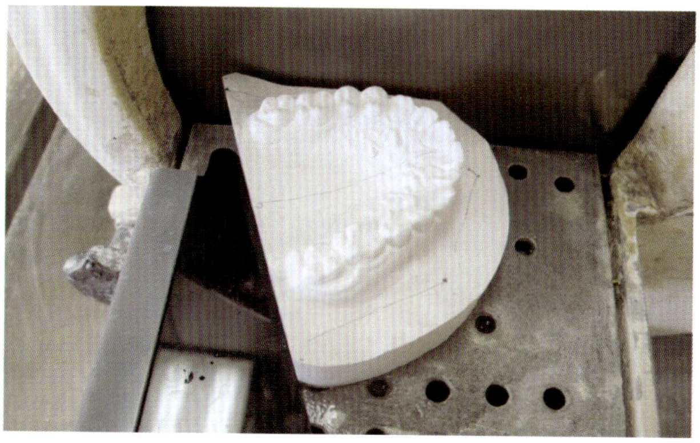

14. 修整上颌模型的另一侧壁

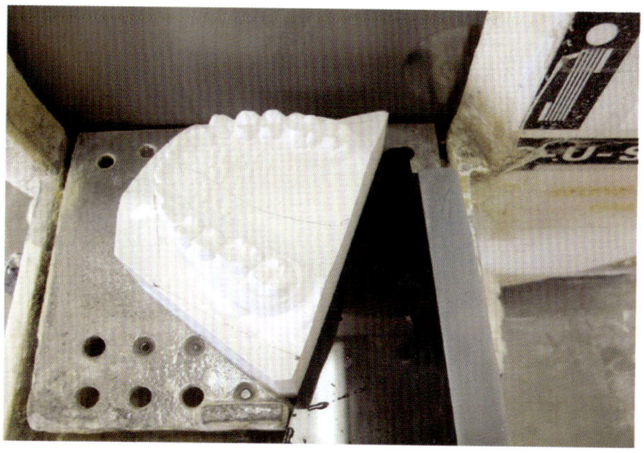

15. 修整上颌模型的一侧前壁

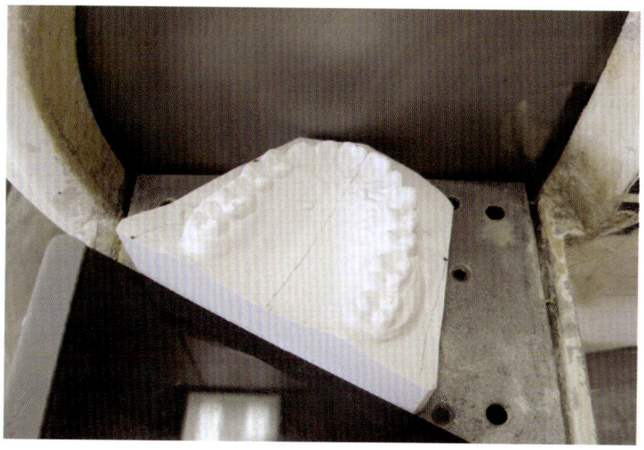

16. 修整上颌模型的另一侧前壁，使呈尖形，其尖应对准上颌模型的中线

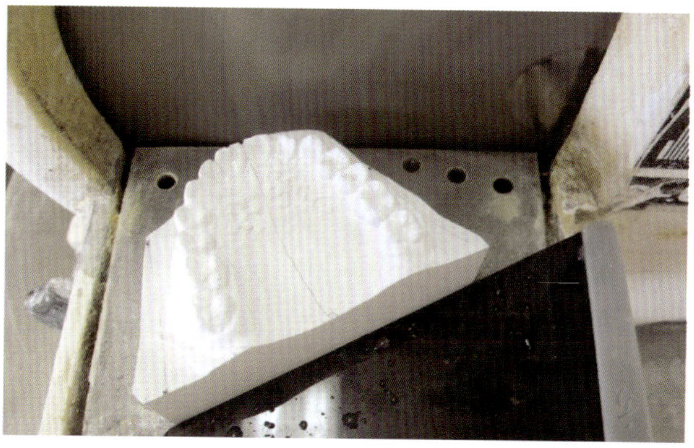

17. 修整侧壁与底座的夹角

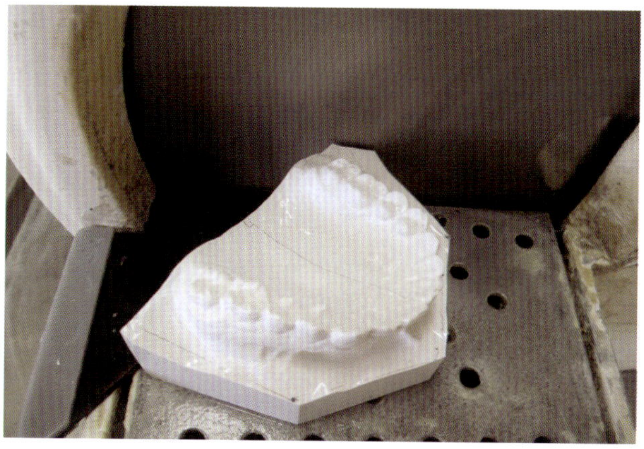

18. 修整另一侧壁与底座的夹角

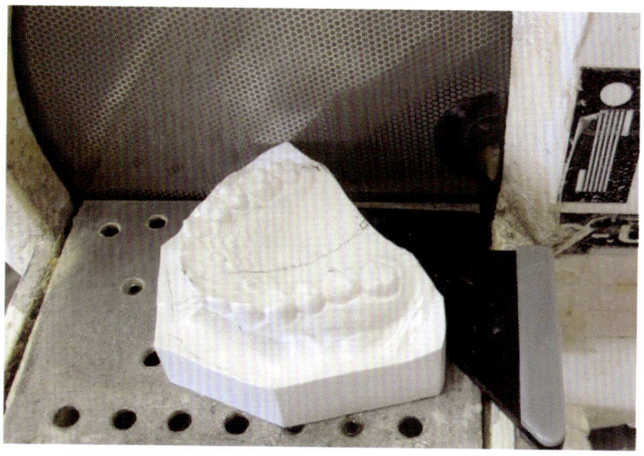

图5-10（续）

19. 检查上颌模型的对称性

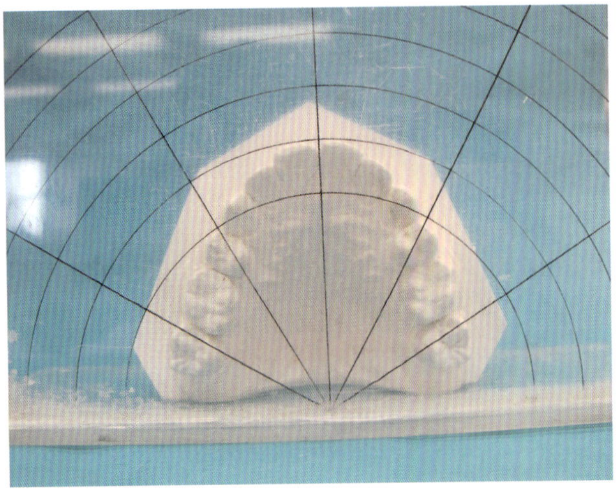

20. 将上下颌模型按照咬合关系叠合

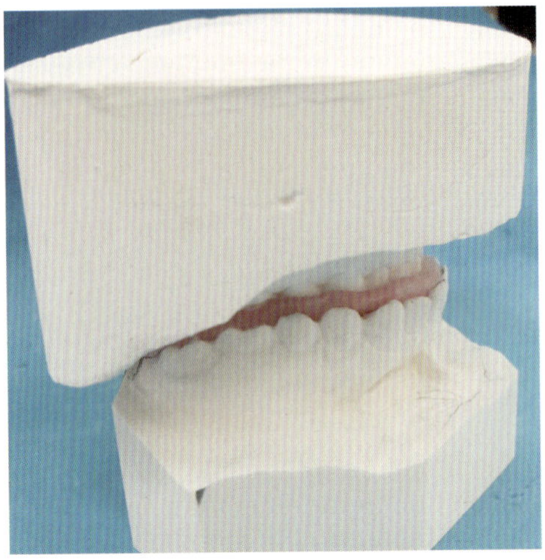

21. 用与殆平面平行的分规，划下颌修整线，上下颌模型叠合的总高度约等于上颌模型高度的2倍

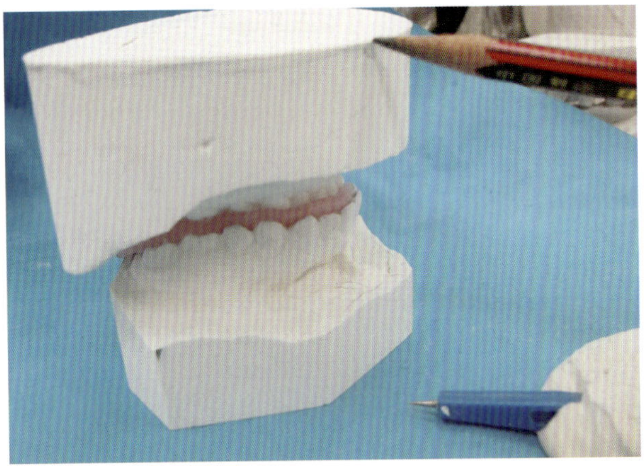

22. 划好的下颌底面修整线

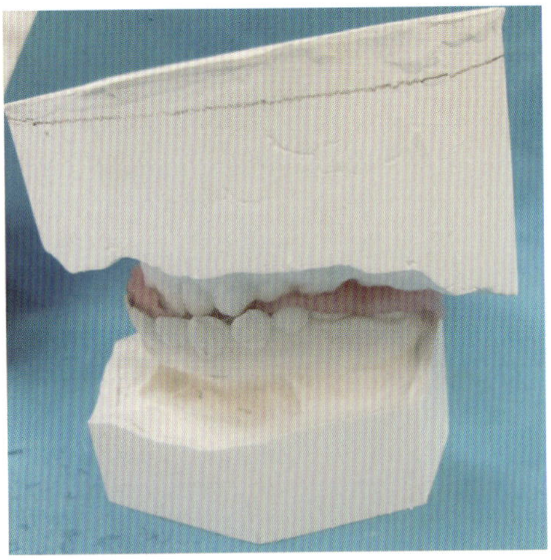

23. 修整下颌模型底面

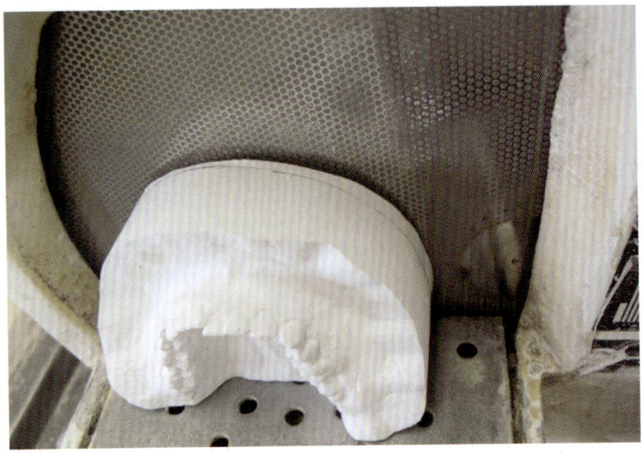

24. 上下模型咬合后，修整下颌模型的后壁，使之与上颌模型后壁在同一平面上

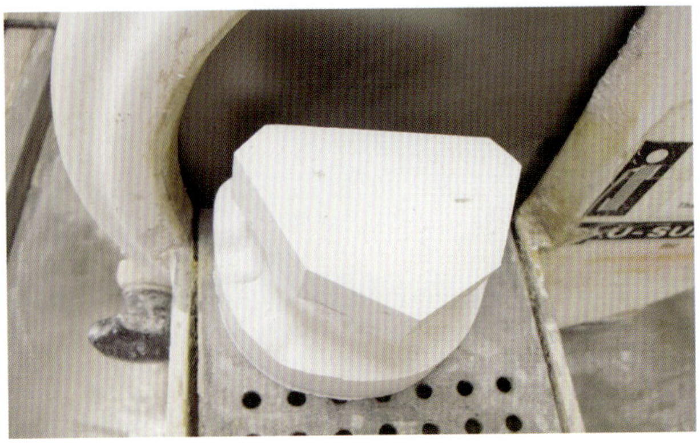

图5-10（续）

25. 在咬合状态下，依次修整下颌模型侧壁

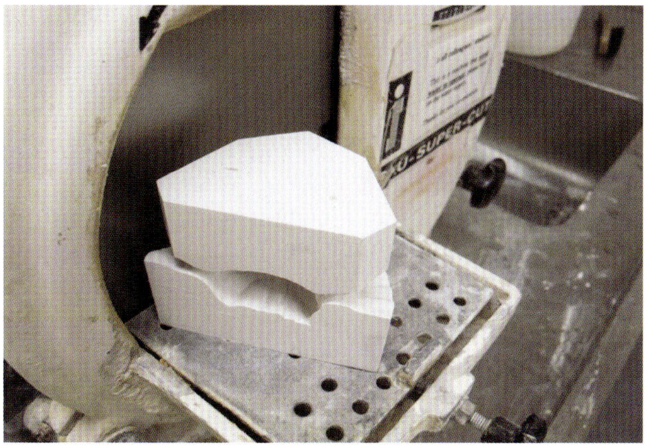

26. 修整下颌模型的夹角、注意下前牙尖端为弧形与上颌模型尖形不一样

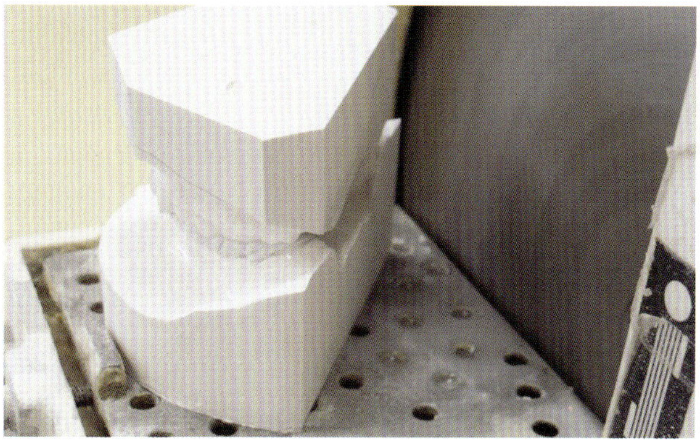

27. 修整上颌模型石膏瘤，填充气泡

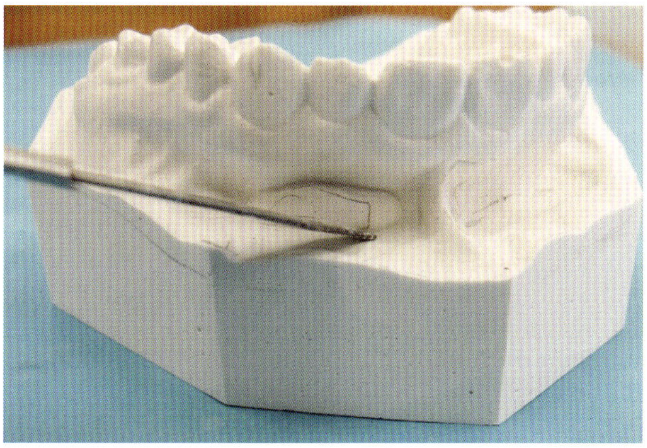

28. 修整下颌模型石膏瘤，填充气泡

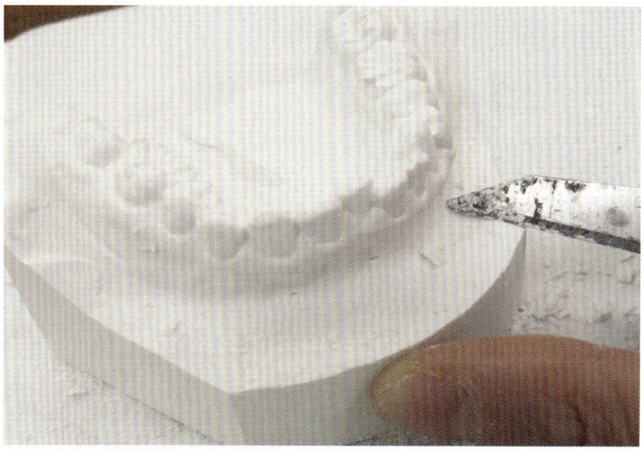

29. 修整下颌模型，前庭沟充分暴露

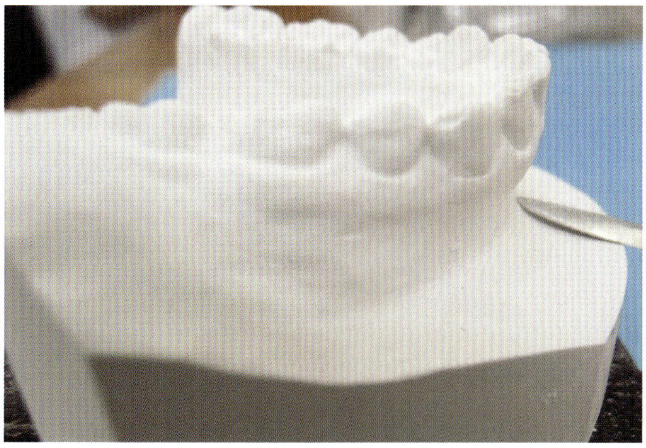

30. 修整下颌模型舌侧，使其平滑

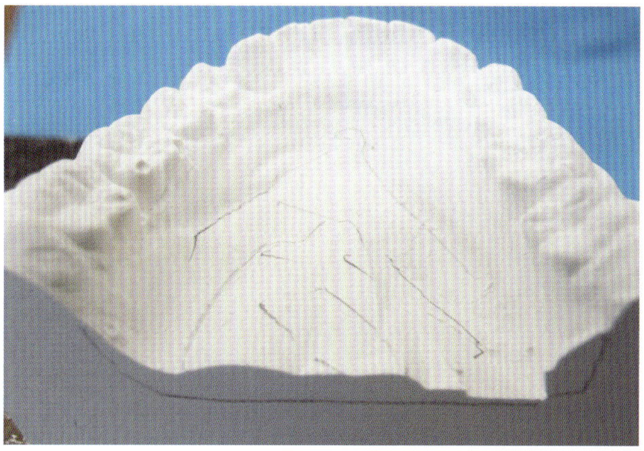

图5-10（续）

31. 修整好的上下模型

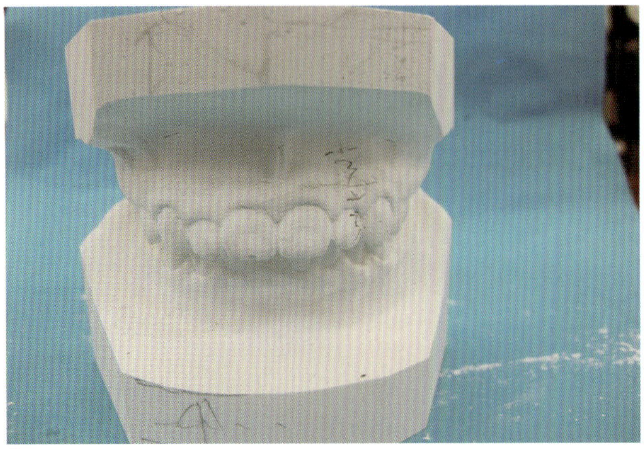

32. 用600~800号的耐水砂纸打磨石膏，使其均匀一致，注意不可伤及牙齿和牙龈，左右对称打磨

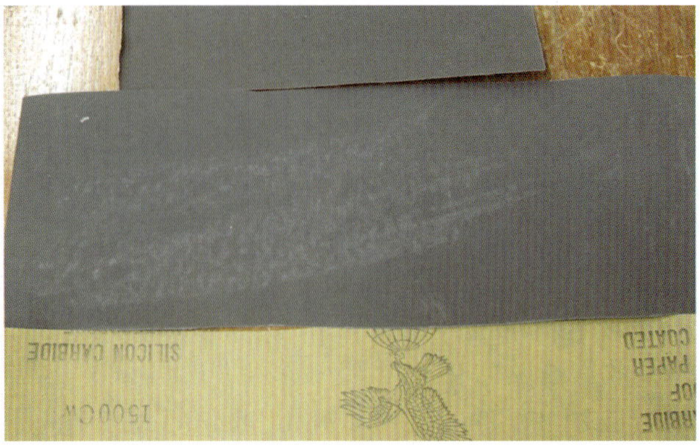

33. 待模型干燥后，放在肥皂水中皂化：用纯白的肥皂或者专用的肥皂水比较好。具体用法：先将模型充分烘干，然后肥皂切片，1∶2（或1∶1.5）充分溶于水中，充分溶化后，把烘干的石膏放入当中1分钟

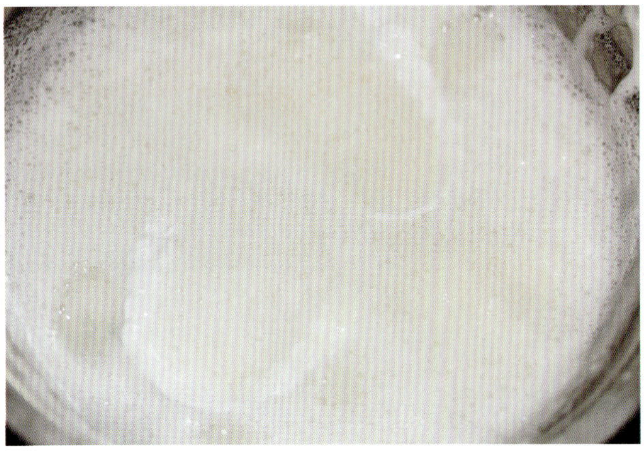

34. 用棉花在流水下反复擦拭直到有光泽出现

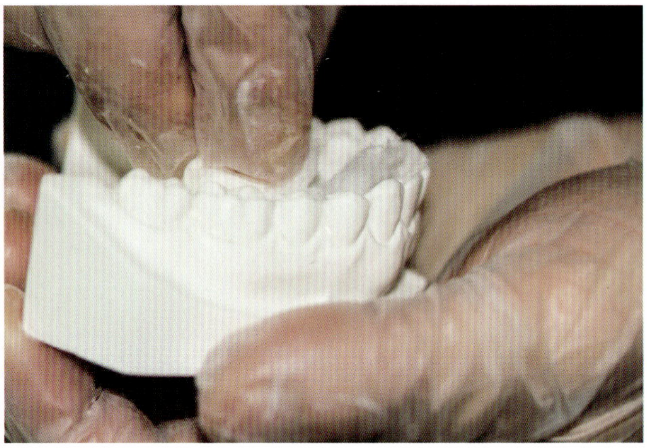

35. 完成记存模型的制作

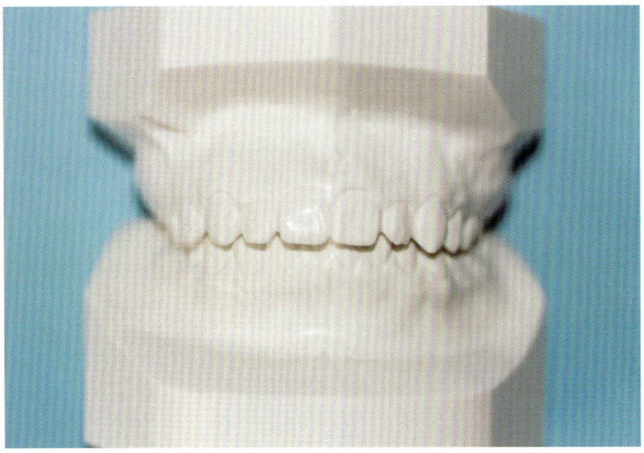

36. 在修整完成的记存模型上标清中线、咬合关系、患者姓名、性别、年龄、取模日期、记存编号等

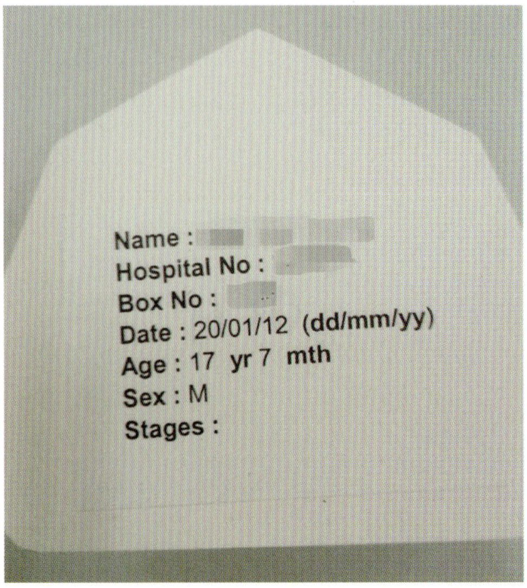

图5-10（续）

（二）组合模型

将模型上的牙齿给予个别分割，然后排列成所希望的牙列形态与稳定的咬合，这样制作的模型称为组合模型，正畸科医生常用其作为诊断及治疗后的预测，口腔颌面外科医生则常用其作为术前模拟手术（图5-11）。

1. 原始模型（正面观）

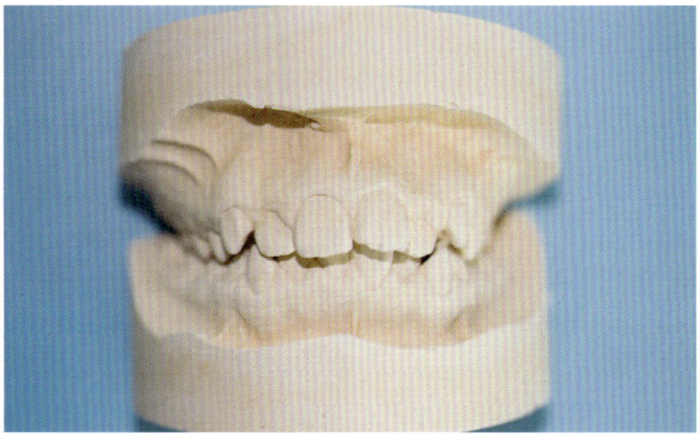

2. 上颌原始模型（骀面观）

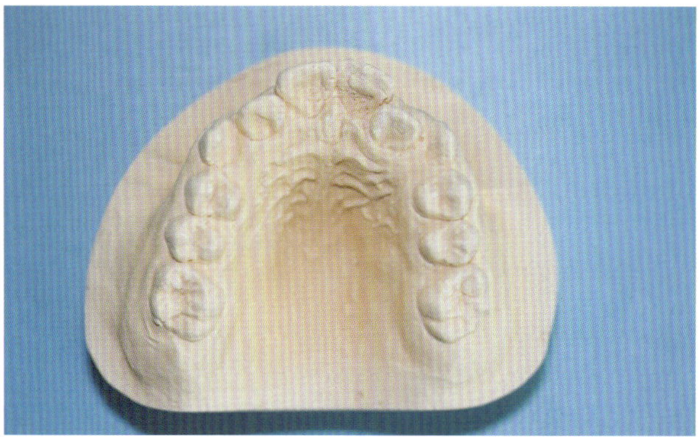

3. 下颌原始模型（骀面观）

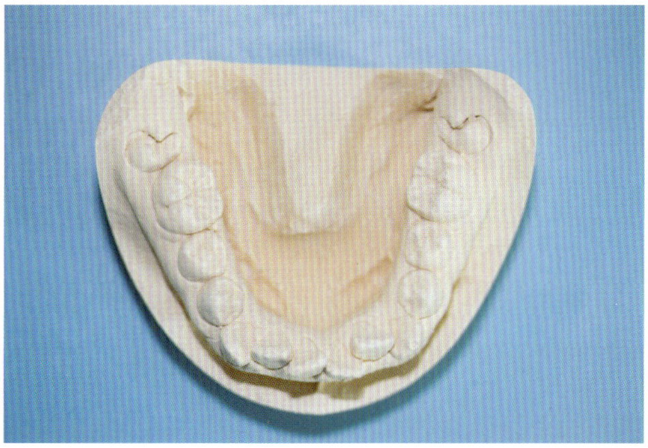

4. 原始模型上骀架（正面观）

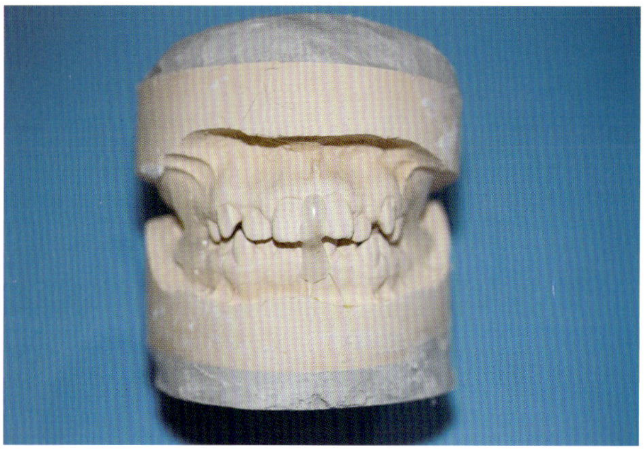

5. 原始模型上骀架（侧面观）

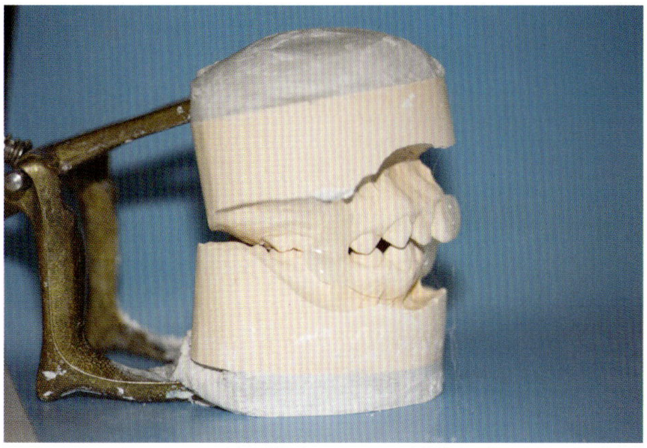

6. $\underline{5|5}$每颗牙近远中画切割线，切割线与牙体长轴平行

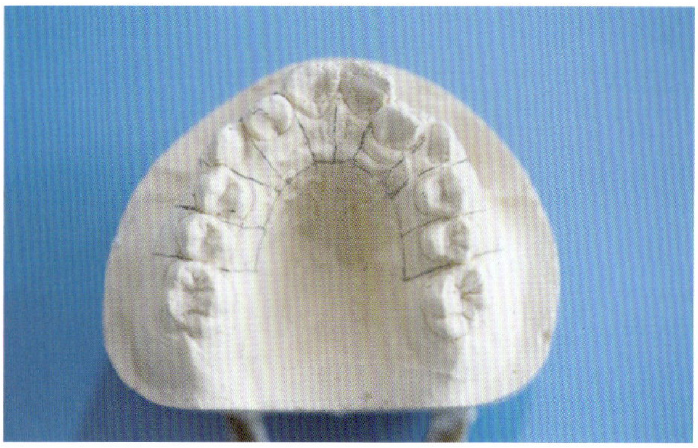

图5-11　组合模型的制作

7. $\overline{5|5}$每颗牙近远中画切割线，切割线与牙长轴平行，龈缘上方5mm处（相当于根尖部）

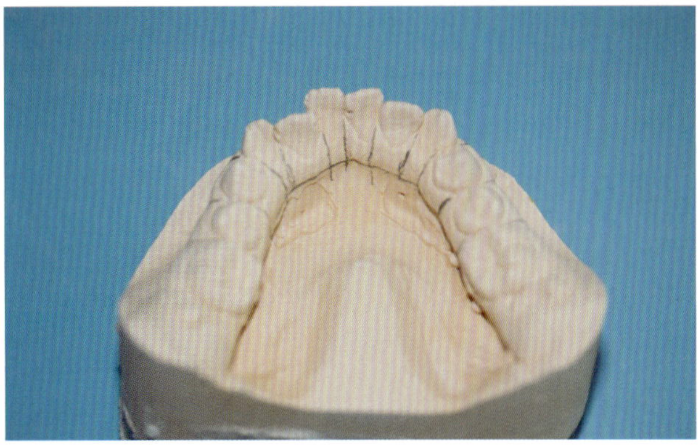

8. 画完切割线（正面观）

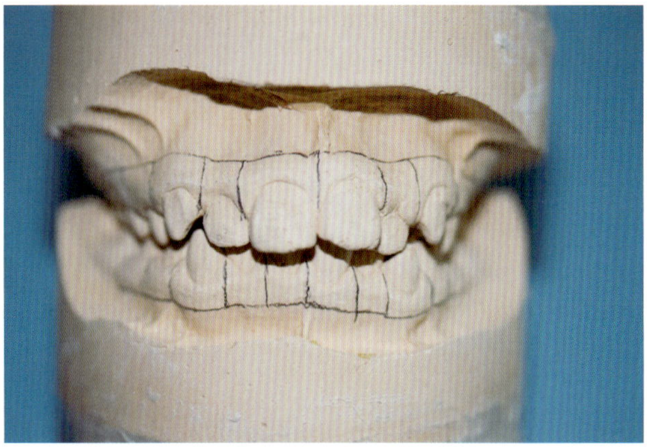

9. 画上颌切缘线

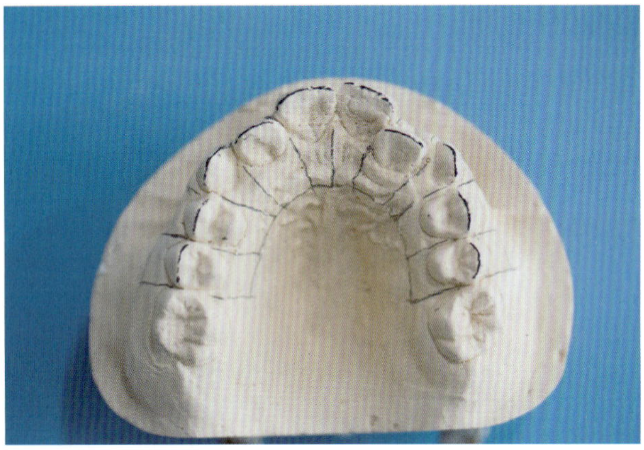

10. 画下颌切缘线

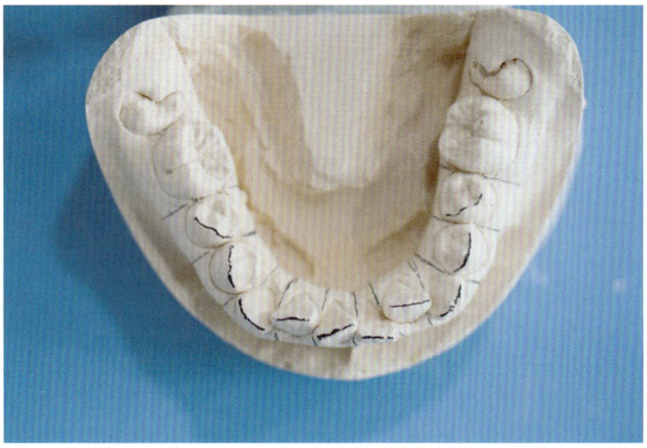

11. 画牙长轴线和临床牙冠水平中点线（正面观）

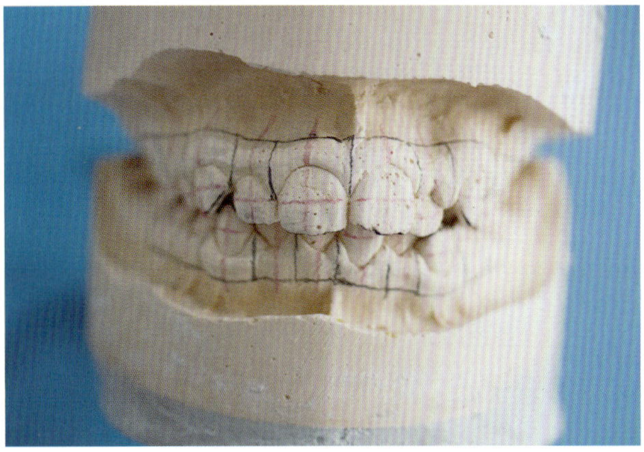

12. 画牙长轴线和临床牙冠水平中点线（侧面观）

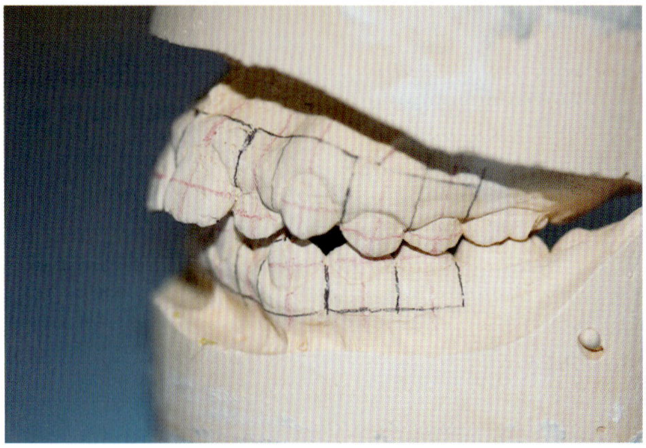

图5-11（续）

13. 画上颌牙长轴线和临床牙冠水平中点线（殆面观）

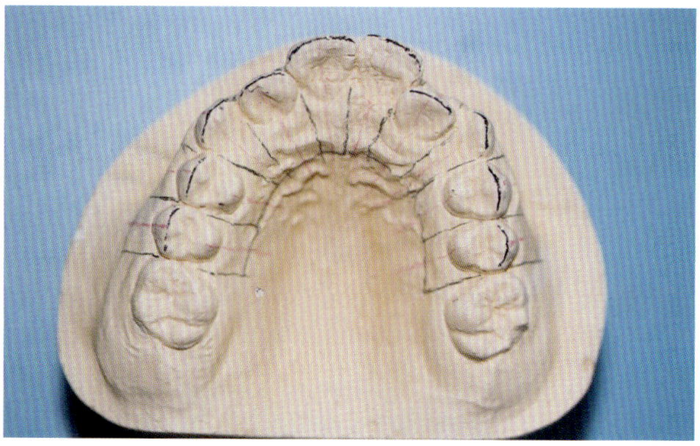

14. 画下颌牙长轴线和临床牙冠水平中点线（殆面观）

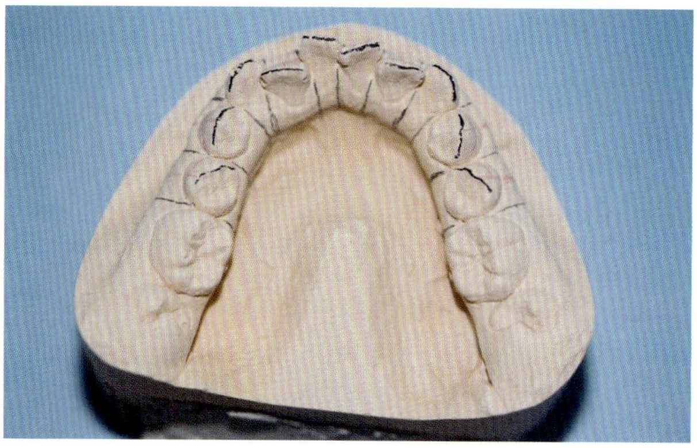

15. 标记$\frac{5|5}{5|5}$牙位（正面观）

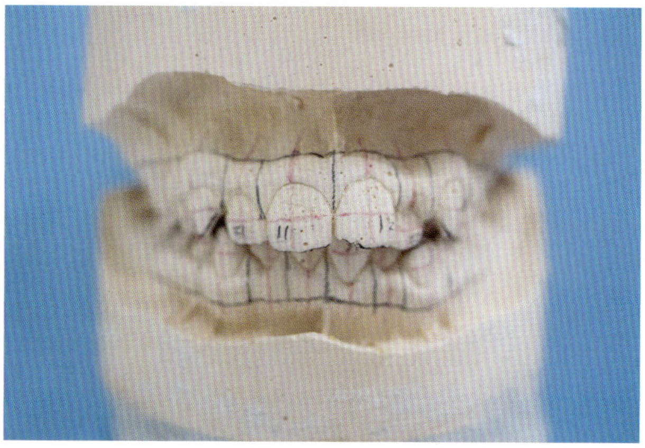

16. 标记$\frac{5|5}{5|5}$牙位（侧面观）

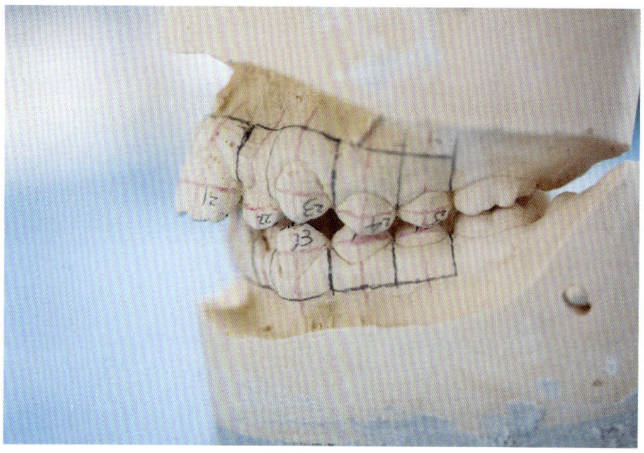

17. 锯开$\underline{5}$远中邻接点，不破坏牙齿外形

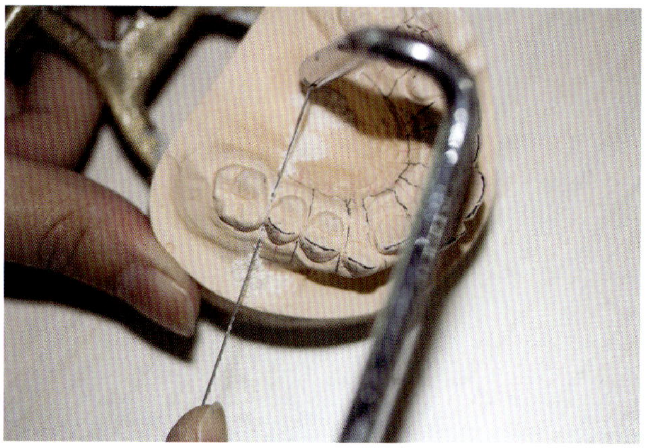

18. $\underline{5|5}$远中已锯开

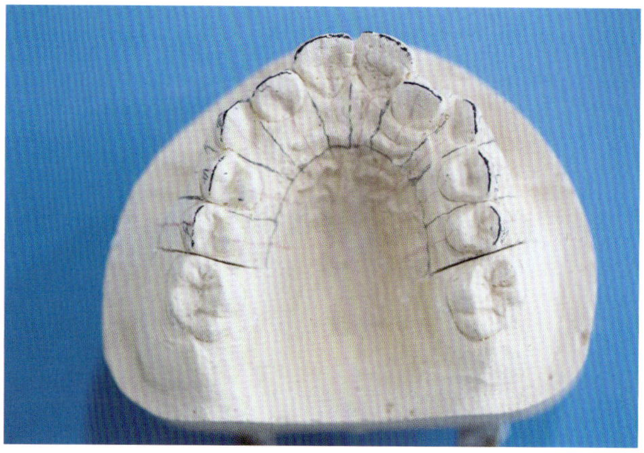

图5-11（续）

19. 5|5远中已锯开

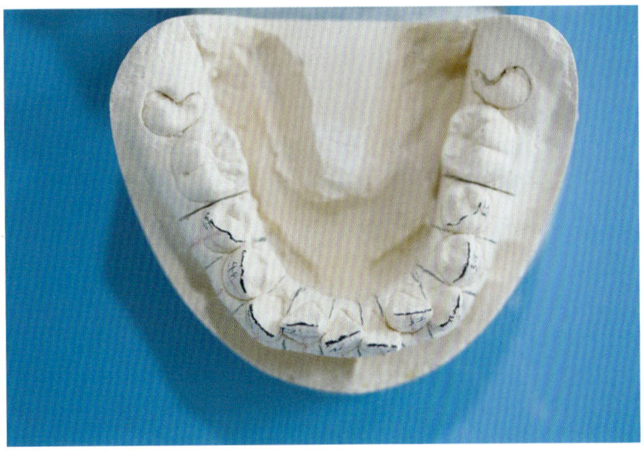

20. 片切砂片沿龈缘龈方5mm处的水平线切开

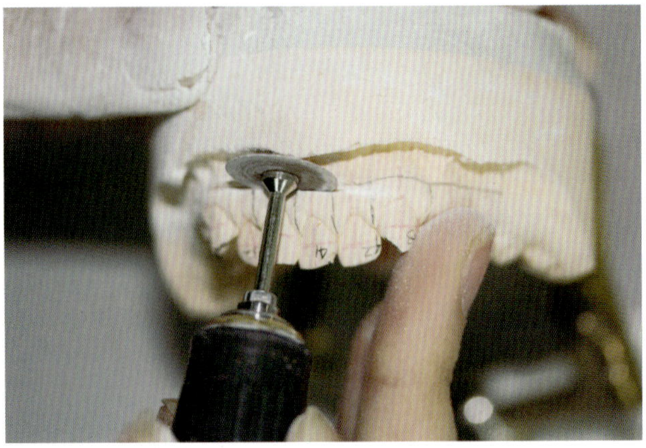

21. 舌侧同法

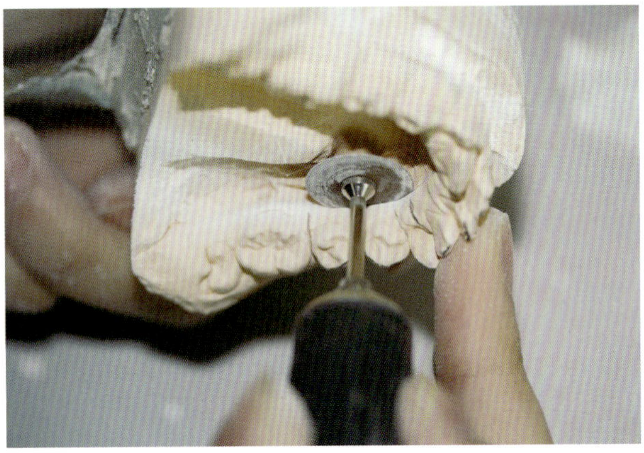

22. 水平分割线完成（正面观）

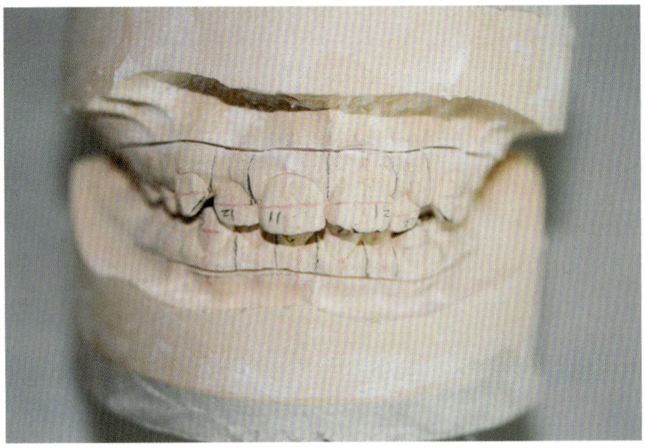

23. 水平分割线完成（侧面观）

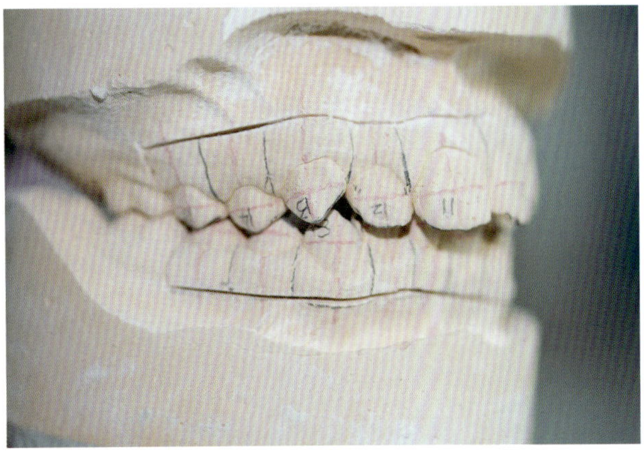

24. 水平分割线完成（殆面观）

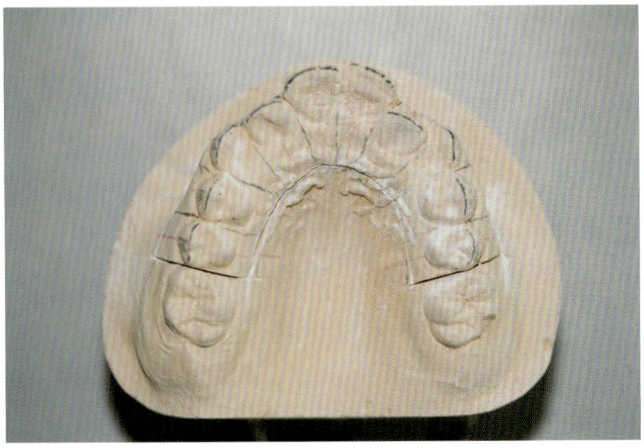

图5-11（续）

25. 球钻沿切割线将$\overline{5|5}$从颊舌侧完全分离

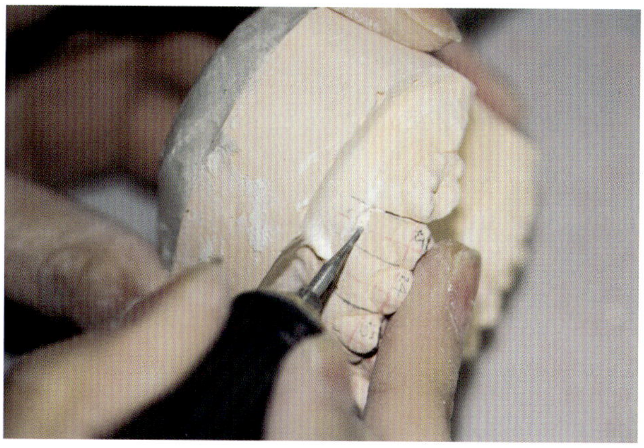

26. 先分离$\overline{5|5}$，取下$\overline{5|5}$整体石膏块，打磨模型基底部2mm，与殆平面平行

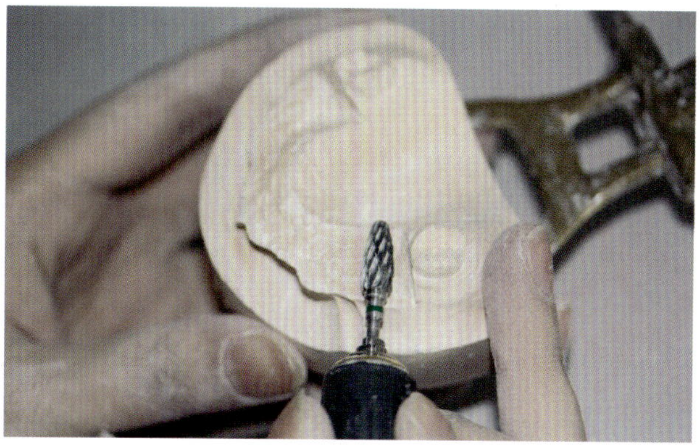

27. 打磨$\overline{5|5}$整体石膏块基底部平整

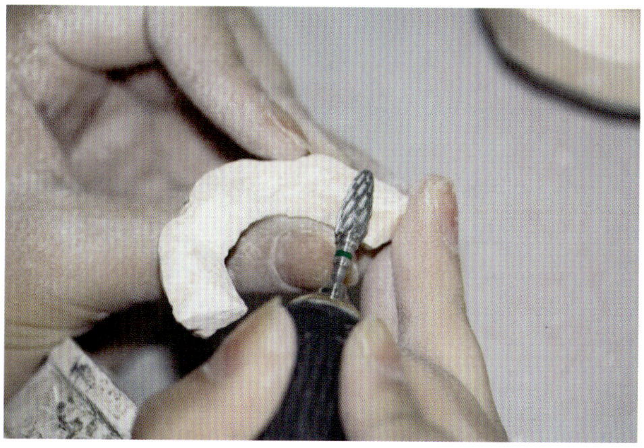

28. 打磨好的模型基底部

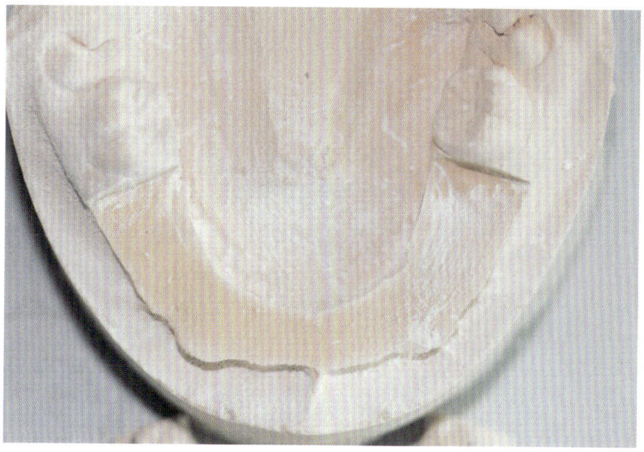

29. 打磨好的$\overline{5|5}$石膏块基底部

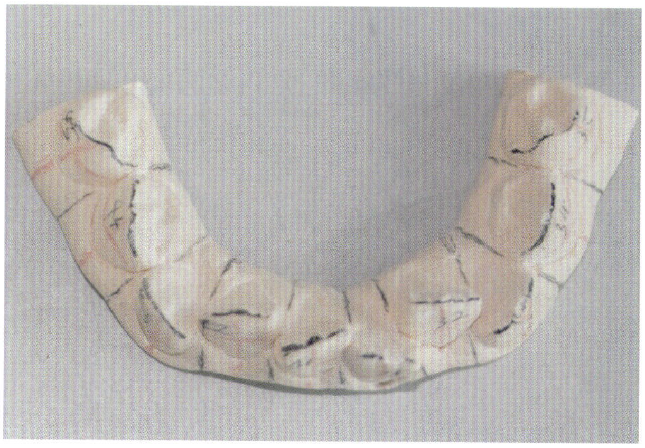

30. 沿牙的近远中切割线锯开每颗牙

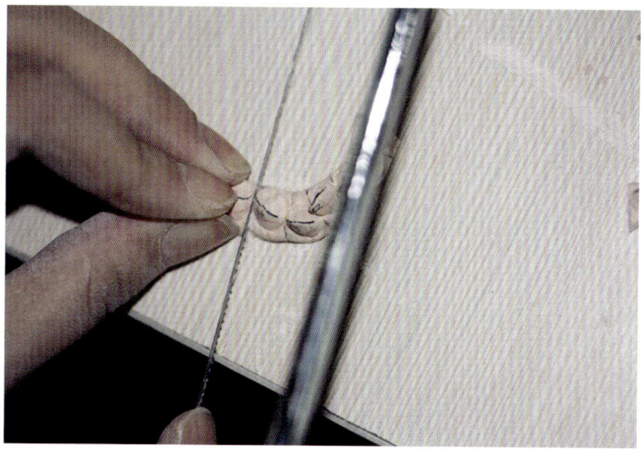

图5-11（续）

31. 同法分离$\underline{5+5}$，切割完成的上下颌模型（侧面观）

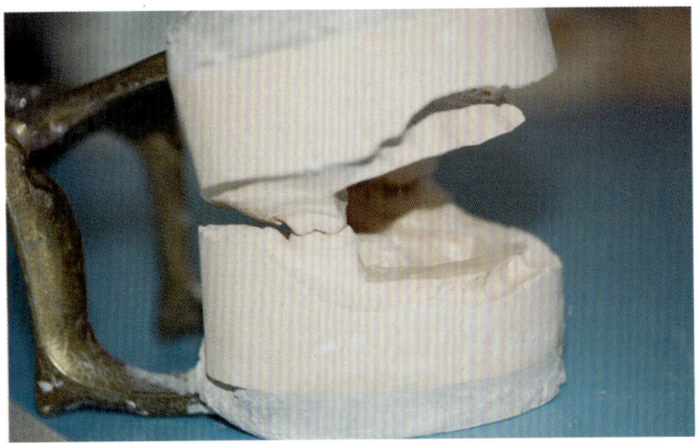

32. 切割完成的牙齿

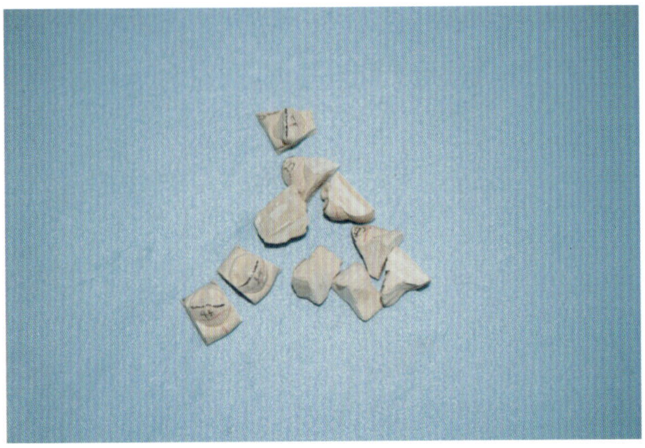

33. 分割下来的各颗牙齿，为了便于再排牙，把根尖侧削细，并且减短

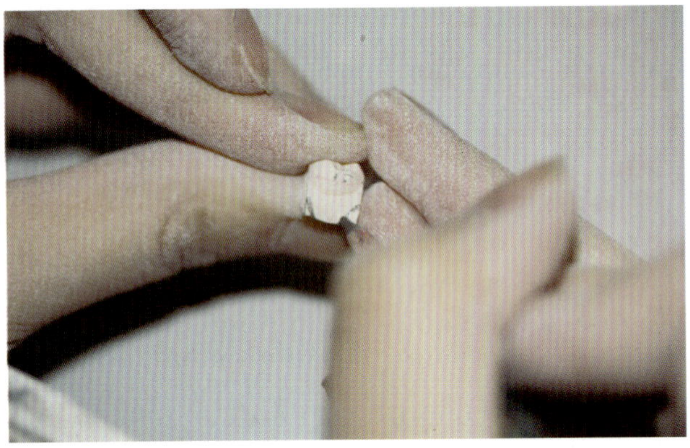

34. 修整好的牙齿根部形态

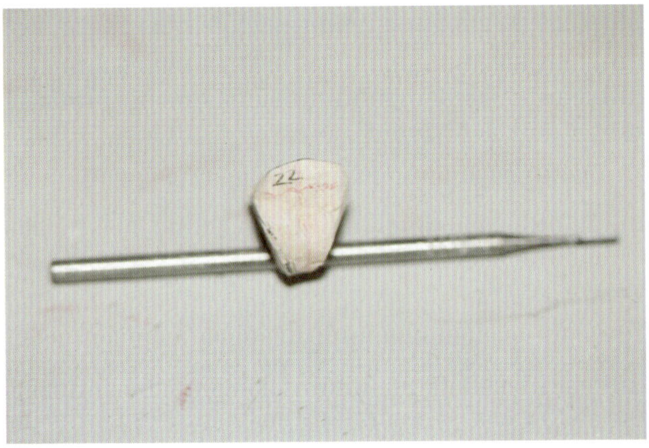

35. 铺蜡排牙（最好有切割前硅橡胶取的唇颊侧位置）

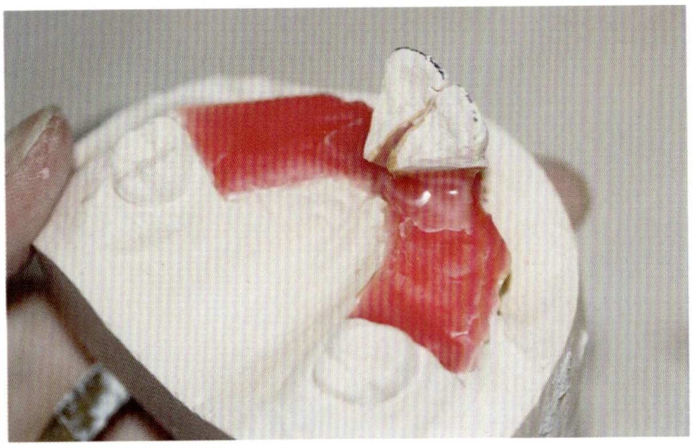

36. 根据医生排牙要求（矢状向、垂直向、中线等）排牙

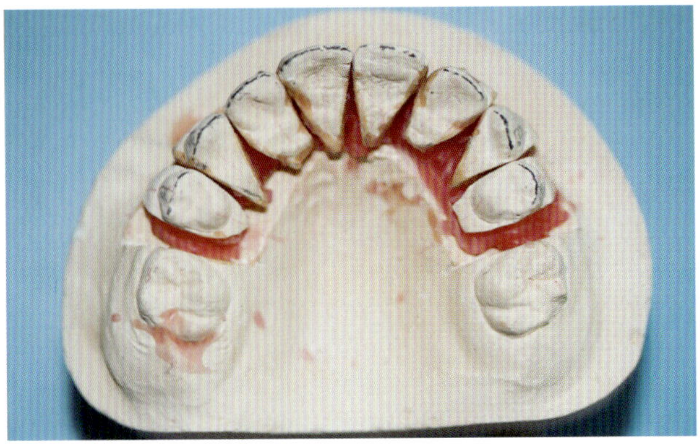

图5-11（续）

37. 根据医生排牙要求（矢状向、垂直向、中线等）排牙，形成良好的覆殆、覆盖、尖窝关系

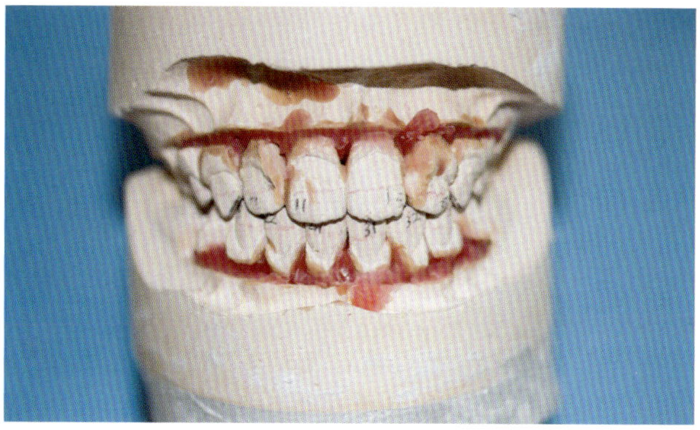

38. 加蜡修整基底部蜡型喷光（正面观），例如唇侧移位的牙齿往舌侧排正后，口腔模型上原来的齿槽基底部与已移动牙齿的牙根部就会产生段差，此段差部分在人体上，牙齿移动后身体自然会调整，在模型上则必须把多余的石膏削除，不足的地方依牙根部牙龈表面的形态添补蜡加以补足

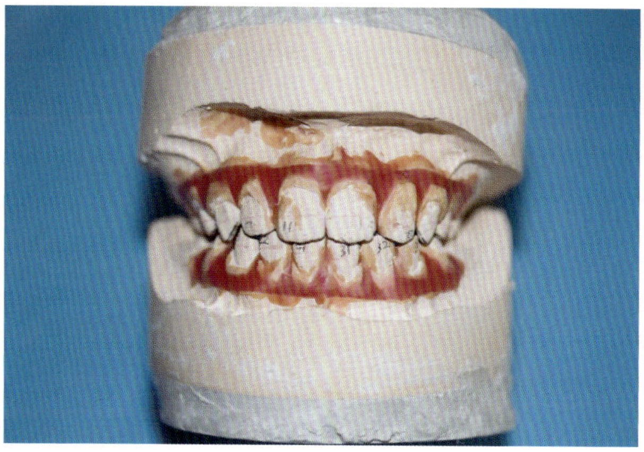

39. 加蜡修整基底部蜡型喷光（侧面观）

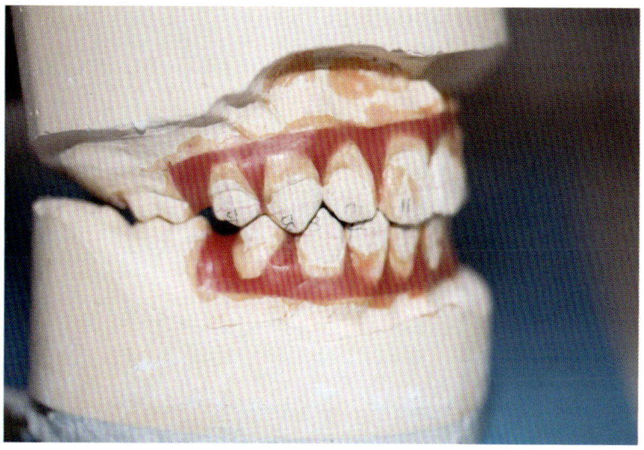

40. 加蜡修整基底部蜡型喷光（上颌殆面观）

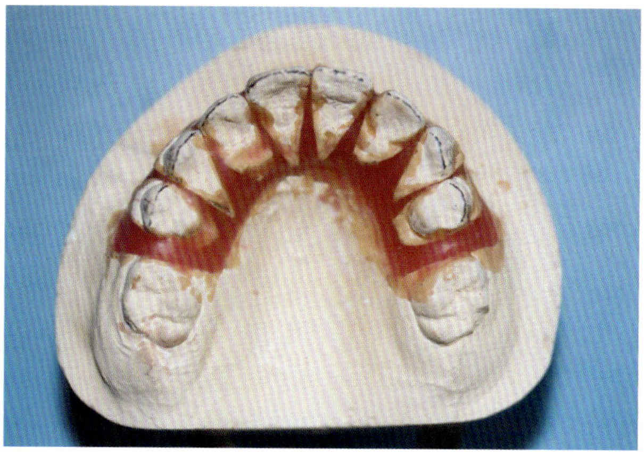

41. 加蜡修整基底部蜡型喷光（下颌殆面观）

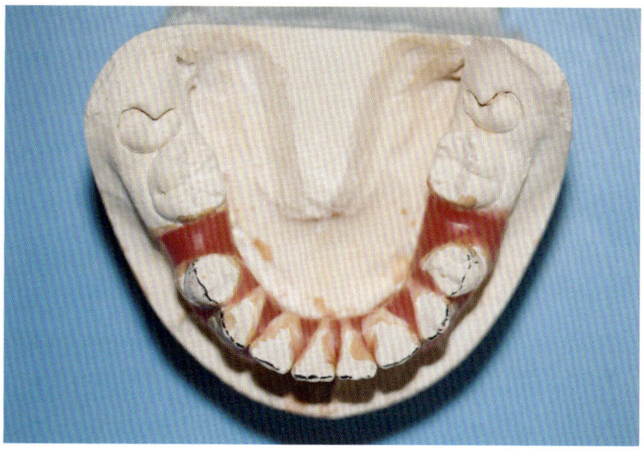

图5-11（续）

牙齿移动的类型（倾斜移动、近远中向移动、旋转移动、压入移动、伸长移动）、牙齿移动的量、实际排牙状态是由正畸或口腔颌面外科主诊医生依诊断及治疗上的需要决定的。

正畸技师的工作是将口腔模型的个别牙齿加以分割，用蜡把牙齿固定（依治疗前错𬌗的状态排列），即完成组合模型的工作模型，然后再由主诊医生排列。或者，正畸技师按照主诊医生的指令进行排牙。

（三）数字化模型

不易被破坏或受物理磨损，需要存储空间小、成本低、资料调取方便，远程传输、便于共享交流，易于实现模拟治疗，可快速成型，可通过口内数字化印模或扫描模型获得，用来辅助正畸诊断、无损性数字排牙、虚拟正畸排牙、个性化矫治器定制和间接粘接，正畸疗效的三维评估（图5-12）。

五、活动矫治器的模型设计

（一）活动矫治器的应用范围和优缺点

1. 应用范围

（1）倾斜移动牙齿：扩大牙弓、唇舌向移动牙齿、近远中移动牙齿，减少覆𬌗、覆盖。

（2）牙周情况欠佳的错𬌗患者，使用固定矫治器有可能使牙周情况进一步恶化。

（3）对一些牙齿移动过程中将遇到严重𬌗干扰的病例，可以制作𬌗垫或前牙𬌗板来有效的消除𬌗干扰。

（4）用来做间隙维持器和保持器。

2. 优点

（1）支抗充足，通过与腭部组织接触而增加支抗。

（2）较短的椅旁操作时间，技工室制作即可。

（3）矫治器就位简单、迅速，仅需少量调整。

（4）可用于混合牙列，避开即将脱落的乳牙。

（5）易于维护良好的口腔卫生。

3. 缺点

（1）它使牙齿做倾斜移动，很难做到在三维空间实现牙齿的移动。需要倾斜移动之外的其他移动方式时，需联合固定矫治器。

（2）只能移动少数牙，如需多数牙移动，则疗程要相对延长。

（3）用活动矫治器实现后牙前移并保持正常

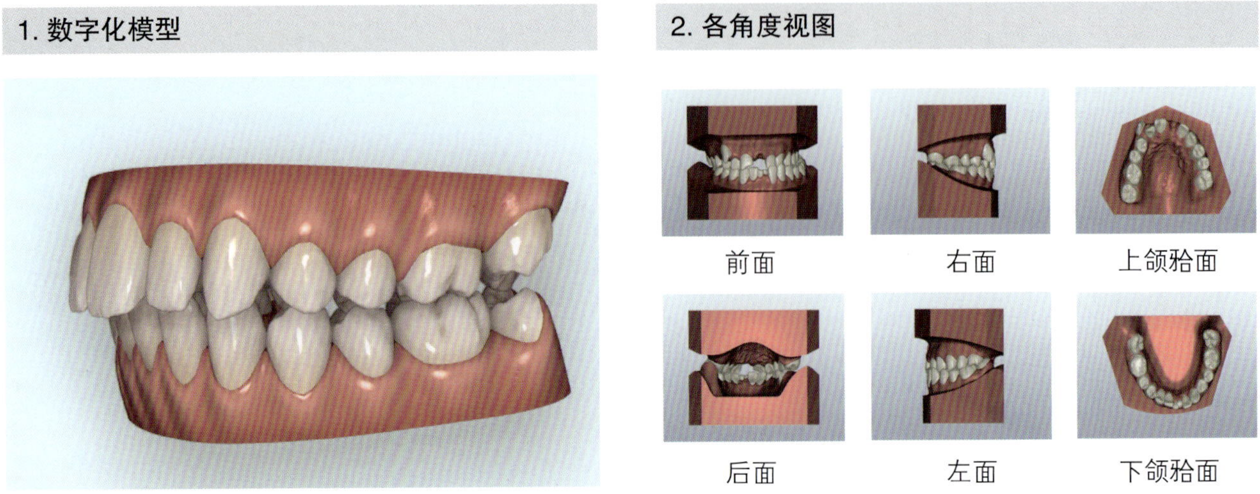

图5-12 数字化模型

的牙轴和邻接关系是很难的。

（4）活动矫治器可自行取下，故其疗效与患者的合作程度有关。若患者未按医嘱佩戴矫治器，则无法达到预计的治疗效果。

（5）尽管患者可以取下活动矫治器并清理干净，但其口腔健康状况也会受到影响。

（6）影响发音。

（7）需要送正畸技工中心制作。

（二）活动矫治器的设计原则

1. 固位力的大小与固位部件的数量成正比，当功能部件增多时，需适当增加固位部件的数量。

2. 调整抗基牙的分散程度，抗基牙越分散，各固位部件间的互相制约作用越强。

3. 固位部件分布呈矩形或三角形；必须前后部分都有固位装置，可以在最大程度上避免矫治器摆动。如前部固位体放置在上颌中切牙上或尽可能地向前延伸，成方形、三角形。

4. 提供牙齿移动所需要的间隙。

（三）活动矫治器加强支抗的方法

1. 增加支抗牙齿的数量，在活动矫治器上增加卡环或邻间钩等固位装置。

2. 增大活动矫治器的基托面积，保持与组织面的密贴。

3. 将支抗牙连成一整体以增强支抗作用。

4. 在应用颌内、颌间支抗的同时，加用口外唇弓、头帽、唇挡等来增加支抗。

六、画观测线填倒凹

根据设计，在模型上确定抗基牙的数量与位置、卡环、弹簧的类型和部位所在，利用观测仪检查各抗基牙及黏膜组织的倒凹情况，并绘制出各抗基牙的观测线的位置和组织倒凹的位置，以及基托的伸展范围。

（一）目的

1. 使矫治器顺利就位。

2. 提高戴矫治器效率。

3. 消除基托对牙龈的压迫。

（二）方法

去除不利倒凹的方法有填凹法和磨托法两种。这里仅介绍填凹法。

填凹法就是填补模型上妨碍矫治器就位的不利倒凹。包括基牙倒凹和组织倒凹。填凹法是目前最常用的去除不利倒凹的方法。

1. 填凹材料：可选用石膏、磷酸锌粘固剂及蜡等材料，由于正畸矫治器多为自凝树脂制作，因此常用蜡作为填凹材料。

2. 填塞的部位：基托覆盖区内所有牙舌面的倒凹区以及龈缘区；妨碍矫治器就位的软组织倒凹；骨尖处和硬区等处。矫治器覆盖区内的小气泡或缺损。

3. 方法与步骤：

（1）上观测台，常选用平均倒凹法，即矫治器垂直就位。

（2）根据就位方式画导线，导线𬌗方为非倒凹区，导线龈方为倒凹区，坚硬的树脂材料不能进入此区域，否则影响就位。

（3）填倒凹：先将工作模型浸泡于清洁水中约10分钟，把模型从水中取出后用毛巾擦干，然后用调拌刀取调好的石膏材料涂布于需填塞的倒凹区内，把模型放在手里画出观测线，将多余石膏去掉。然后用小排笔从龈方向𬌗方将其表面抹光。从龈缘向𬌗面方向填补倒凹。填塞材料要适量，如果填补过多，虽然矫治器就位方便，但易使基托和基牙间存有间隙，容易造成食物嵌塞。如果填补不足，容易造成倒凹较大，影响矫治器的戴入和摘取。

用蜡填塞倒凹的方法与石膏法基本相同（图5-13），工作模型无须浸泡。

1. 上观测台，平均倒凹

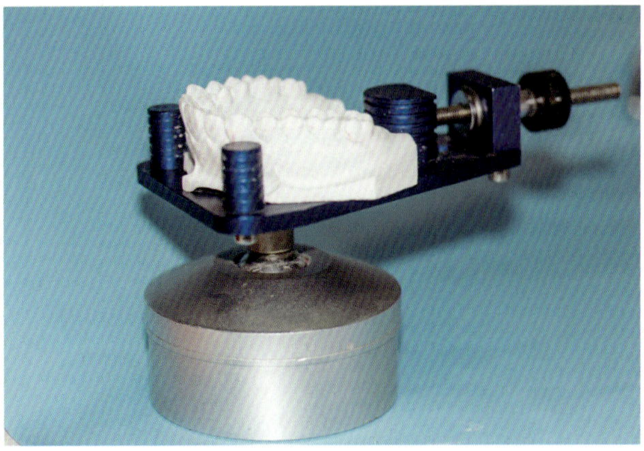

2. 殆面观

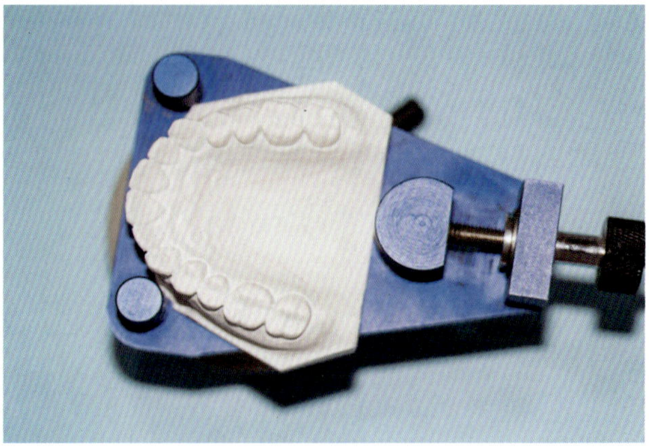

3. 画上颌模型倒凹

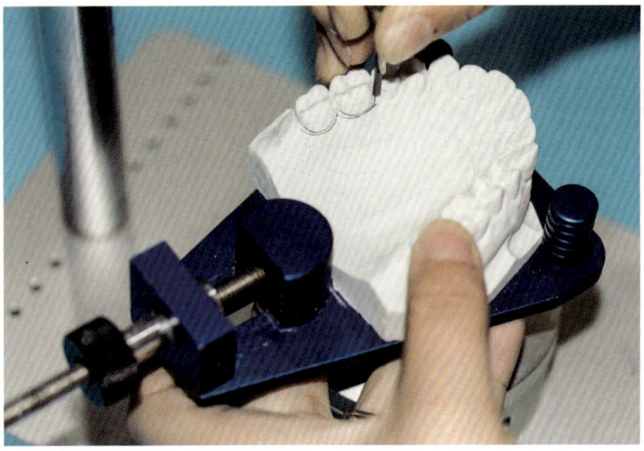

4. 画上颌模型倒凹

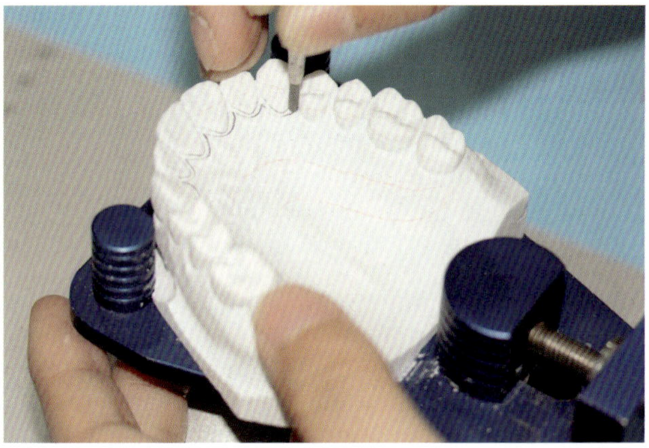

5. 完成上颌导线

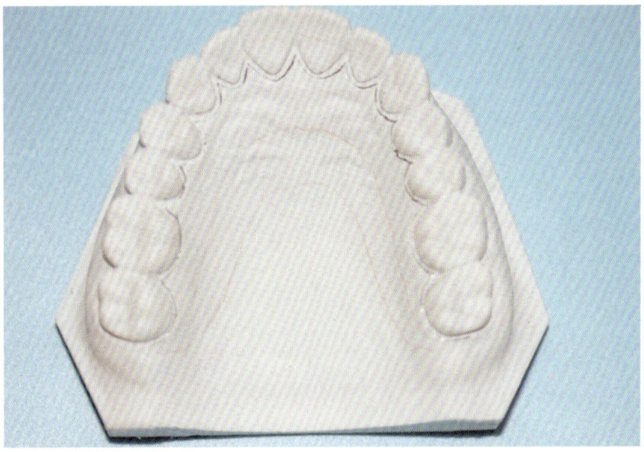

6. 蜡填补倒凹

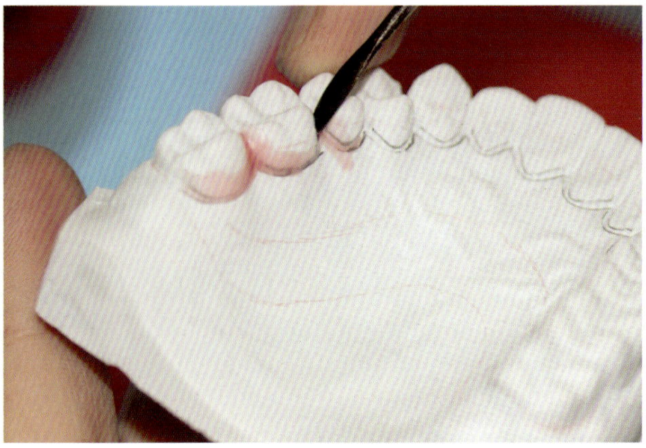

图5-13　画观测线填倒凹

7. 刀片沿龈缘弧度修整

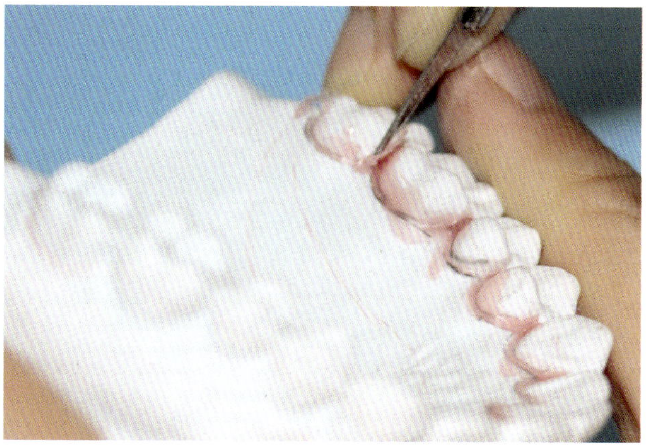

8. 修整完成

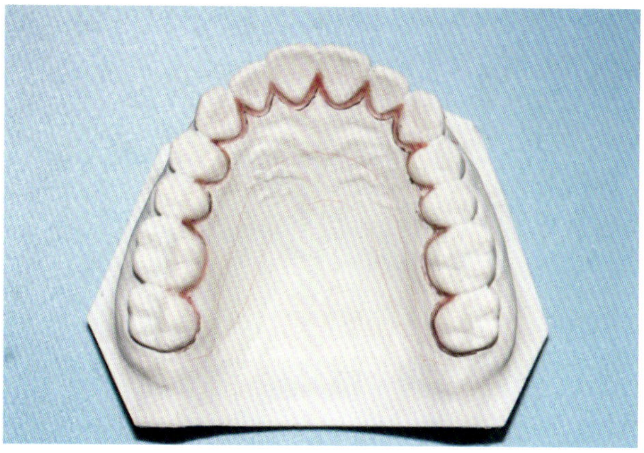

9. 同法画下颌导线

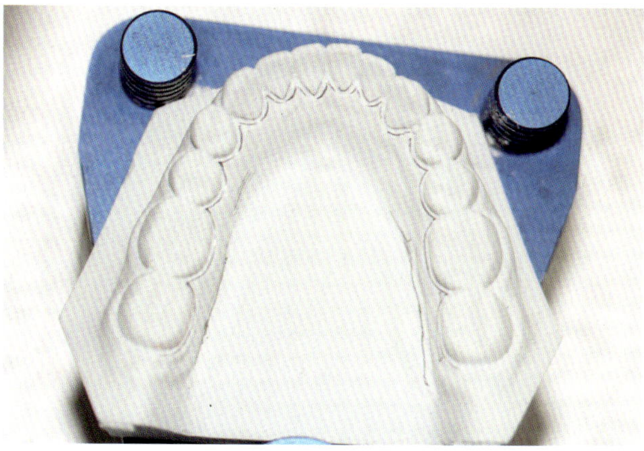

10. 下颌填倒凹

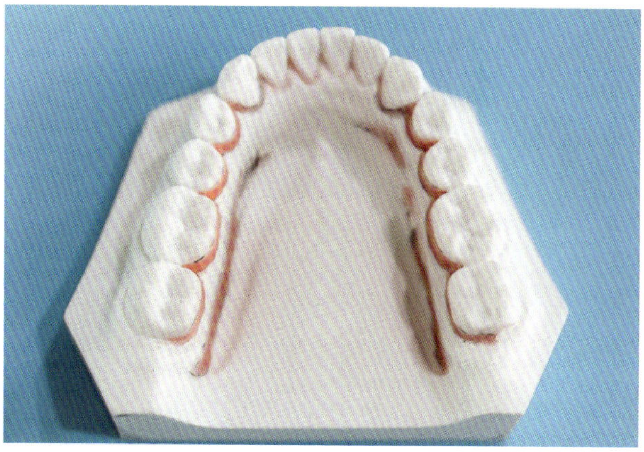

11. 局部放大

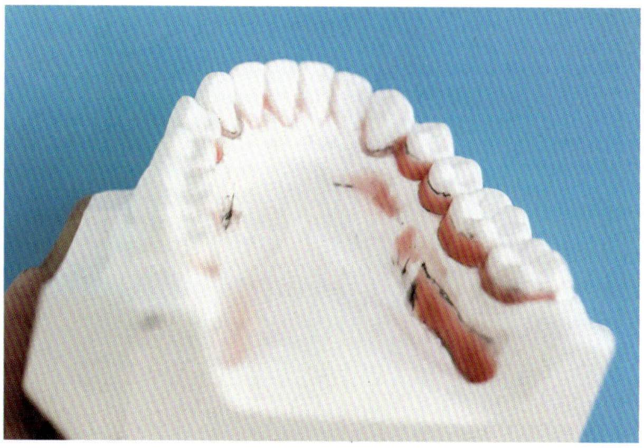

图5-13（续）

七、铺蜡技术

在矫治器不与牙齿、口腔组织接触的部位，必须在正畸钢丝弯制前或树脂涂塑之前先铺蜡。

下文以前庭盾为例（图5-14）。

1. 第一层铺蜡填倒凹：用蜡填补上下牙槽颊侧部分的倒凹，注意前庭盾边缘与口腔黏膜接触的部位不加蜡，保证边缘密合

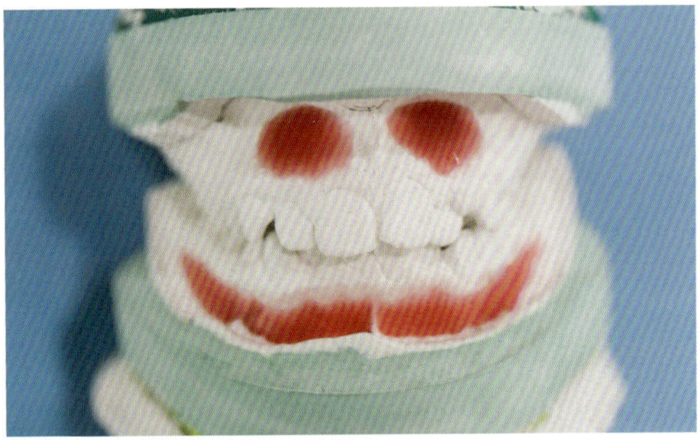

2. 第一层铺蜡的部位：示意图1

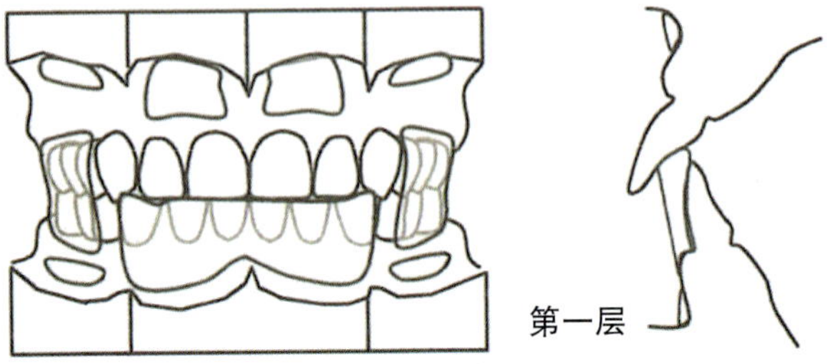

3. 第二层铺蜡的部位：用蜡将前牙的覆盖以及从尖牙开始到第一磨牙或第二乳磨牙远中区域的颊侧咬合部位填平封闭（正面观）

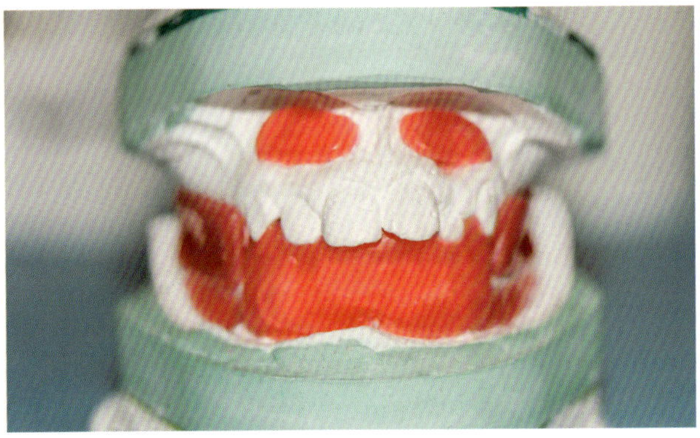

4. 第二层铺蜡的部位（侧面观）

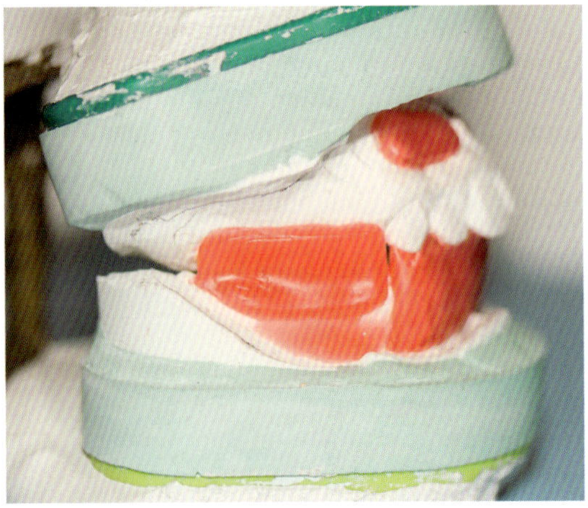

5. 第二层铺蜡的部位：示意图2

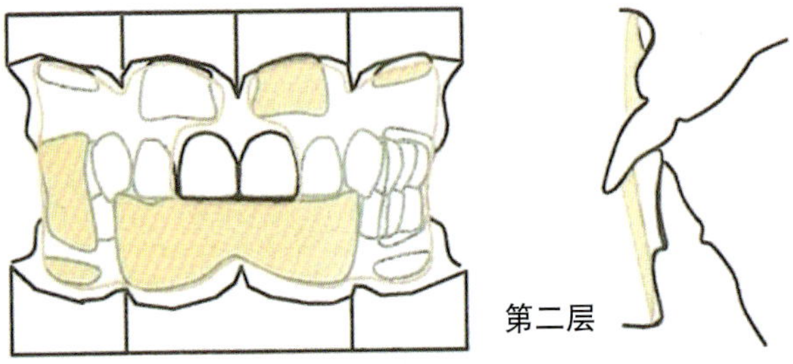

6. 第三层铺蜡的部位：除中切牙区或中切牙区、侧切牙区及该区域牙槽牙龈黏膜暴露外，均匀铺一层蜡，然后用喷灯吹拂蜡片使之平整光滑（正面观）

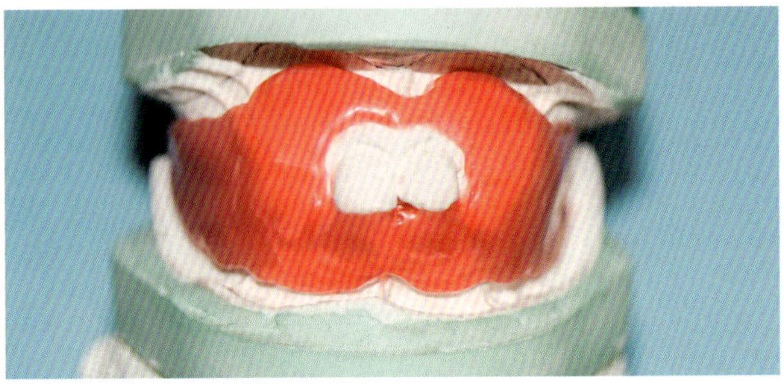

图5-14 铺蜡技术

7. 第三层铺蜡的部位（侧面观）

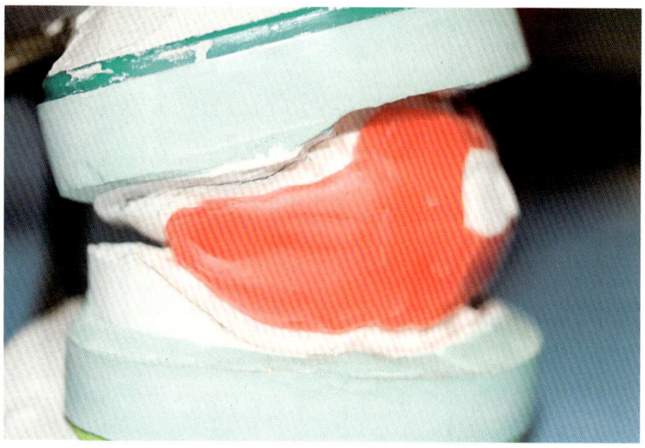

8. 第三层铺蜡的部位：示意图3

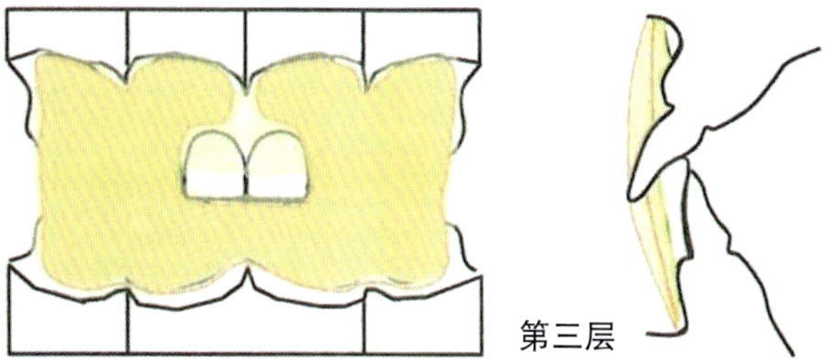

9. 第四层铺蜡的部位：再均匀铺一层蜡（正面观）

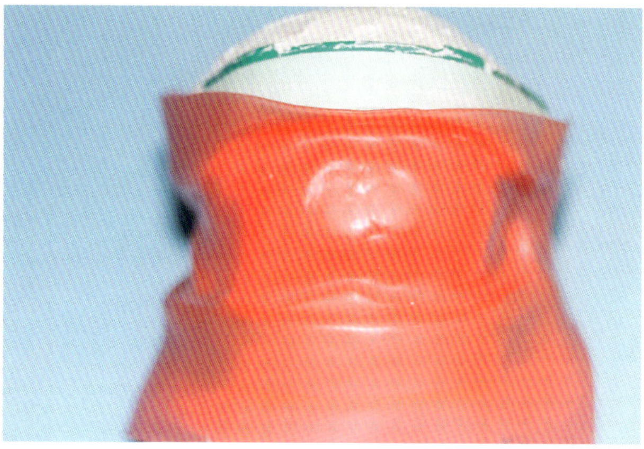

10. 第四层铺蜡的部位（侧面观）

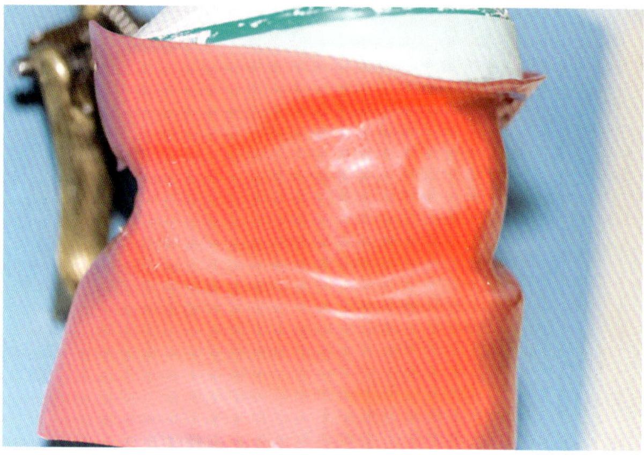

11. 第四层铺蜡的部位：示意图4

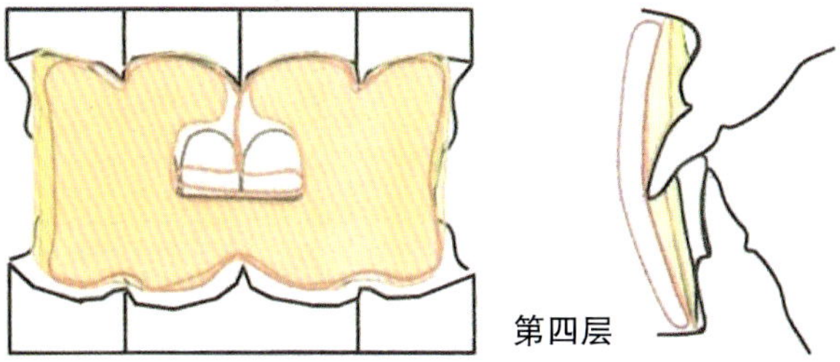

12. 去除前庭盾边缘与口腔黏膜接触部位的蜡，保证边缘密合，暴露前牙切缘（正面观）

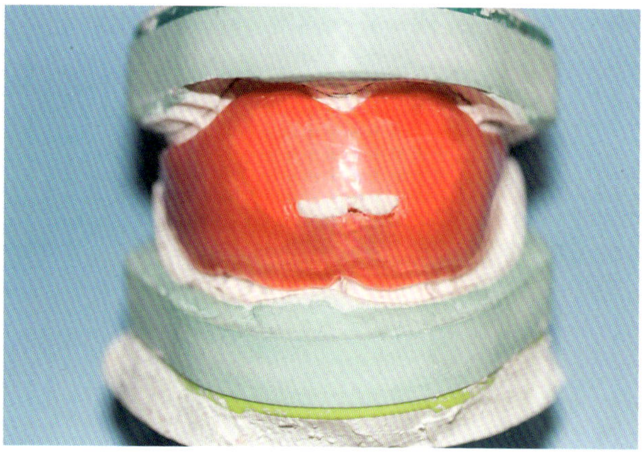

图5-14（续）

13. 去除前庭盾边缘与口腔黏膜接触部位的蜡，保证边缘密合，暴露前牙切缘（侧面观）

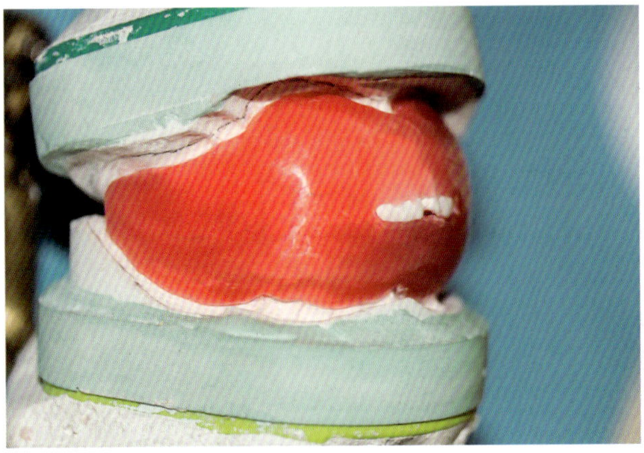

图5-14（续）

按照设计的外形轮廓线圈定的区域铺蜡。盾的内侧面只有中切牙区或中切牙区、侧切牙区（包括该区牙槽黏膜）与组织面接触，因此铺蜡片从尖牙开始至第一磨牙或第二乳磨牙远中的区域，厚度为2.0~4.0mm（即制作完成的前庭盾的内侧面离开牙弓颊面2.0~4.0mm），同时在中切牙区或中、侧切牙区及该区域牙槽牙龈黏膜的蜡片应做暴露，然后用喷灯吹拂蜡片使之平整光滑。

八、上𬌗架

𬌗架又名咬合架，是在口外用来显示牙领关系的一种仪器。上𬌗架是口腔正畸工艺工作中不可缺少的步骤。需要上𬌗架的矫治器有：上颌平（斜）导矫治器、上颌𬌗垫式活动矫治器、下前牙塑料联冠斜面导板矫治器、前庭盾、Twin-Block矫治器和FR矫治器等。𬌗架分为简单𬌗架、平均值𬌗架、半可调节式𬌗架和全可调节式𬌗架。在口腔正畸矫治器制作过程中，一般多用简单𬌗架。

（一）简单𬌗架的结构

简单𬌗架由上颌体、下颌体、固定上颌体的调节螺丝、连接上下颌体的穿钉螺丝及调节上下颌体间距的升降螺丝等部件构成。

（二）上𬌗架的方法及步骤

如图5-15所示。

九、涂分离剂技术

一般在涂塑树脂之前，必须涂分离剂，以便装置容易取下，防止基托组织面黏附有石膏而难以去

1. 核对蜡𬌗记录正确后，玻璃胶后牙区固定

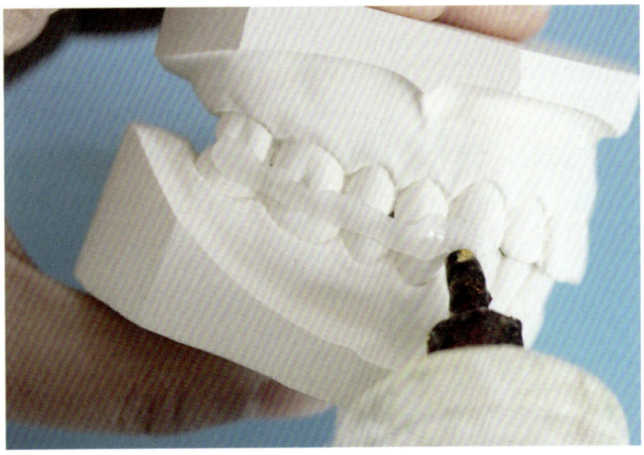

2. 核对蜡𬌗记录正确后，玻璃胶前牙区固定，达到三点固定

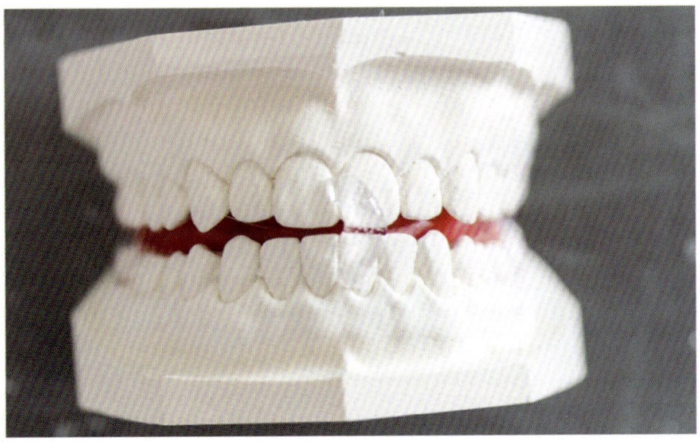

图5-15 上𬌗架

3. 选择合适高度的简易殆架，下颌体加石膏

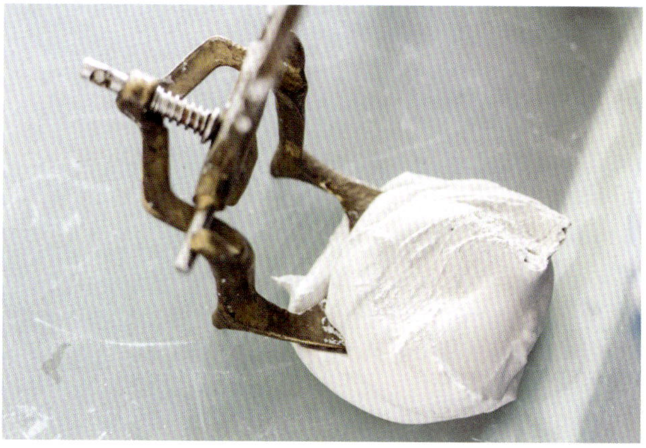

4. 放入固定好的上下颌模型

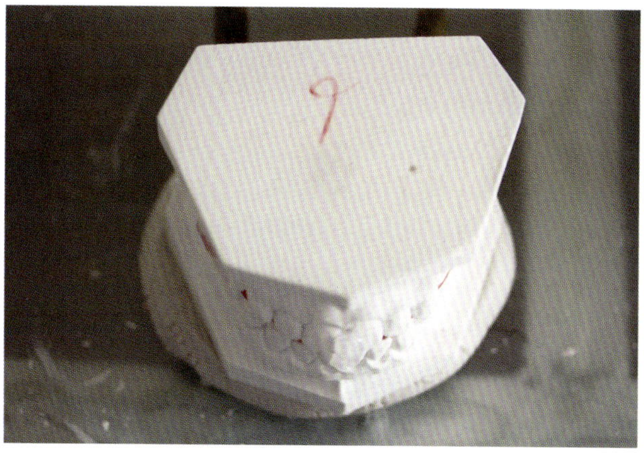

5. 修整下颌模型周边石膏

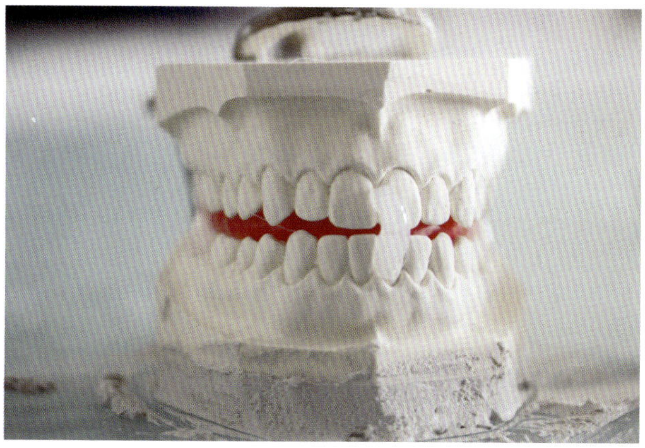

6. 固定上颌模型

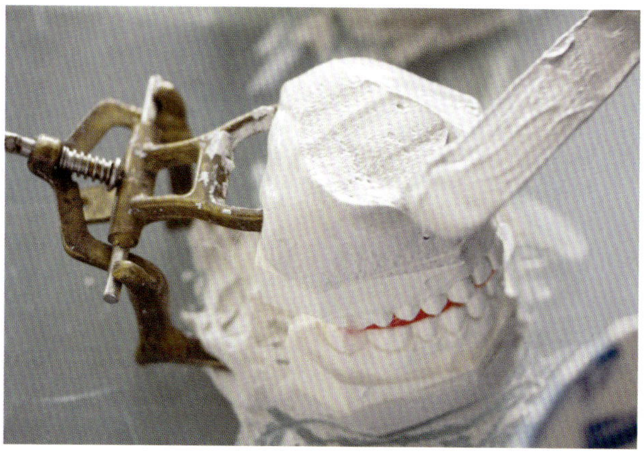

7. 侧方上殆架

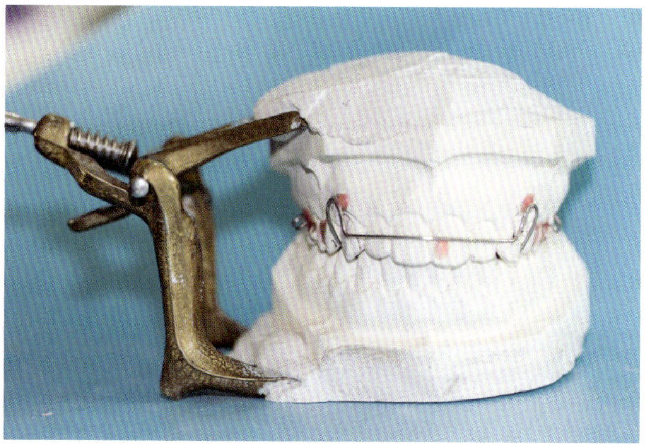

8. 侧方上殆架，如带翼扩弓矫治器（后方观）

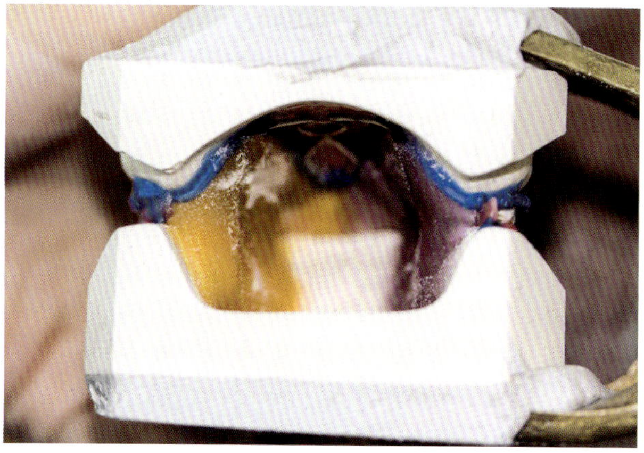

图5-15（续）

9. 建议使用金属垫圈上𬌗架，在底座上安装带磁铁的配套底盖便于取下，方便制作

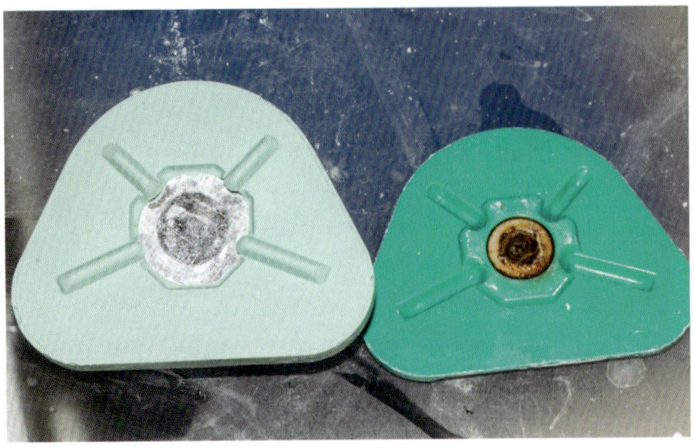

10. 模型加带金属垫片的底座

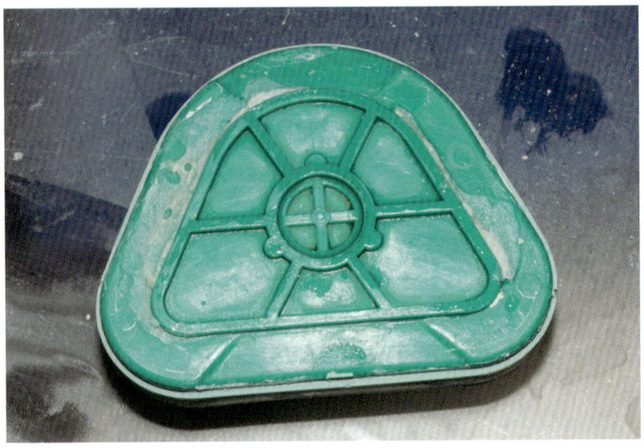

11. 常规上𬌗架

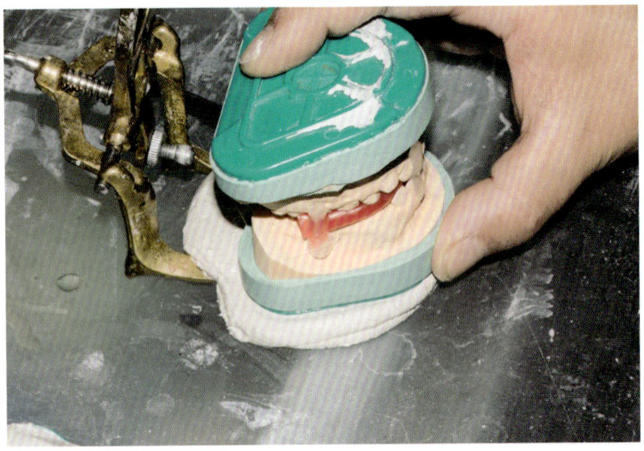

12. 上𬌗架完成

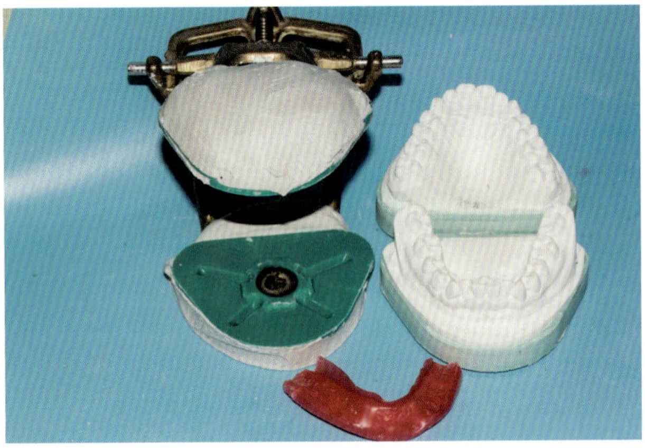

13. 前牙打开1~2mm

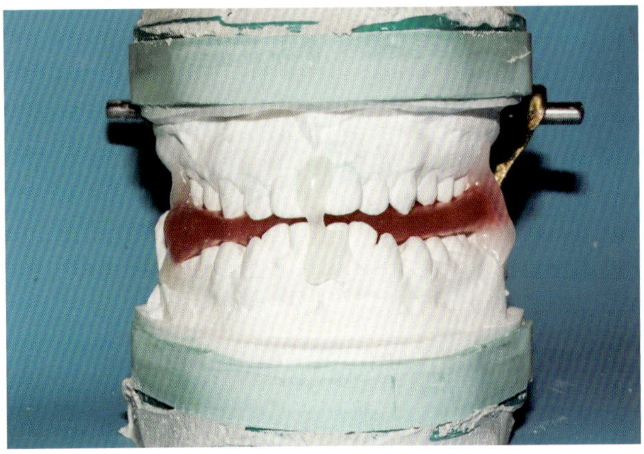

14. 后牙打开与前移距离一共8~10mm

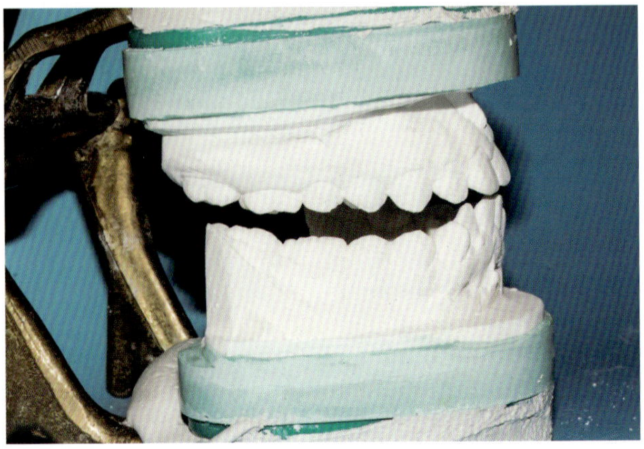

图5-15（续）

15. 反殆病例尽量后退至对刃

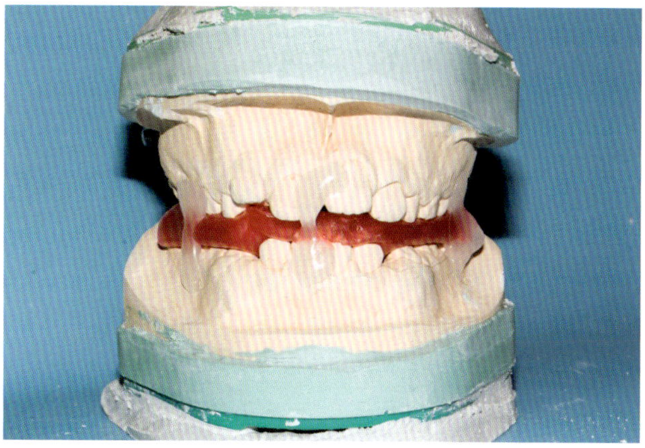

图5–15（续）

除，残留的石膏将会刺激黏膜组织，引发炎症，正畸工艺技术常用藻酸盐类分离剂（图5–16）。石膏表面的分离剂涂布要均匀，不能局部过厚，切勿反复涂擦，以免破坏已形成的薄膜，如果先固定卡环后涂分离剂，注意连接体部位不能涂分离剂，否则影响与树脂基托的结合。

十、机械性活动矫治器各类卡环弯制技术

机械性活动矫治器通常由塑料基托和不锈钢丝组成（表5–1）。

卡环弯制要求：

1. 根据制作设计的要求，弯制相应类型和形式的卡环。

2. 弯制卡环时，用技工钳夹持和固定钢丝的一端，另一端用手指推弯钢丝成型。

3. 弯制的卡环在模型上比试时，应轻轻接触，

1. 涂分离剂

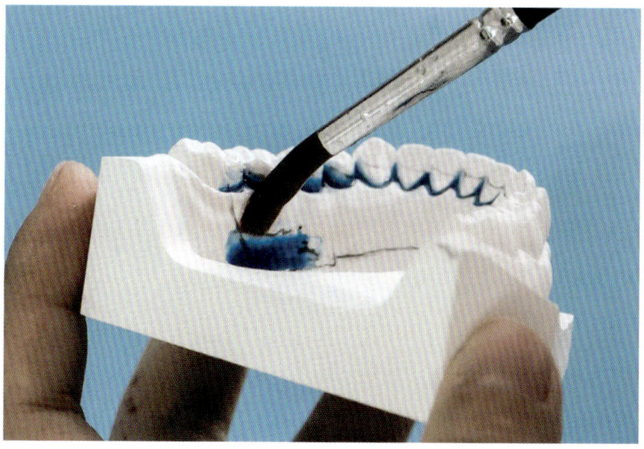

2. 完成

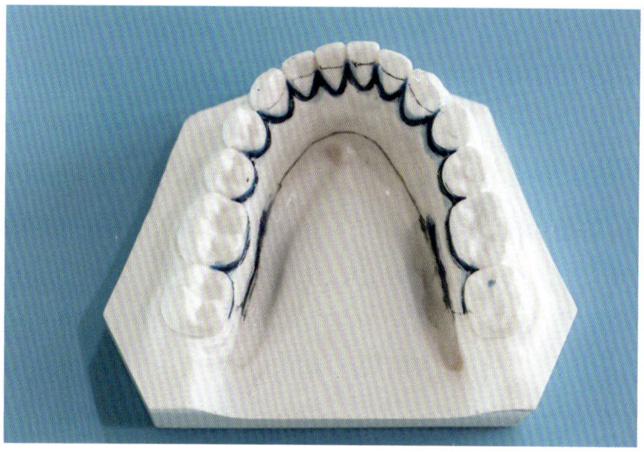

图5–16　涂分离剂

表5–1　机械性活动矫治器的组成

基本结构	作用	临床常用的装置
固位部分	位于支抗基牙上，防止矫治器脱位的	1. 单臂卡环 2. 邻间钩 3. 箭头卡环
功能部分（作用部分，也称加力部分）	是矫治器对错位牙发生力量的部分，对需要移动的牙给予矫治力的部分，是直接起矫治作用的部分	1. 双曲唇弓 2. 双曲舌簧 3. 扩弓簧 4. 扩弓螺旋 5. 纵簧、圈簧、指簧、爪簧等
连接部分	把活动矫治器的加力部分和固位部分连成一整体，以便发挥矫治力的作用	1. 基托或环托 2. 唇弓和舌腭杆

勿损坏模型，以免影响义齿的就位。

4. 弯制卡环时，应缓慢用力，卡环的各转角处应圆钝，避免形成锐角；尽量选用对钢丝损伤小的器械，减少钳夹的痕迹。

5. 卡环臂的弹性部分应位于基牙的倒凹区，呈圆弧形，卡环的坚硬部分应放在基牙的非倒凹区，与模型密合。

6. 卡环的连接体应离开黏膜0.5~1.0mm，以便能被塑料完全包埋。

7. 卡环臂的尖端用磨头调磨圆钝，防止摘戴时刺伤口腔组织。

（一）单臂卡环

1. 基本组成

只有一个卡臂，是一种临床常用的形状如C形的卡环。多用于磨牙、前磨牙，有时可用于前牙。

2. 制作要求

单臂卡环主要是利用支抗牙的唇、颊面颈部及邻间隙的倒凹区产生固位作用。对于冠未全萌的恒牙及乳磨牙倒凹小者，其卡环臂应尽量位于牙颊面靠颈缘处，且游离末端必须进入该牙与邻牙接触点之下倒凹区内，才能起到一定的固位作用（图5-17）。

1. 画出基托范围，确定卡环设计

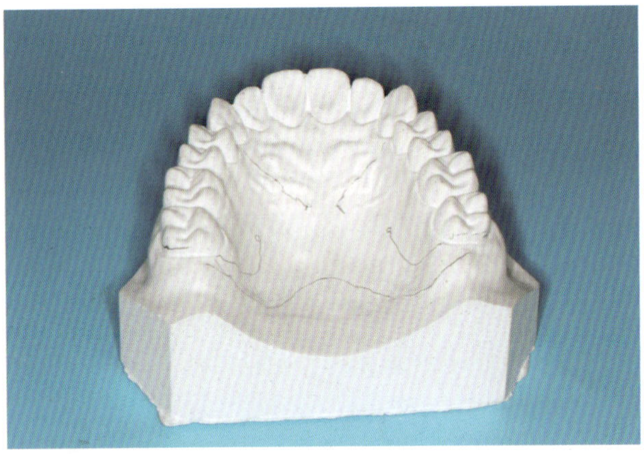

2. 在模型上标记单臂卡位置

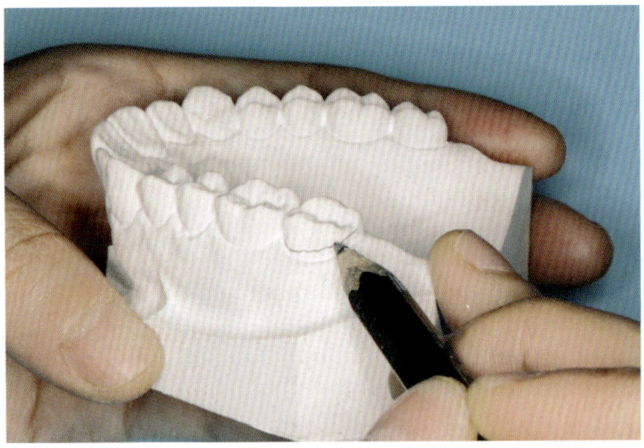

3. 模型预备：用雕刻刀修整颈缘线，将基牙近中邻间隙接触点稍下方的石膏刮除0.5mm，以增强固位

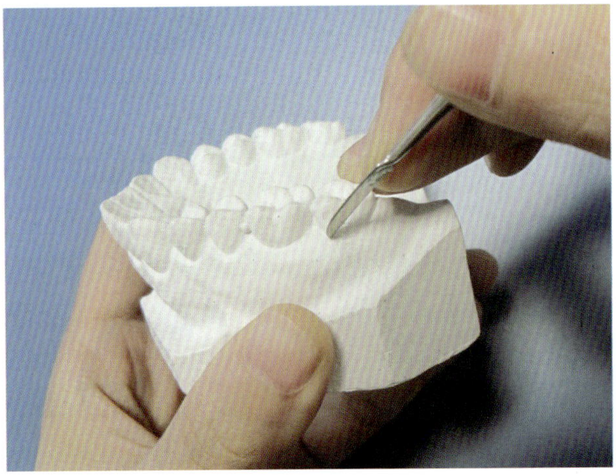

4. 卡环臂的形成：取一段直径0.8mm或0.9mm不锈钢丝，长度根据牙的大小及部位而定，其一端磨圆钝，用鹰嘴钳将钢丝从牙齿颊侧变成合适弧度，形成与颈部贴合的卡环臂

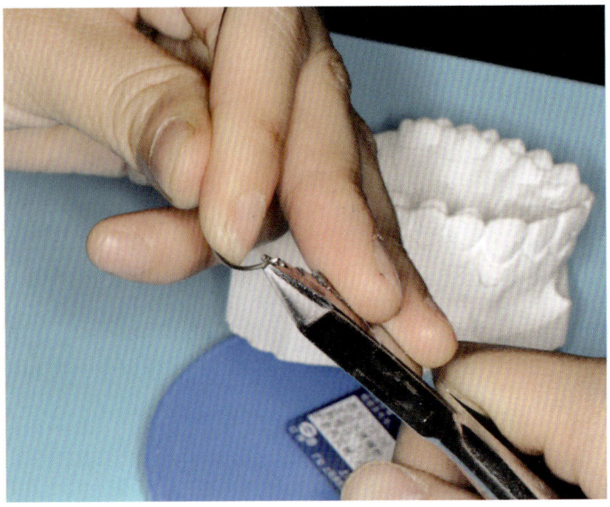

图5-17 单臂卡环的弯制

5. 连接体的形成：将钢丝在邻间隙处弯向颊外展隙，沿殆外展隙，舌外展隙到舌侧组织，形成连接体

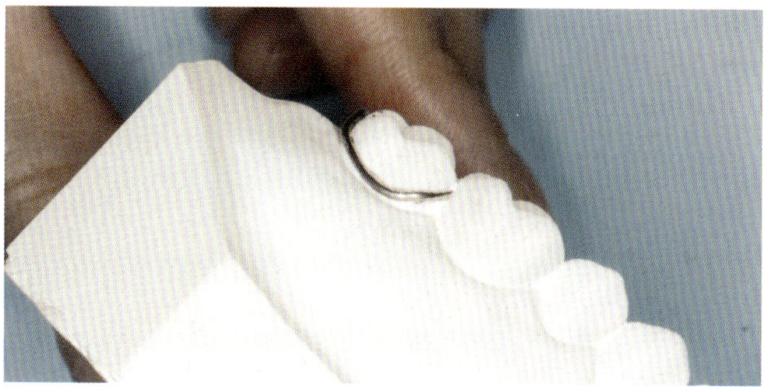

6. 连接体离开组织约0.5mm

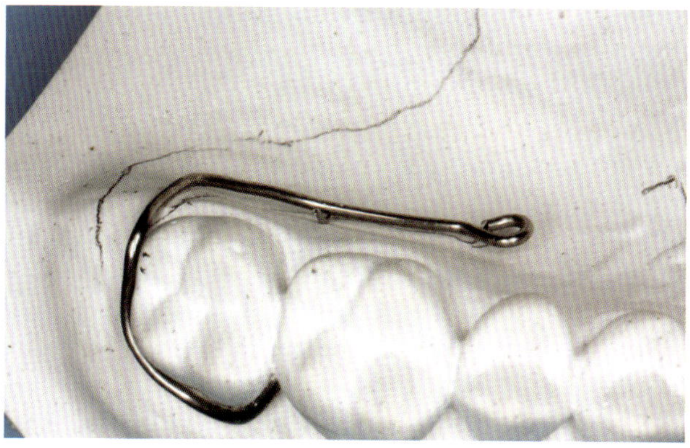

图5-17（续）

（二）邻间钩

1. 基本组成

是固位力较强的装置之一，又称颊钩。用于邻接关系良好的后牙及前牙上。利用卡环的钩状末端，在两牙的楔状间隙钩住邻接点。

2. 制作要求

取一段直径0.7~0.9mm不锈钢丝，用梯形钳或尖头钳将钢丝末端弯成直角状的钩，长为0.5~1.0mm，钩的末端磨圆钝，置入邻间隙近龈端；或钢丝末端加焊银成小球状，或将钢丝末端弯成小圆圈，或可直接购买成品邻间钩，将球形末端置入两牙接触点的龈方，钢丝另一端，沿着两牙的颊外展隙，殆外展隙至舌侧组织面形成连接体（图5-18）。

（三）箭头卡环［又称亚当斯（Adams）卡环］

1. 基本组成

有两个类似箭头的突起，卡在牙颊侧的近远中

1. 模型预备：在两颗邻牙间放置邻间钩的部位，做模型预备，加强固位

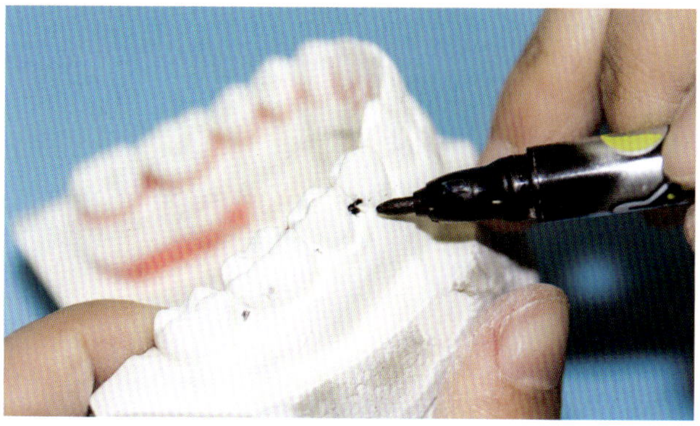

2. 用雕刻刀在放置邻间钩的两颗邻牙间的龈乳头，向接触点下刻去1.0mm

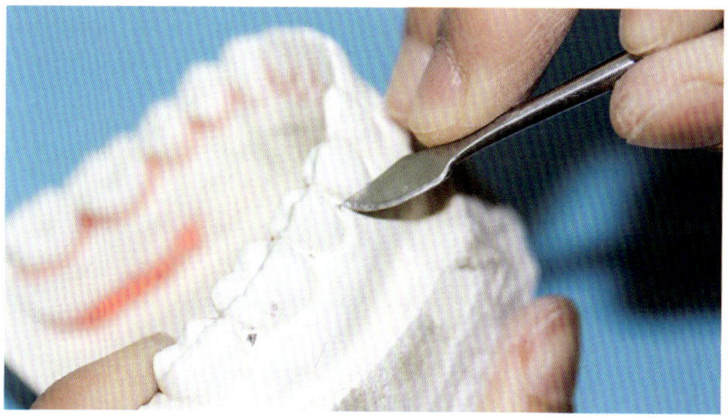

3. 置入邻间隙近龈端，钩的末端磨圆钝

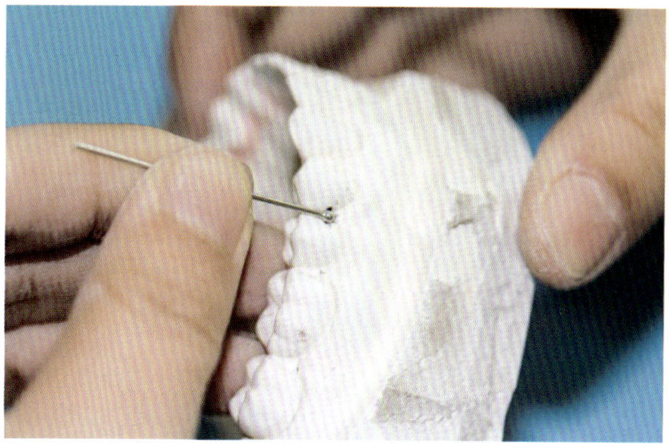

图5-18　邻间钩的弯制

4. 沿着两颗邻牙的颊外展隙、殆外展隙

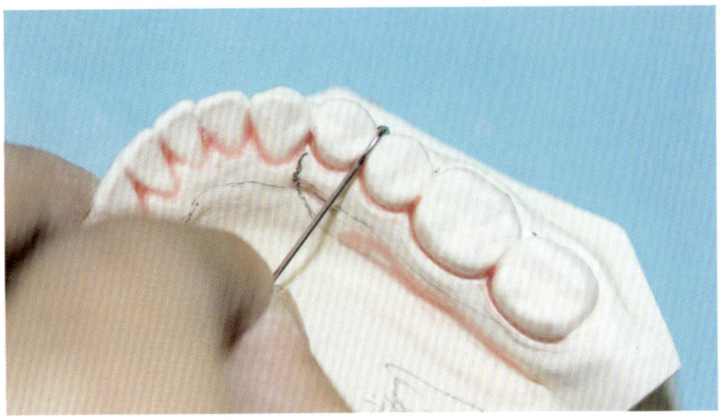

5. 至舌侧组织面形成连接体，离开黏膜0.5mm

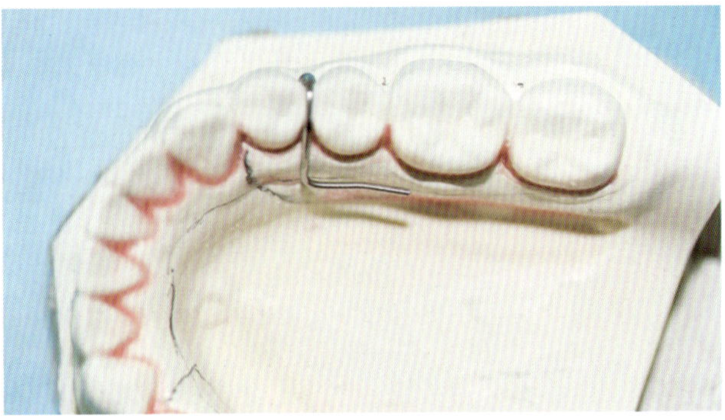

图5-18（续）

倒凹处，牙冠高大、倒凹明显的牙，卡环固位好。如倒凹不明显，则将箭头卡入两颗邻牙楔状隙内，抵住其两邻牙邻接点下的牙体组织以增加固位。两箭头间的横梁臂为直线形与牙列颊侧平行，不需要密合，可以有一定的距离，以便焊接颊管、钩或圈。

2. 制作要求

如图5-19所示。

1. 主要是利用卡环的箭头状部分，卡抱在基牙颊侧近远中倒凹区起固位作用。牙冠高大，倒凹明显者，固位好。多用于磨牙上。也可设计在前磨牙、尖牙、切牙上

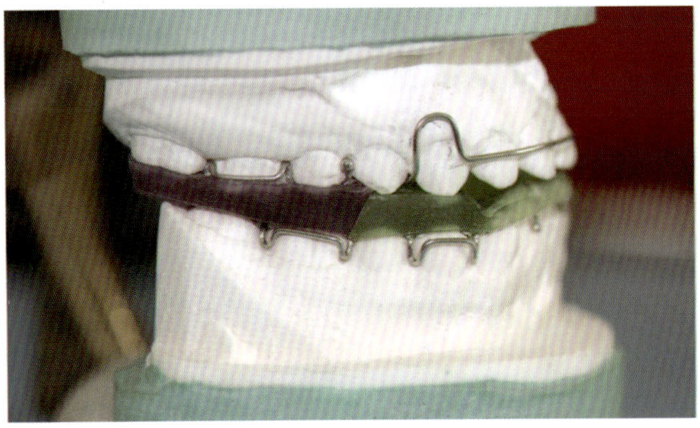

2. 模型设计：箭头卡环的箭头要求卡在邻接点下方的牙体组织上

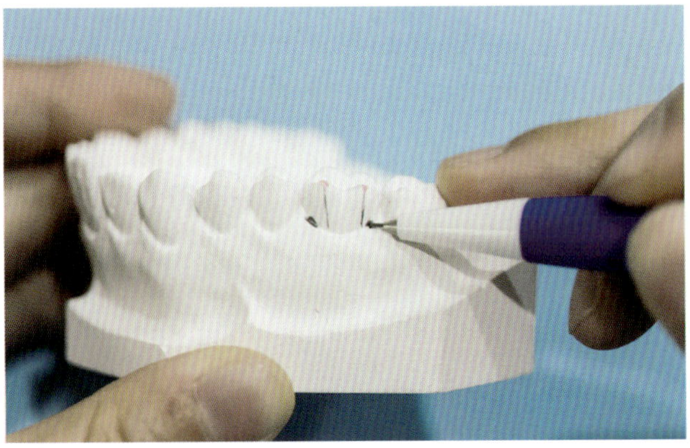

3. 模型预备：基牙邻接点下方的牙体组织刻去0.5~1mm

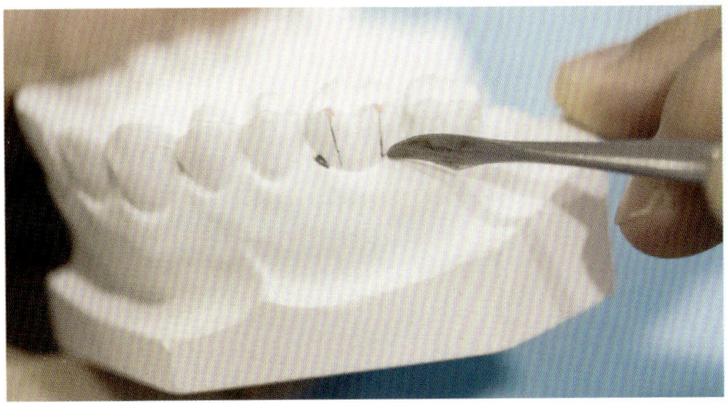

4. 取一段直径0.7~0.8mm的不锈钢丝，制作横梁，略窄于牙齿宽度，位于龈缘至牙尖高度的殆1/3处

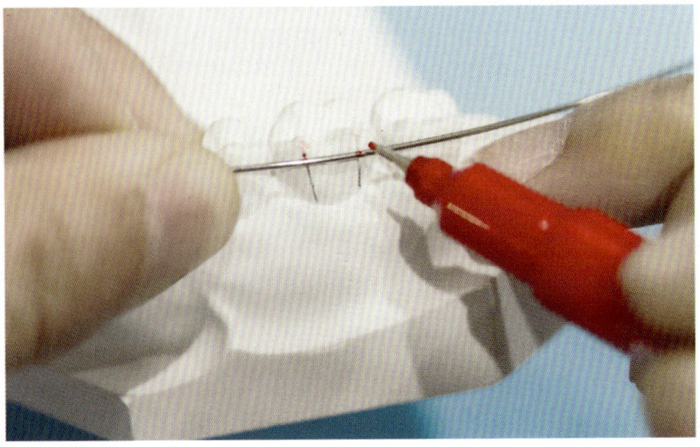

图5-19 箭头卡环的弯制

5. 形成第一个直角

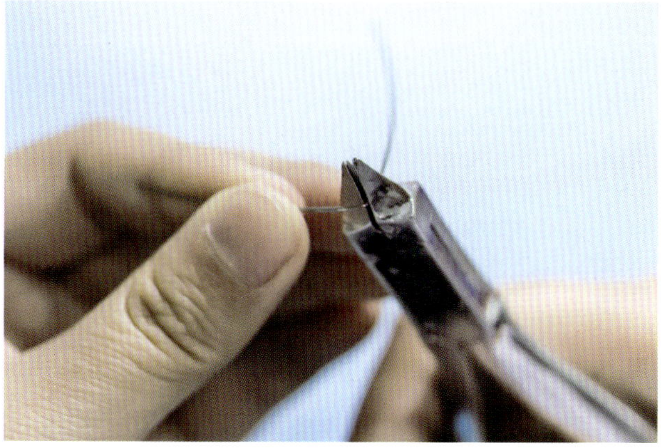

6. 形成第二个直角，完成横梁

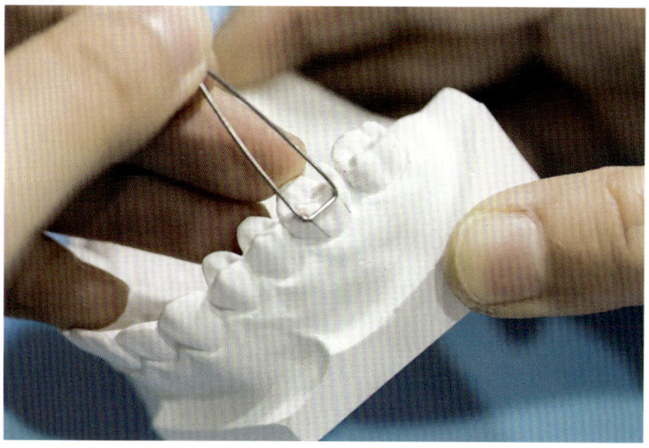

7. 弯制箭头

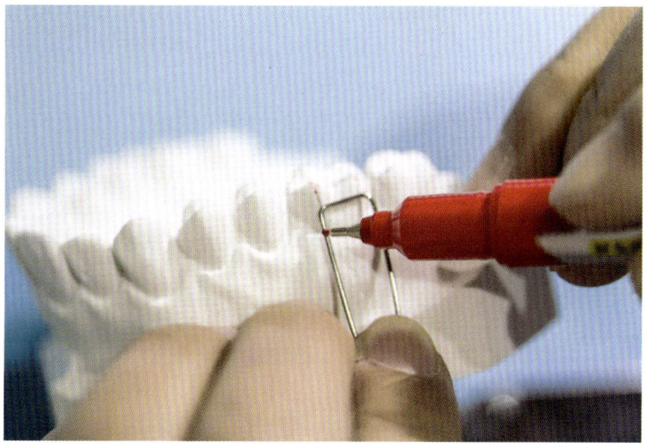

8. 形成两个箭头

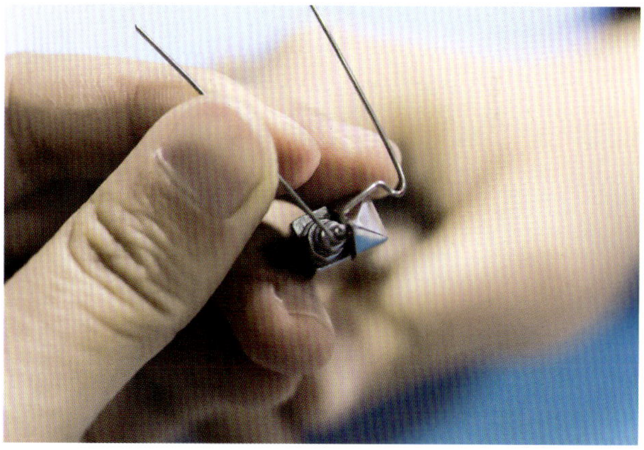

9. 调整箭头方向

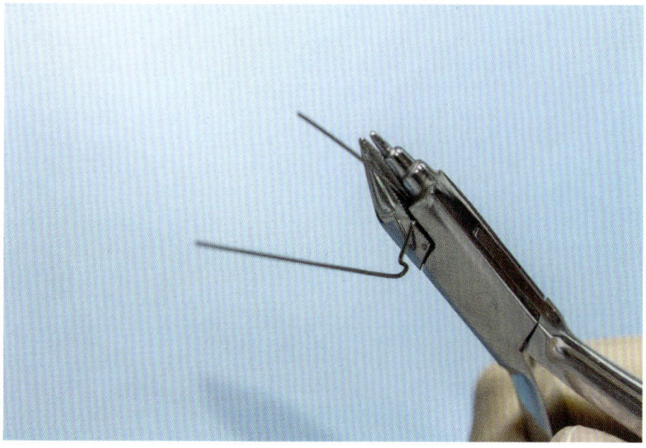

10. 将箭头放置在近远中龈间隙处，与牙长轴成45°，距离颊面的水平距离≤1.5mm

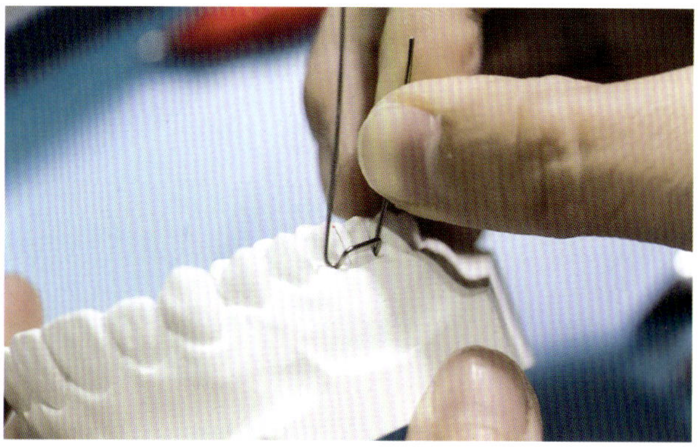

图5-19（续）

11. 将箭头放置在近远中龈间隙处（正面观）

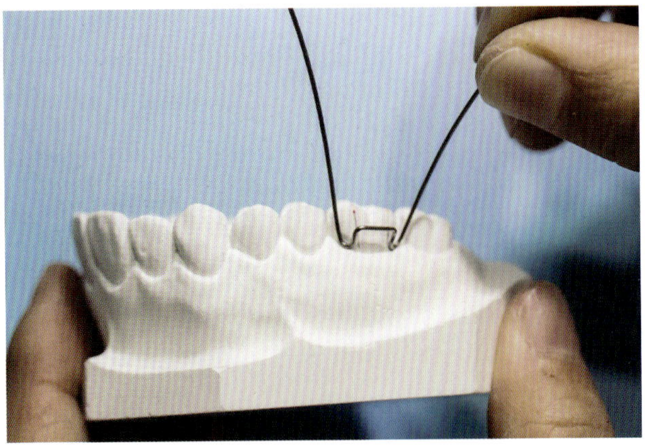

12. 近中箭头沿颊外展隙

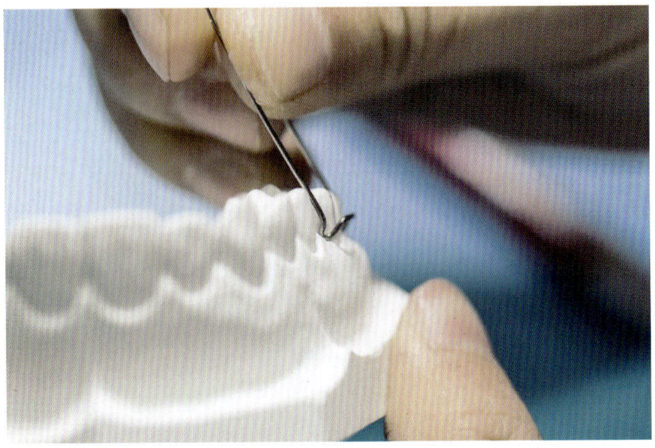

13. 近中箭头沿骀外展隙（做标记）

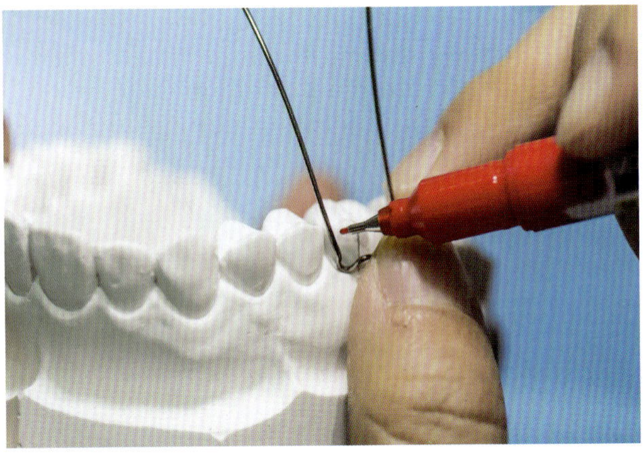

14. 完成骀面部分，要求尽可能贴合

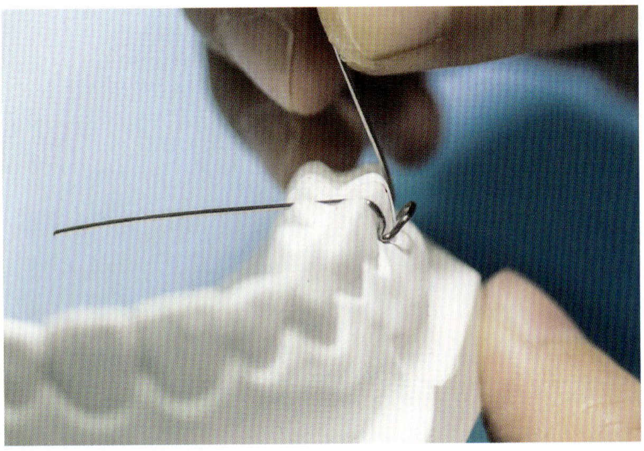

15. 近中箭头卡沿舌外展隙，形成连接体，离开黏膜0.5mm

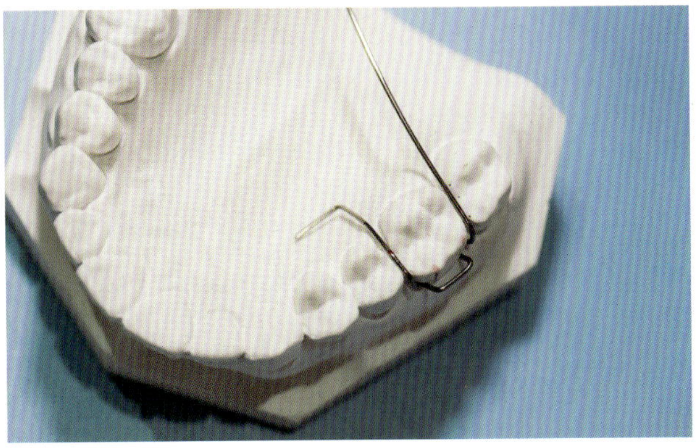

16. 同法完成远中箭头的连接体部分

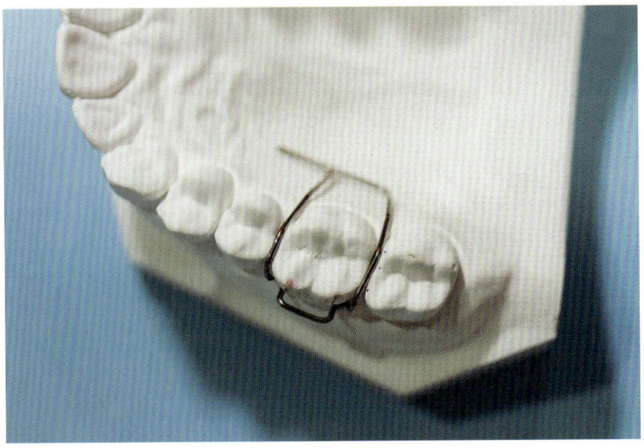

图5-19（续）

（1）箭头卡环必须包绕颊侧倒凹的近远中，卡环的箭头部分应刚好位于牙冠的近中颊角以及远中颊角处龈缘上方的倒凹。

（2）横梁不能设计得离磨牙颊面太近或太远，横梁部分应位于龈缘至牙尖高度的𬌗1/3处，且其距离牙齿颊面不超过1.5mm。

（3）邻面弓丝应恰好接触。这些特征既能实现良好固位又能使患者尽可能舒适，且方便临床医生和患者戴用。

（4）卡环的跨𬌗部分处应尽可能接近牙齿的邻面接触点，以便于其从腭侧基托伸到牙齿的颊面。

（四）双曲唇弓

1. 基本组成

唇弓水平段、两个U形曲和连接体，一般常用的双曲唇弓水平段的位置位于前牙唇面切1/3与中1/3交界处，弧度与前牙牙弓弧度一致，高位、中位、低位是根据唇弓水平段在前牙唇面位置的高低而定的。

2. 矫治原理

通过调节双曲，可使唇弓作用于牙弓前段来内收前牙，不调节时，则可用作固位。

3. 适应证（图5-20）

（1）关闭前牙间隙，缩小前部牙弓。

（2）矫治完成后的保持。

（3）有时可以在唇弓上焊接弹簧或牵引钩等附件矫治错位牙。

4. 双曲唇弓的弯制

（1）上颌双曲唇弓的弯制（图5-21）。

为使唇弓的水平部与牙齿紧密贴合，在弯制

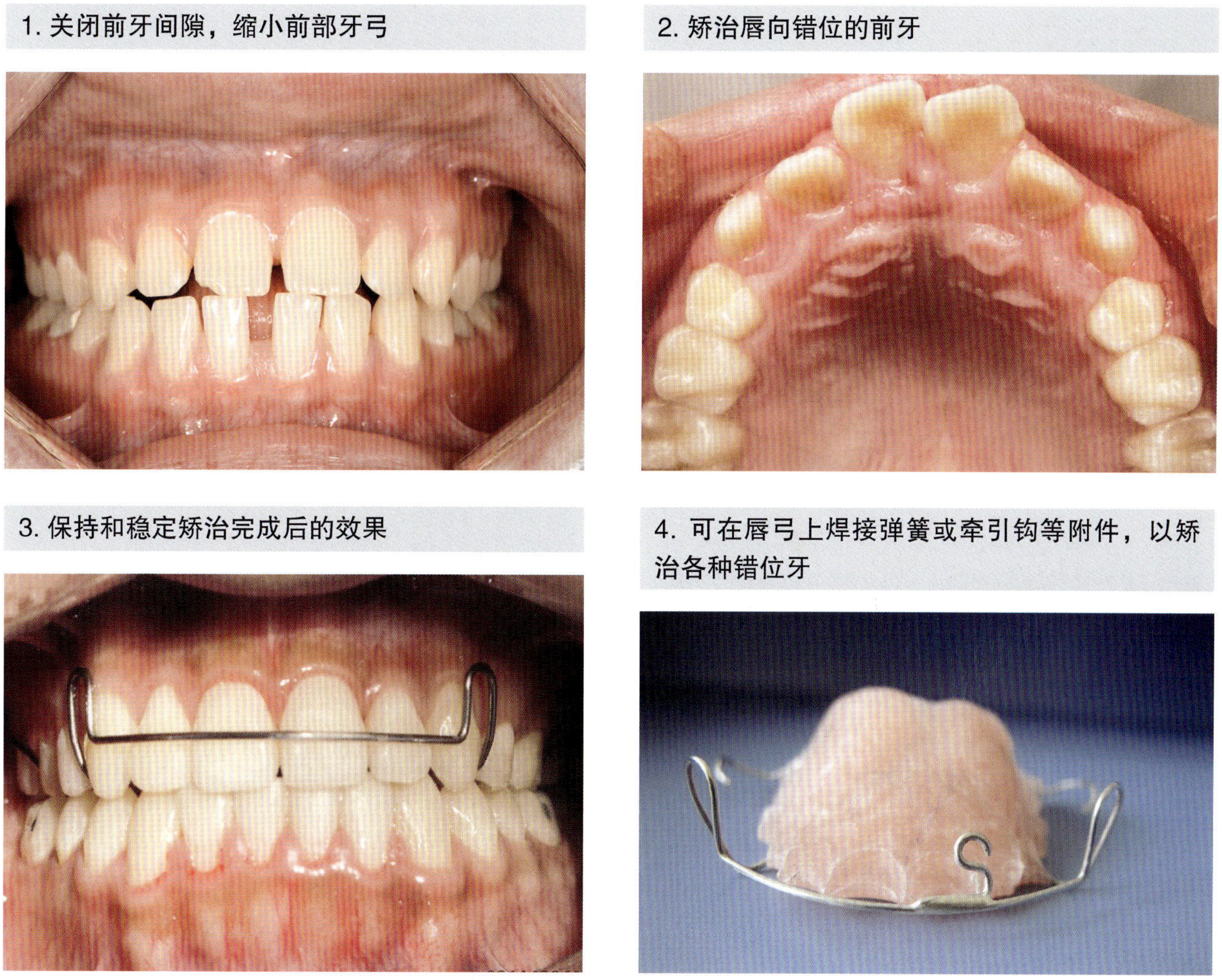
1. 关闭前牙间隙，缩小前部牙弓
2. 矫治唇向错位的前牙
3. 保持和稳定矫治完成后的效果
4. 可在唇弓上焊接弹簧或牵引钩等附件，以矫治各种错位牙

图5-20 双曲唇弓的作用

1. 常用直径0.7~0.9mm的不锈钢丝，唇弓的弯制可以从一侧开始，也可以从前牙区弧形段（唇弓的中部水平部位）开始，以中部开始弯制为例

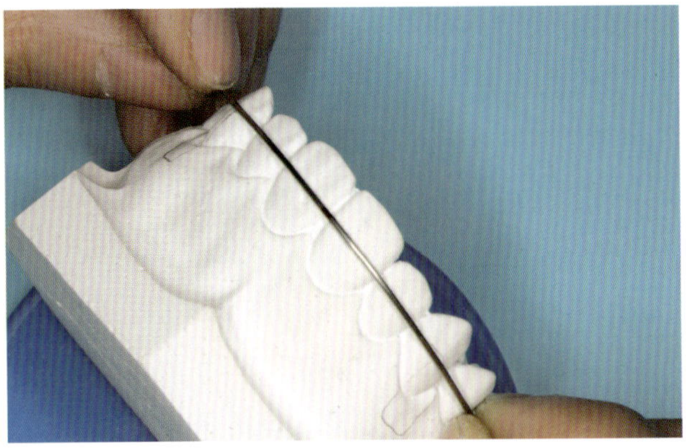

2. 标志外形线，取一段0.7mm不锈钢丝，弯制双曲唇弓的中部使其与切牙唇面最突点接触呈弧形，弓丝位于前牙中1/3处，形成唇弓水平部

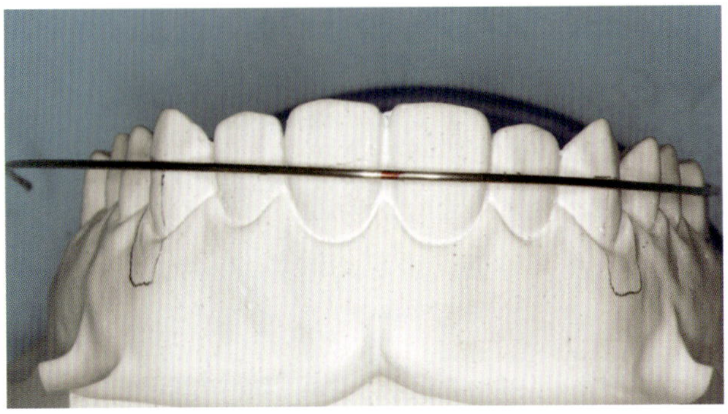

3. 在一侧尖牙近中1/3处，做标记

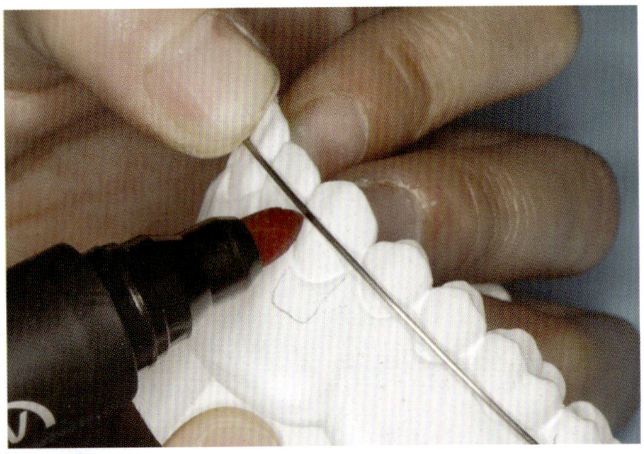

4. 在另一侧尖牙近中1/3处，做标记，向龈方直角转弯

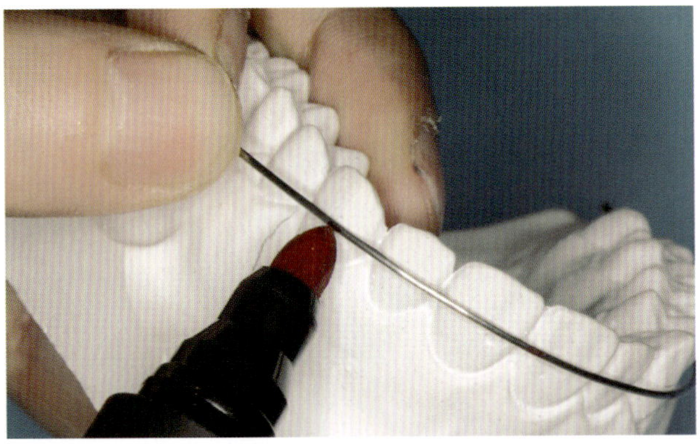

5. 唇弓的U形曲顶端距前庭沟黏膜转折处2~3mm（或顶端距尖牙龈缘4~5mm），做标记

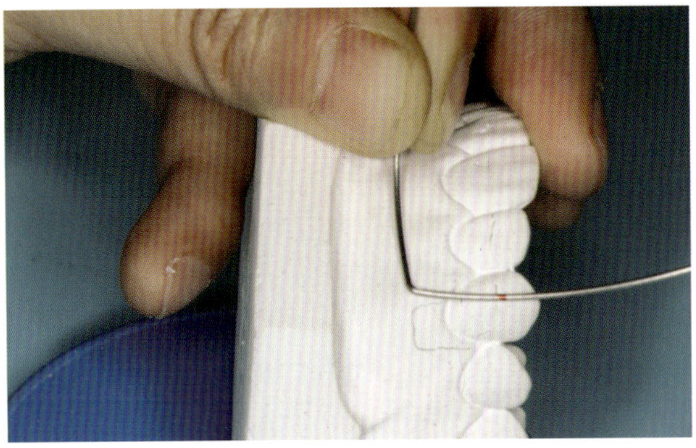

6. 将钢丝向牙龈方向弯成两个U形曲，唇弓的U形曲的宽度为尖牙近远中宽度的2/3

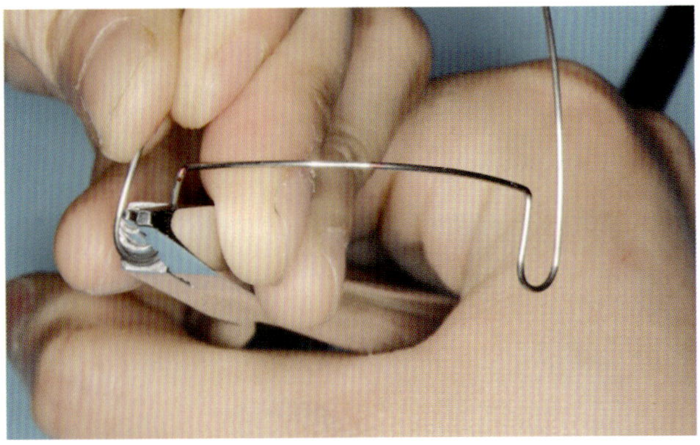

图5-21　上颌双曲唇弓的弯制

7. 弯制U形曲，双曲应平行

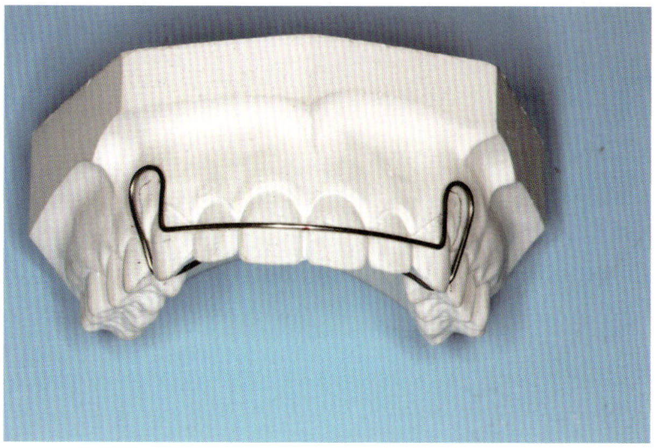

8. 唇弓的U形曲顶端距前庭沟黏膜转折处2~3mm（或顶端距尖牙龈缘4~5mm）

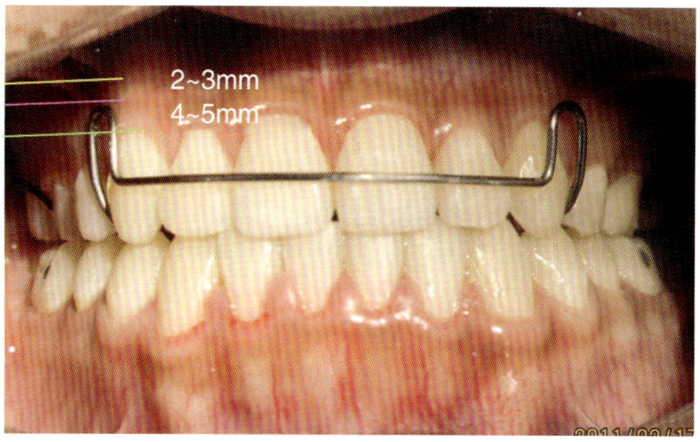

9. U形曲离开牙龈1.0~1.5mm

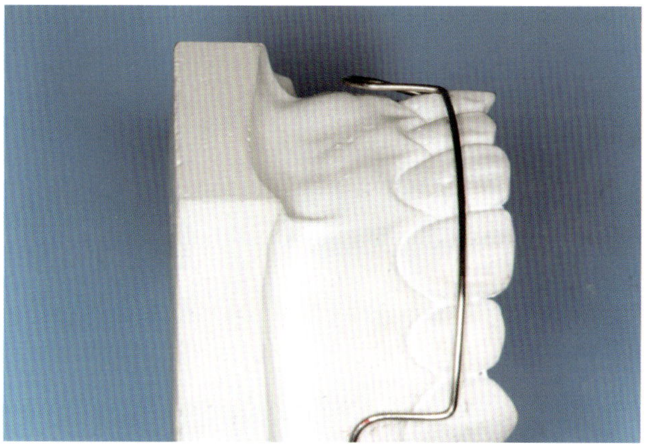

10. 一般唇弓在尖牙与第一前磨牙之间经颊外展隙、殆外展隙到腭部，离开黏膜0.5mm，末端弯制成一小圈包埋于基托内，形成连接体

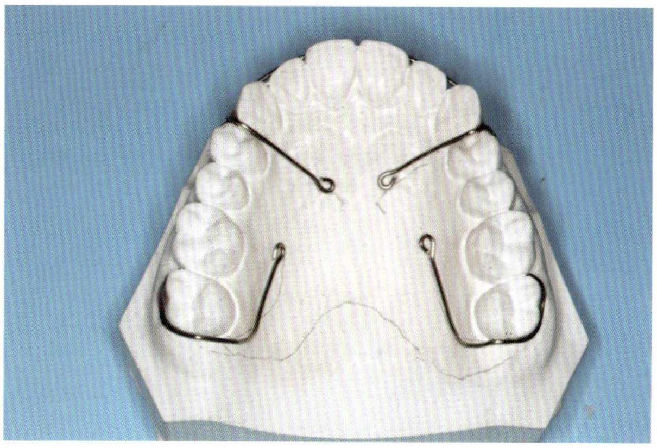

11. 正面观

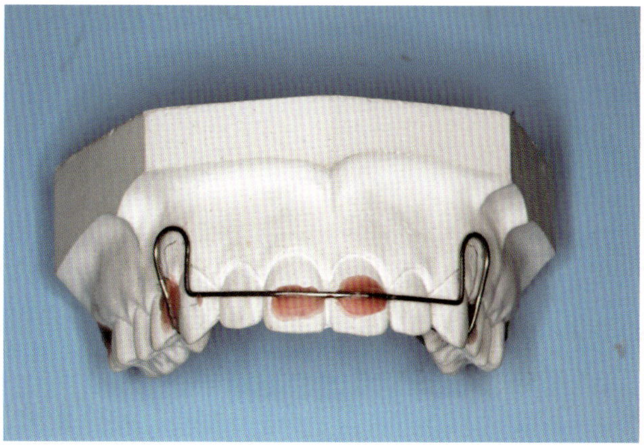

图5-21（续）

时，用手指的力量将钢丝弯成圆顺的弧形，若使用技工钳弯制则很难达成此目的。弯制唇弓时可以先弯制水平部，然后再对称性地弯制U形曲，或者从一侧弯制到另一侧。

尖牙区的U形曲应离开牙龈约1mm，曲的顶端位于牙龈缘上方4~5mm，曲的宽度比尖牙宽度略窄。

（2）下颌双曲唇弓的弯制（图5-22）。

（3）学生双曲唇弓的训练方法（图5-23）。

1. 取直径0.7~0.9mm的不锈钢丝，长度与单颌全牙弓长度大致相等，唇弓的弯制可以从一侧开始，也可以从前牙区弧形段（唇弓的中部水平部位）开始

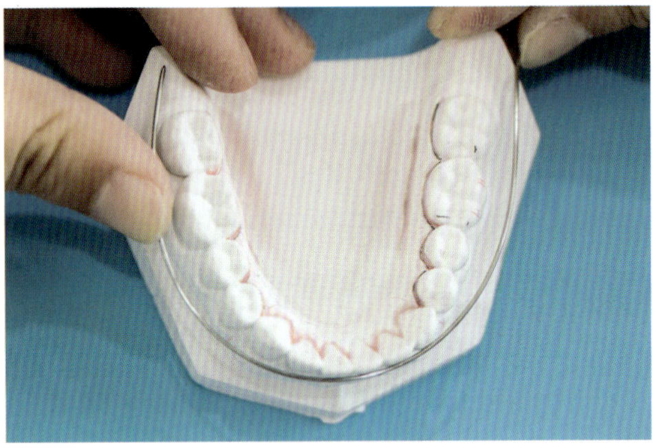

2. 以中部开始弯制为例，在下中线处做标记

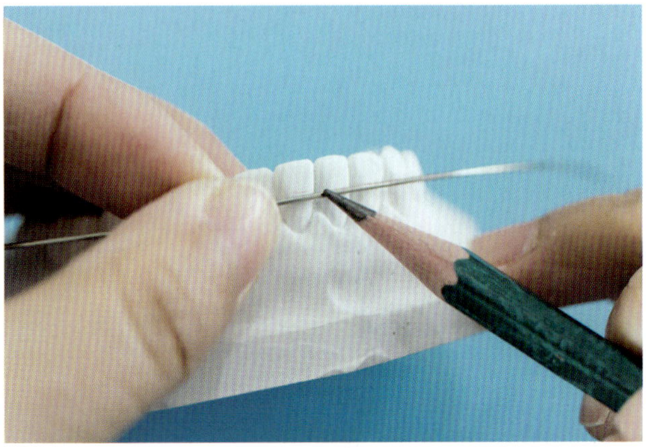

3. 用手指形成前牙段弧度

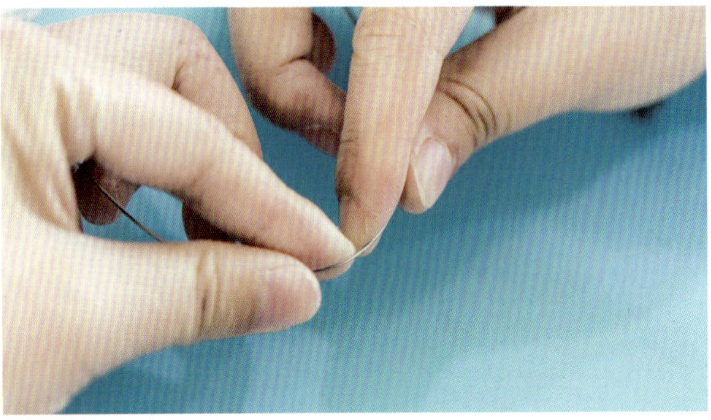

4. 使双曲唇弓的中部与切牙唇面最突点接触呈弧形，弓丝位于前牙中1/3处，形成唇弓水平部

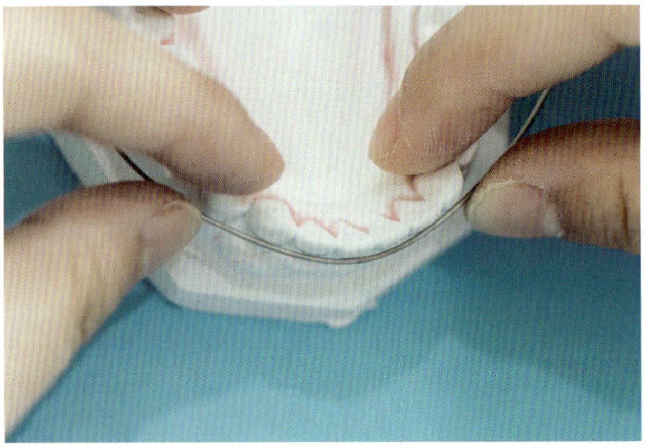

5. 在一侧尖牙近中1/3处，做标记

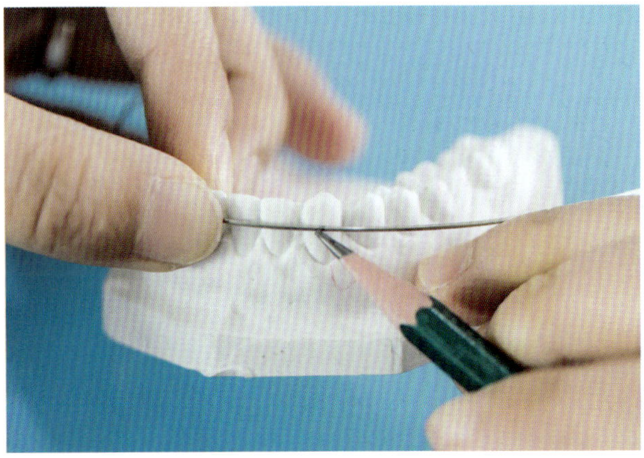

6. 向龈方直角转弯

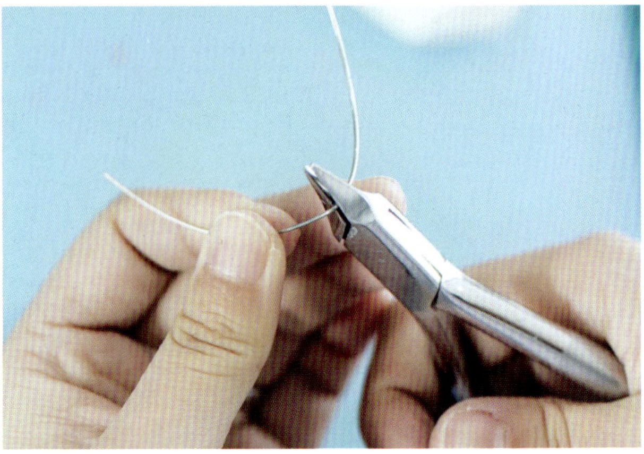

图5-22　下颌双曲唇弓的弯制

7. 弯制另一侧

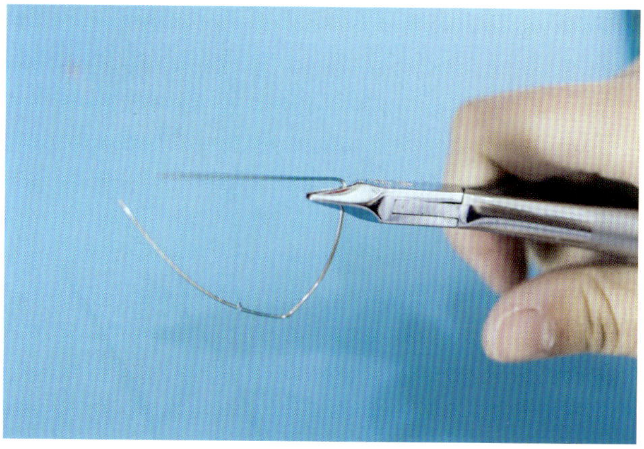

8. 双侧完成，在模型上检查贴合性

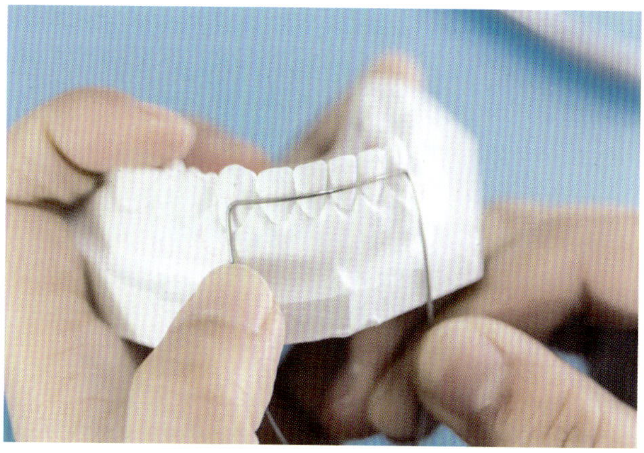

9. 唇弓的U形曲顶端距前庭沟黏膜转折处2~3mm（或顶端距尖牙龈缘4~5mm），做标记

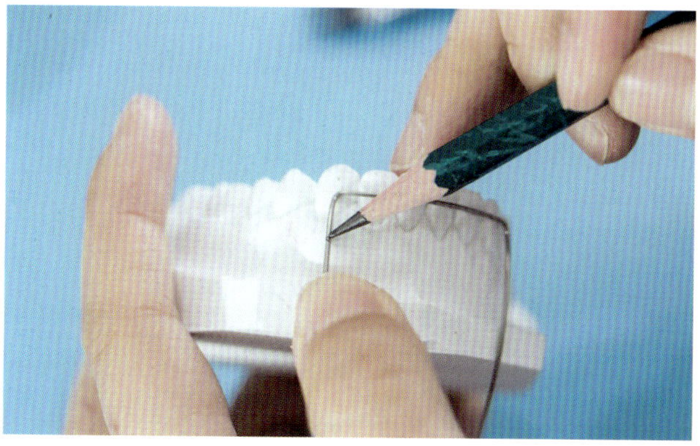

10. 将钢丝向牙龈方向弯成U形曲

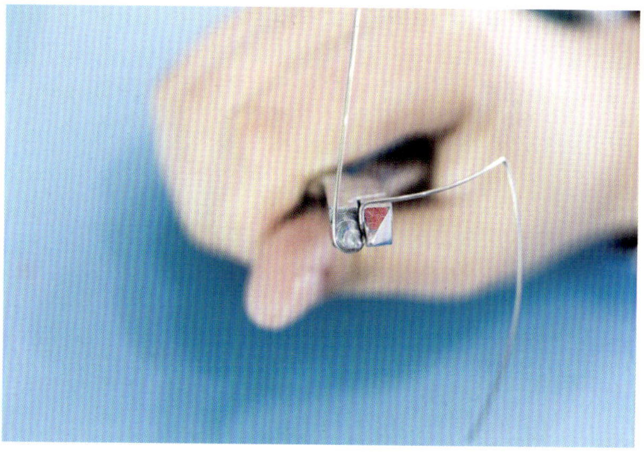

11. U形曲的双曲应平行，在模型上检查贴合性

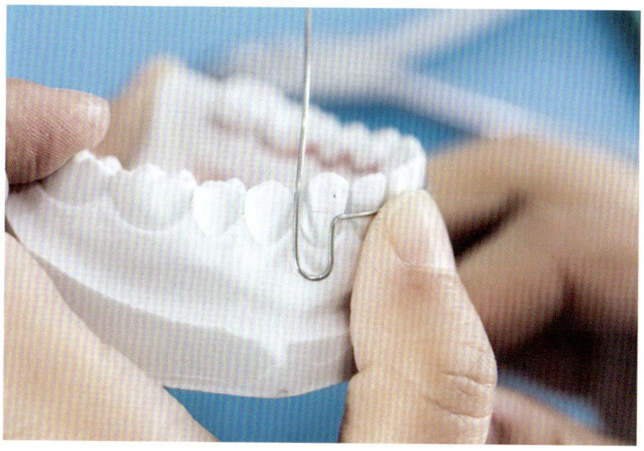

12. 一般唇弓在尖牙与第一前磨牙之间经颊外展隙处做标记

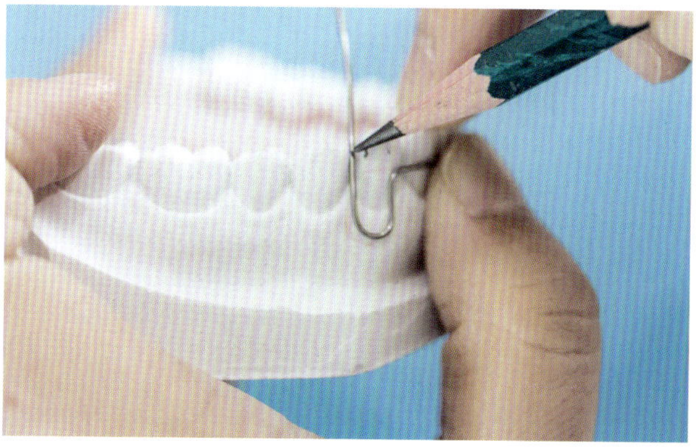

图5-22（续）

13. 弯制钢丝至殆外展隙，贴合

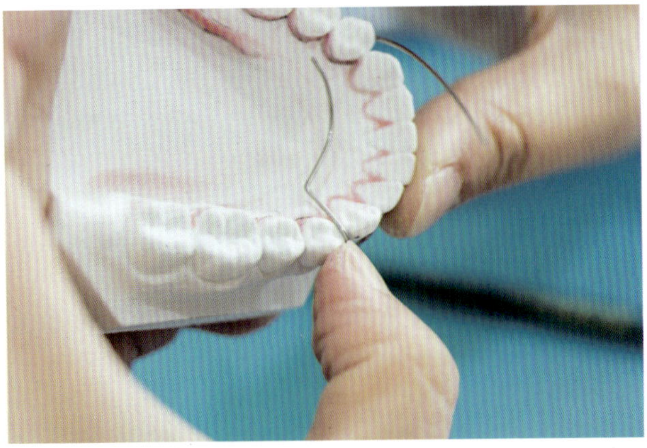

14. 沿龈外展隙到前牙舌侧基托内

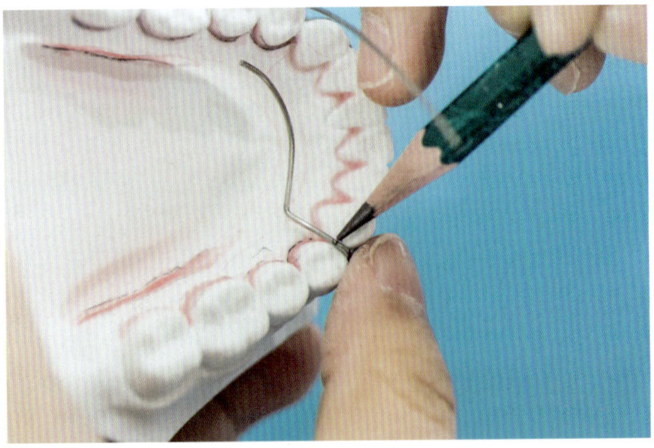

15. 形成连接体，离开黏膜0.5mm

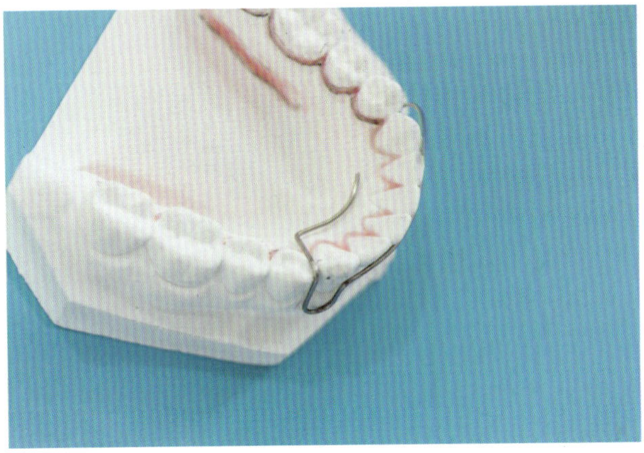

16. 同法完成另一侧U形曲的弯制

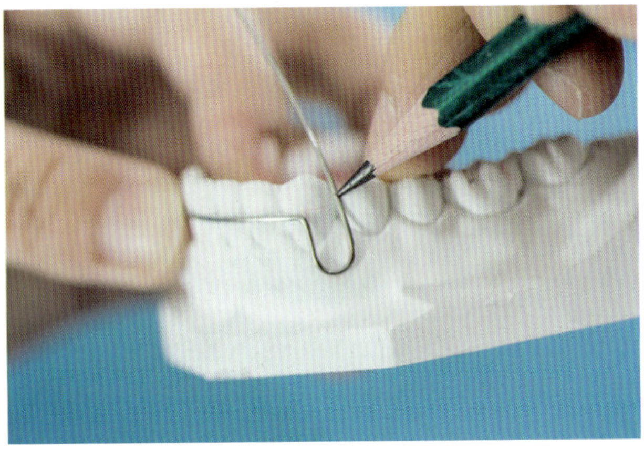

17. 完成下颌唇弓的弯制

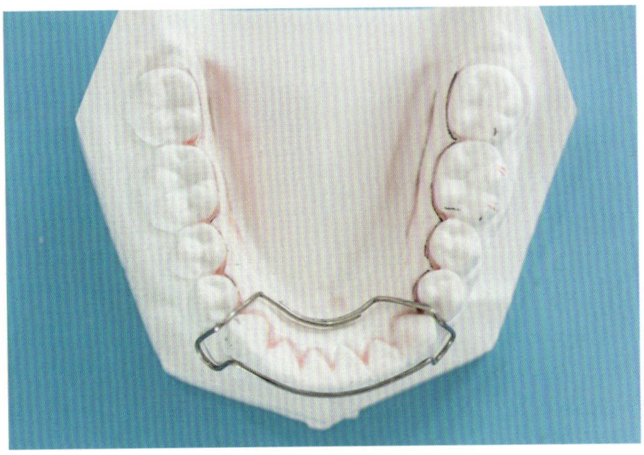

图5-22（续）

1. 在模型上画出唇弓外形线，形成蜡堤，便于唇弓弯制

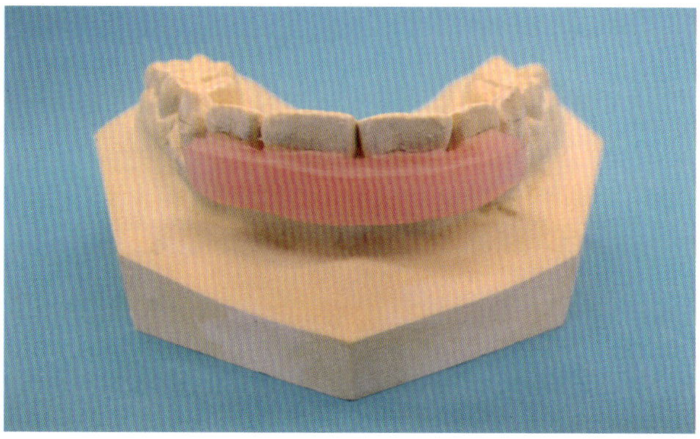

2. 蜡堤侧面观

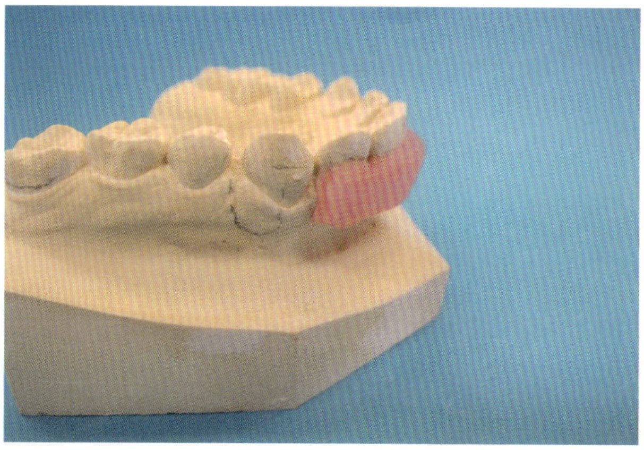

3. 用直径0.7~0.9mm的不锈钢丝，长度与单颌全牙弓长度大致相等。唇弓的弯制可以从一侧开始，也可以从前牙区弧形段（唇弓的中部水平部位）开始

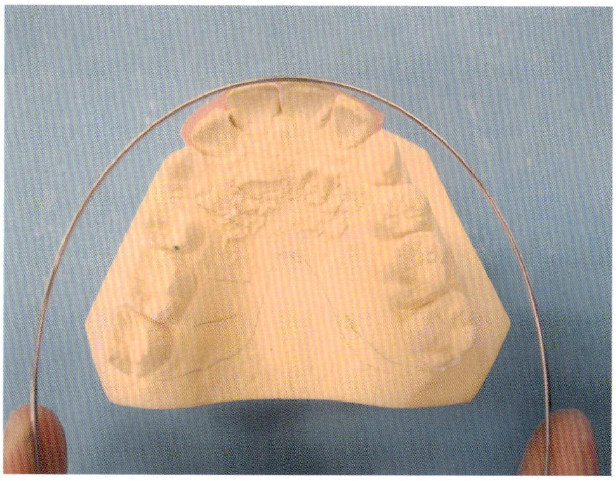

4. 检查唇弓水平部

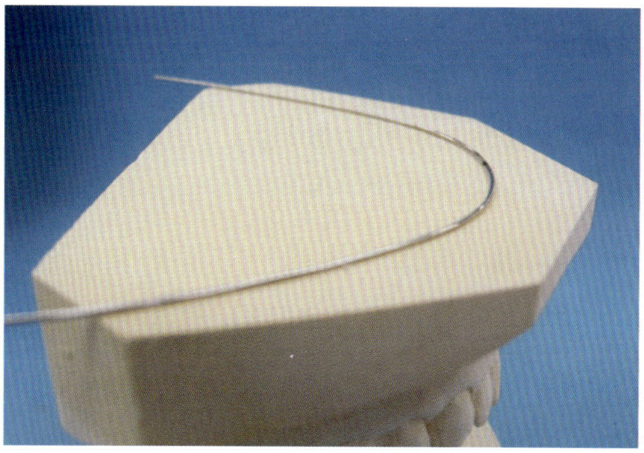

5. 使双曲唇弓的中部与每一颗牙齿的唇面最突点接触，弓丝位于前牙中1/3处

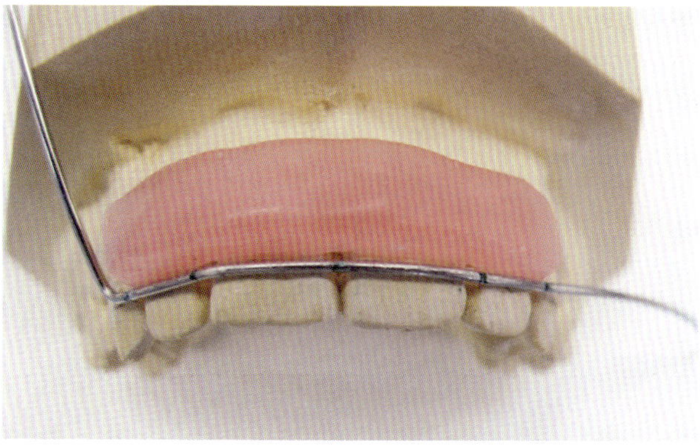

6. 在一侧尖牙近中1/3处，做标记

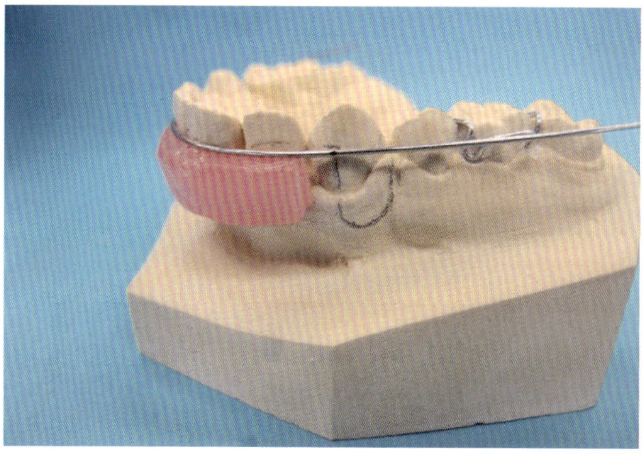

图5-23　学生双曲唇弓的训练方法

7. 向龈方直角转弯

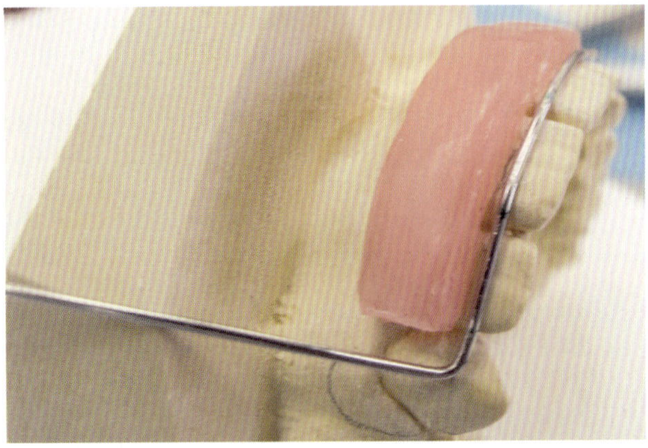

8. 两侧直角转弯弯制完成后，在平面板上检查

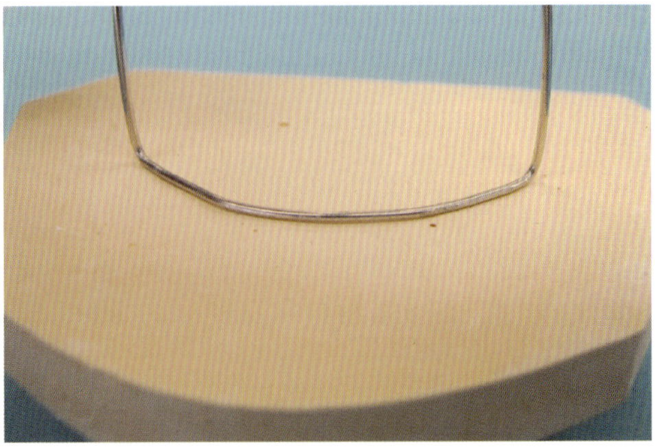

9. 唇弓的U形曲顶端距前庭沟黏膜转折处2~3mm（或顶端距尖牙龈缘4~5mm），做标记

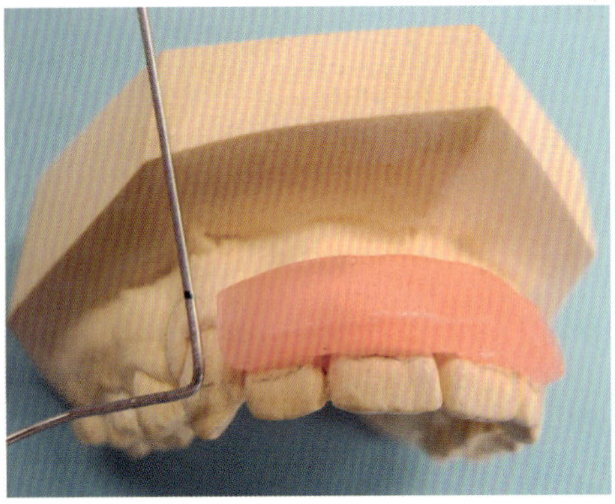

10. 将钢丝向牙龈方向弯成U形曲

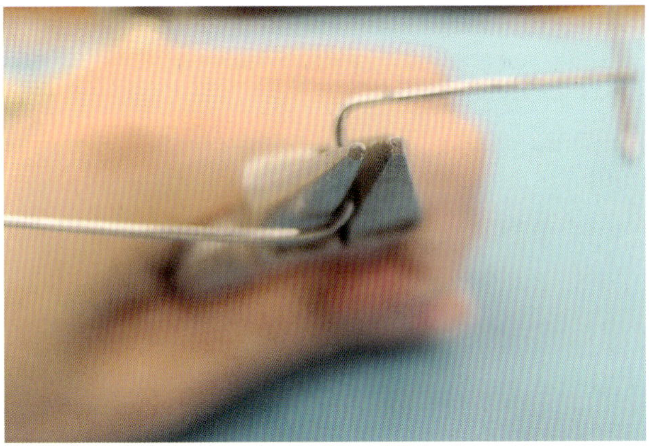

11. 在模型上检查贴合性

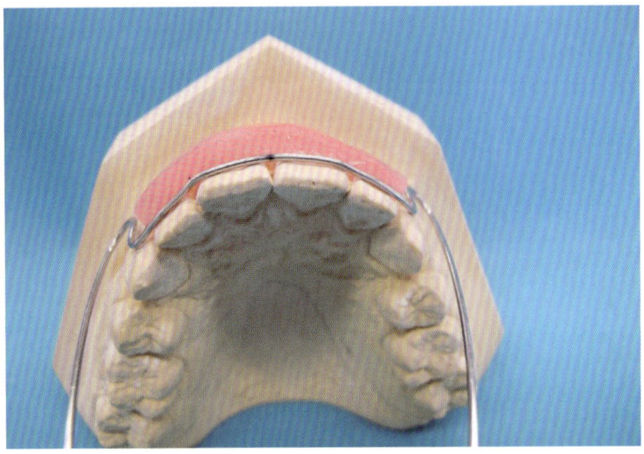

12. 调整U形曲的双曲平行

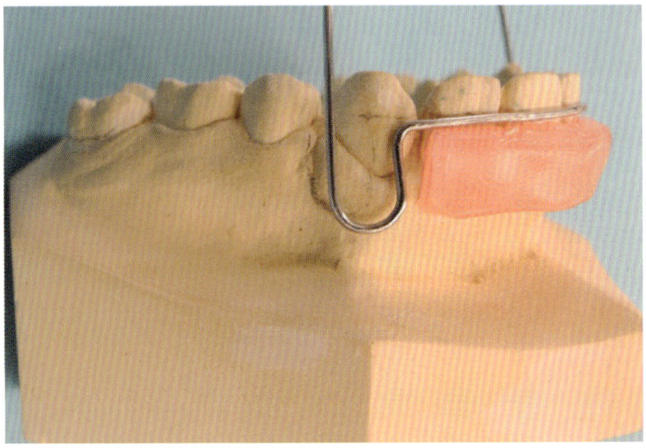

图5-23（续）

13. 双侧U形曲对称

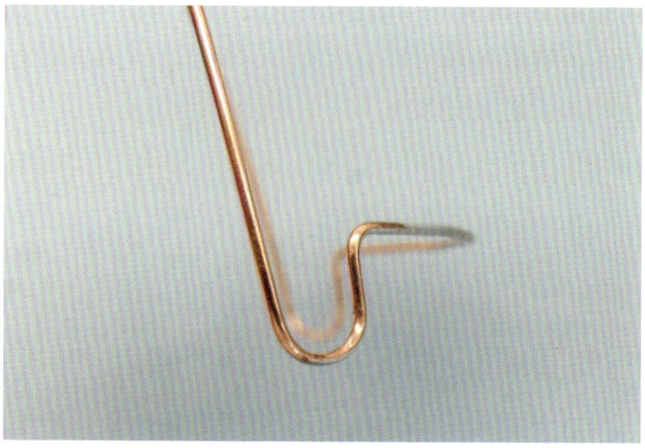

14. 唇弓在尖牙与第一前磨牙之间经颊外展隙处做标记

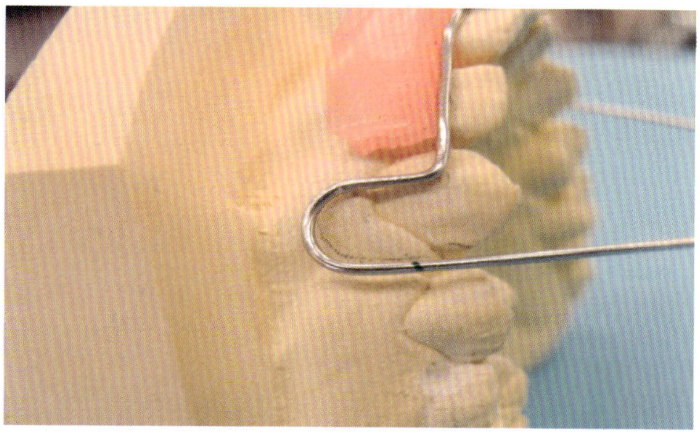

15. 弯制钢丝至殆外展隙

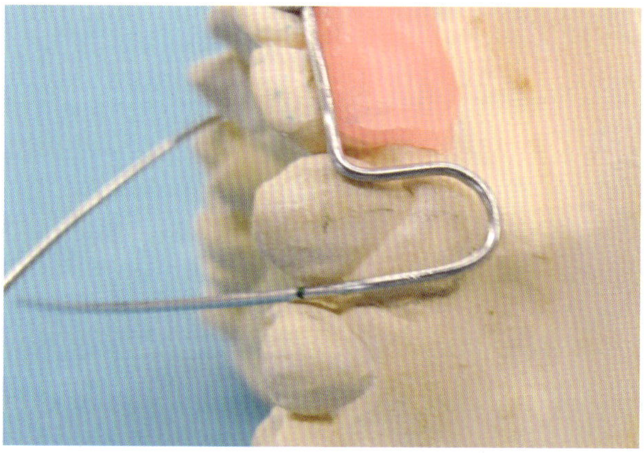

16. 尖牙区的U形曲应离开牙龈1.0~1.5mm，曲的顶端位于牙龈缘上方4~5mm

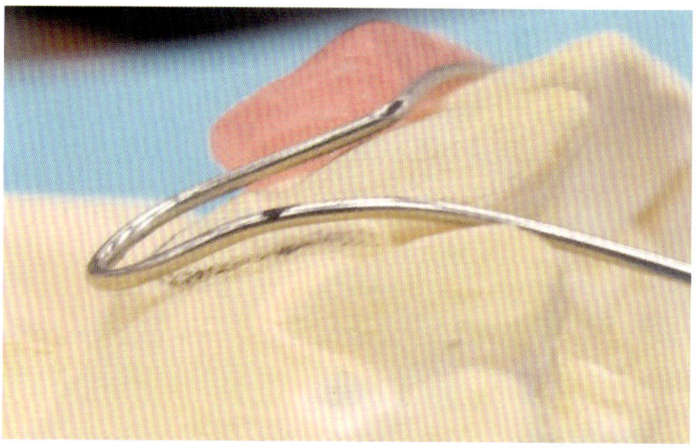

17. 沿龈外展隙到前牙舌侧基托内

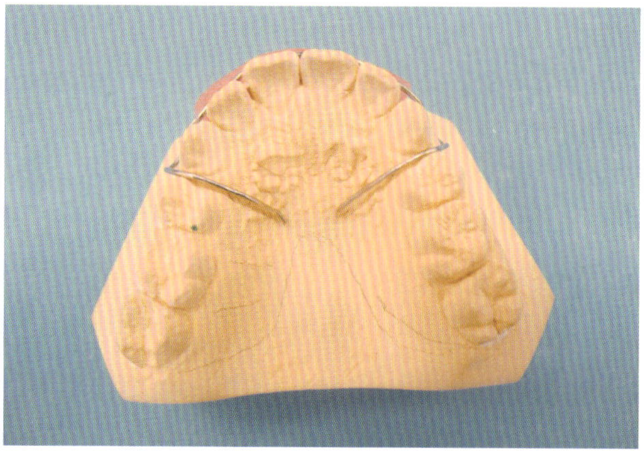

18. 形成连接体，离开黏膜0.5mm

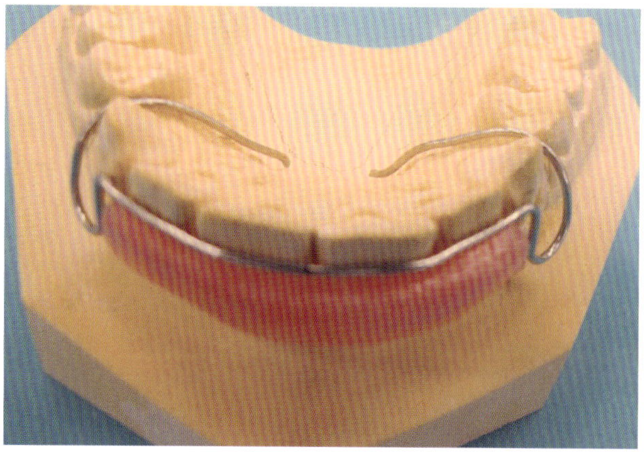

图5-23（续）

（五）双曲舌簧

1. 基本组成

由双曲平面与连接体组成。

2. 矫治原理

此簧附着在基托的组织面，打开压缩的双曲，可以唇向移动牙齿。双曲舌簧的游离臂应置于被移动牙的舌侧颈部，弹簧的双曲平面应基本与牙长轴垂直，以减小牙齿移动时的倾斜度。

3. 适应证

矫治舌向错位的牙齿。两个对称双曲簧的游离端相对并延长而联接，成为联合双曲舌簧，适用于多数乳前牙反殆。

4. 双曲舌簧的弯制

如图5-24所示。

1. 双曲舌簧（正面观）

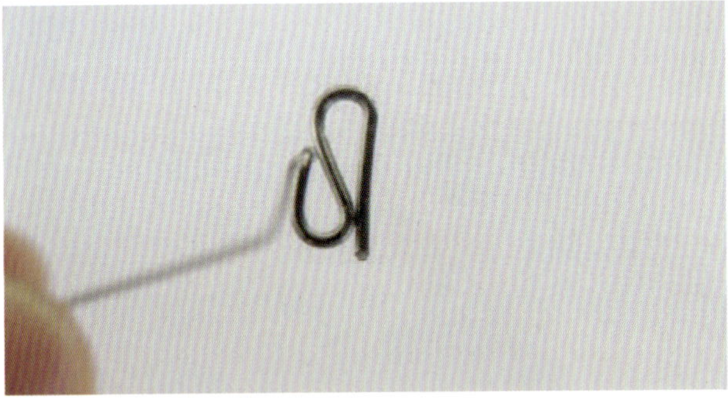

2. 双曲舌簧（侧面观）

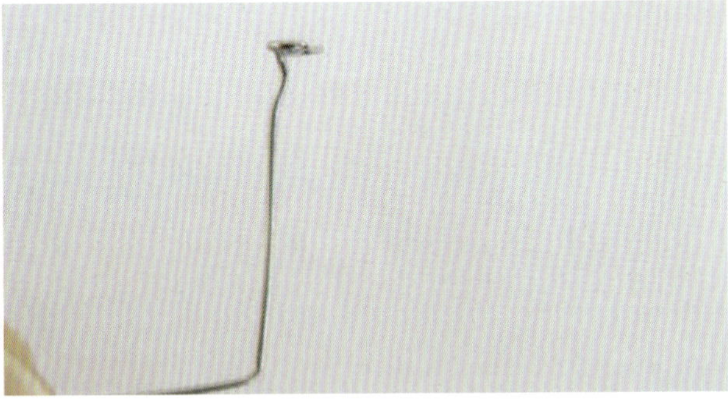

3. 打开弹簧的双曲，推动舌向、腭向错位的牙向唇、颊侧移动

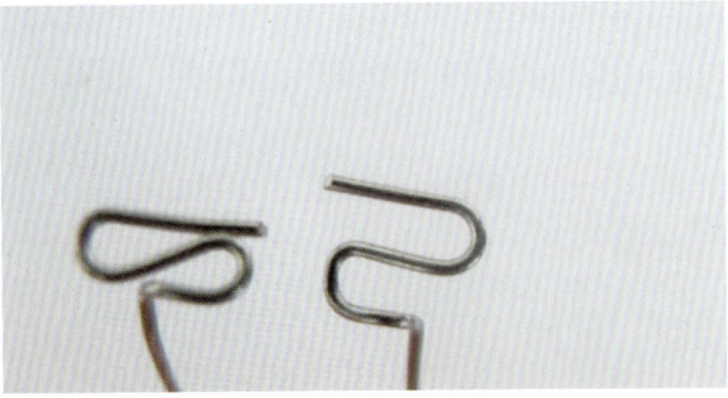

4. 模型预备位置：前牙舌侧隆突区

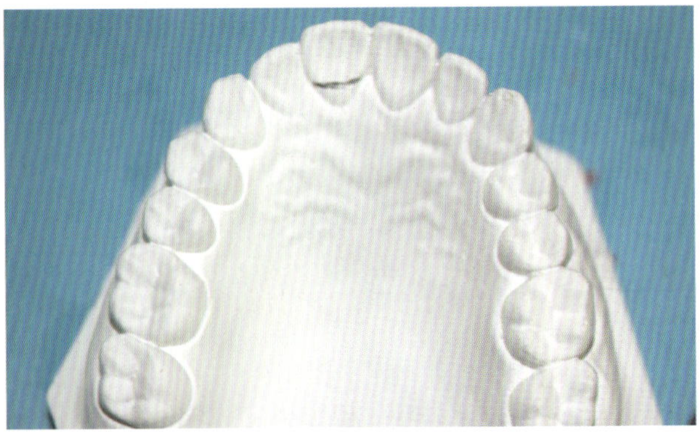

5. 深度：0.5mm

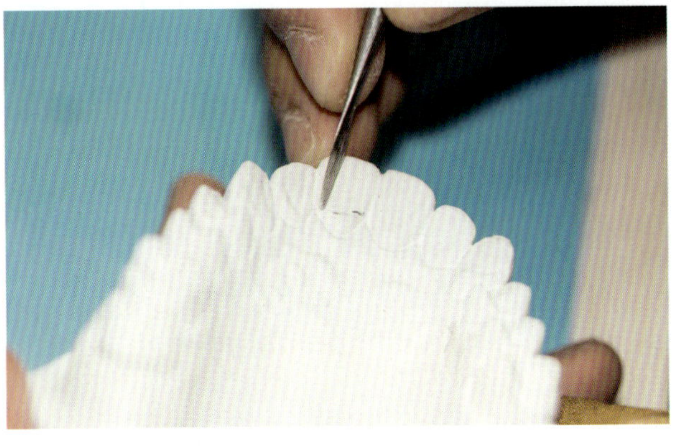

6. 取一段直径0.4~0.5mm、长约5cm的不锈钢丝，将一端磨圆钝

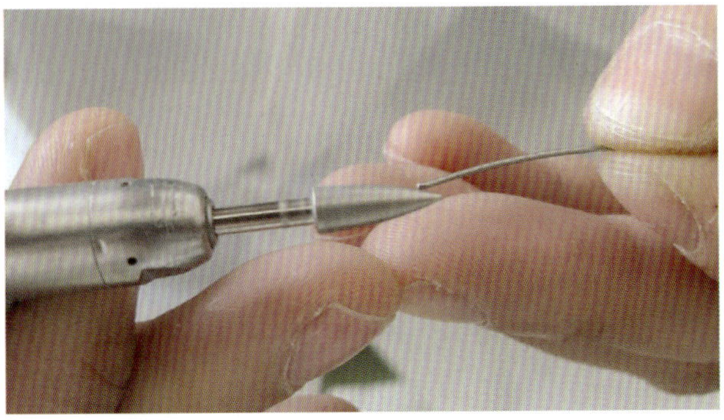

图5-24 双曲舌簧的弯制

7. 形成第一曲，长度与牙的近远中宽度相同或稍短

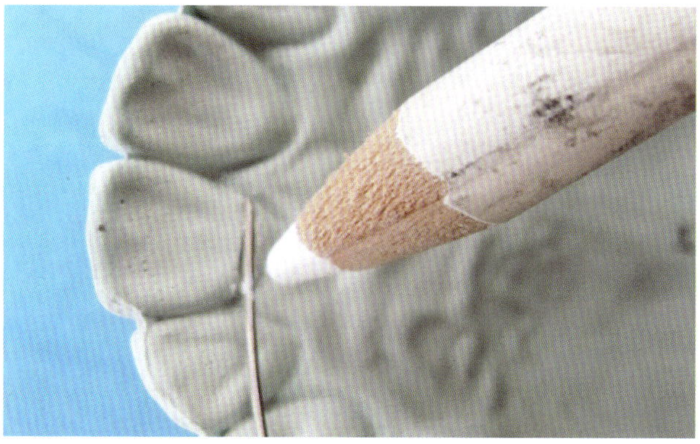

8. 用梯形钳先弯制第一曲，注意弧度与颈缘线一致

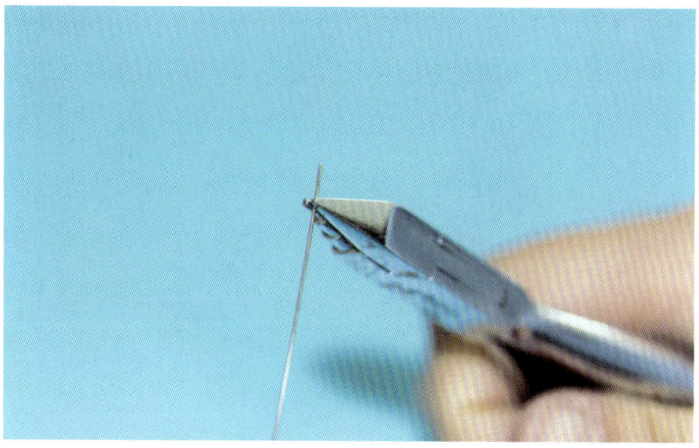

9. 形成第一曲，应注意双曲的转折处一定要圆钝，不能形成锐角

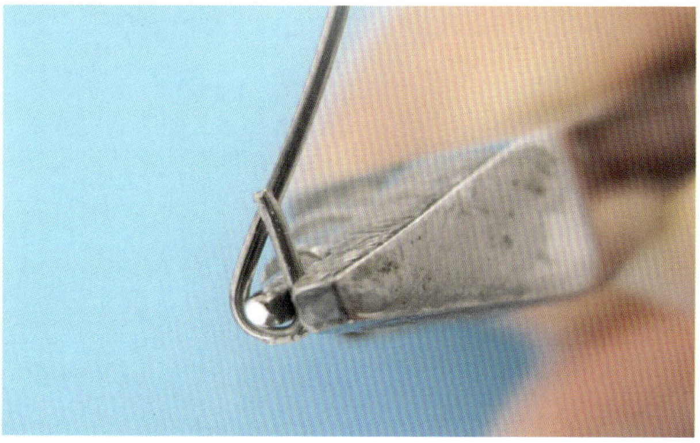

10. 用梯形钳于远中舌侧边缘处回转形成第二曲

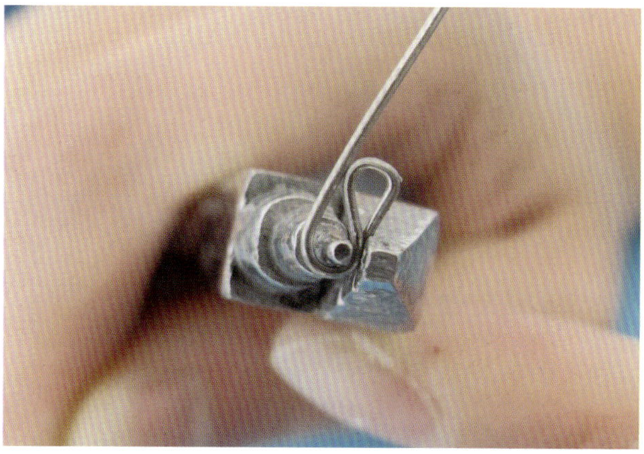

11. 用梯形钳在双曲平面中央夹住双曲平面

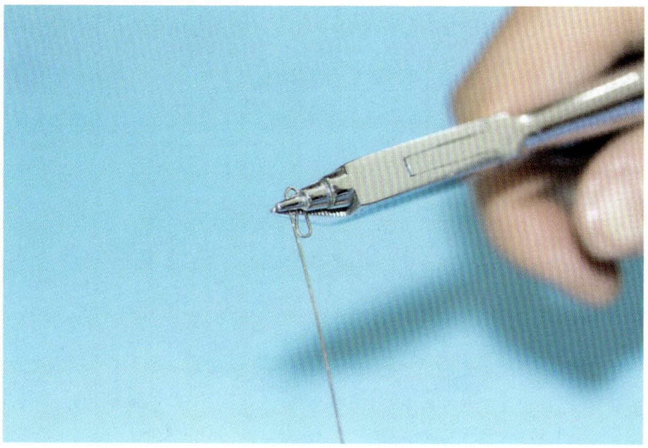

12. 用手将钢丝向下弯成圆滑的直角后形成连接体

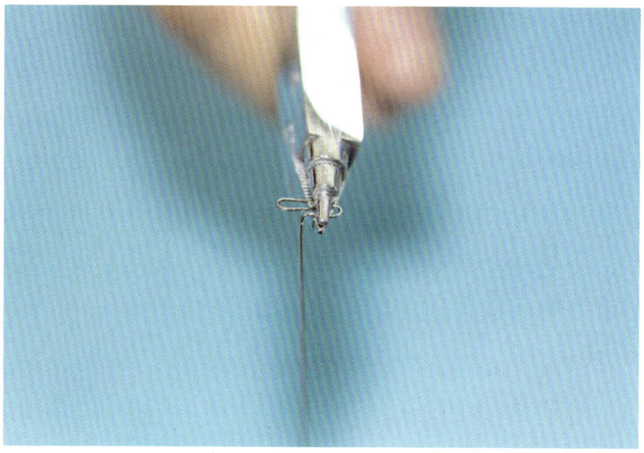

图5-24（续）

13. 双曲形成平行的平面，置于被矫治牙的龈缘处，双曲形成平行的平面应与被矫治牙的牙体长轴垂直

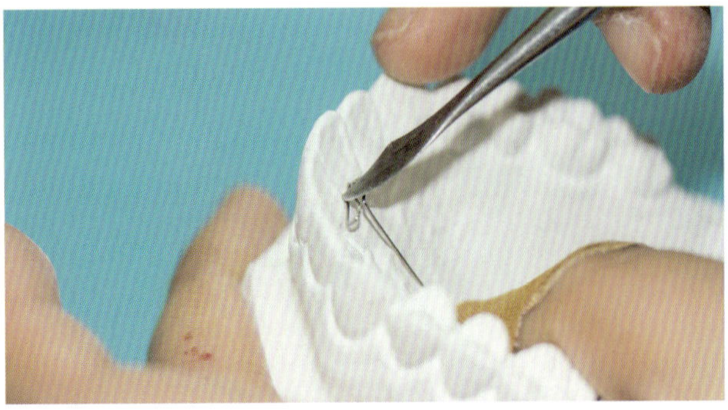

14. 沿牙龈弧度弯制连接体

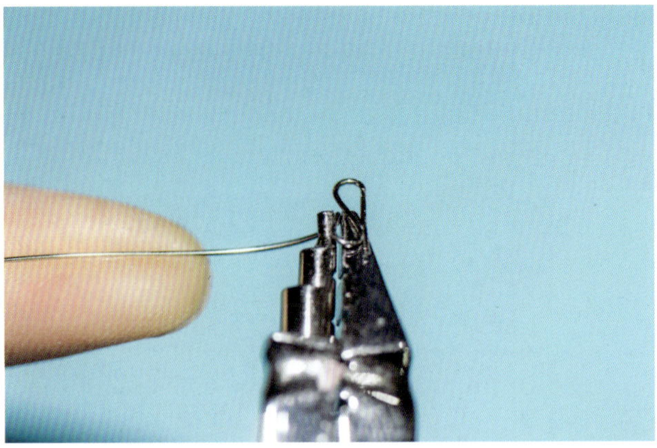

15. 注意连接体的末端弯成小圈，其弧度与黏膜一致，并离开黏膜约0.5mm，蜡固定

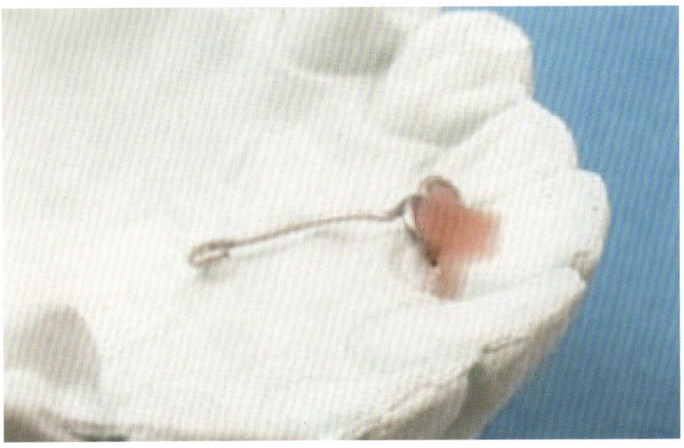

16. 也可做成带圈的双曲舌簧，作用力量更缓和、更持久

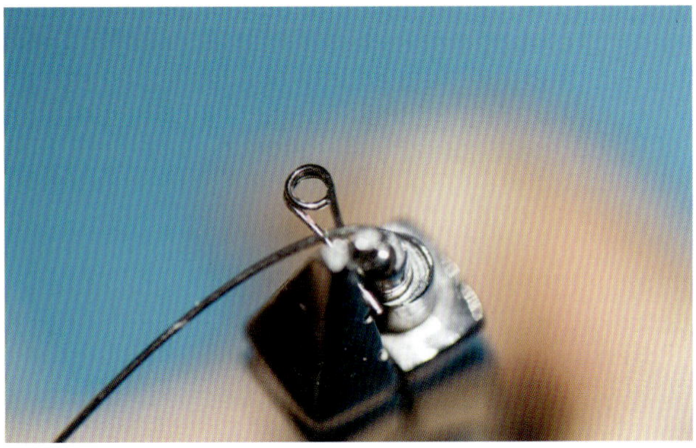

17. 联合双曲舌簧

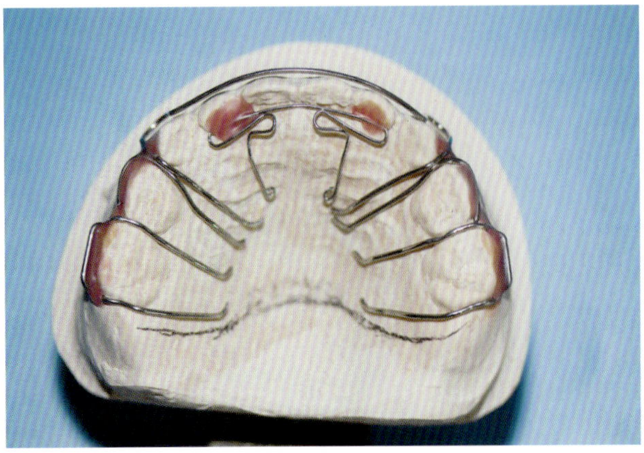

图5-24（续）

（六）扩弓簧（分裂簧）

1. 基本组成

由口、体、底三部分组成，斜边形的两锐角相当于簧的口部和底部，而钝角则相当于簧的体部，各个角均应圆钝，以防止加力时折断。

2. 矫治原理

（1）通过簧曲的打开，扩大上牙弓。

（2）扩展上颌腭中缝，刺激骨缝内新骨沉积。

（3）通过簧曲的打开，推磨牙向后。

3. 适应证

牙弓狭窄和需要推磨牙向后的病例。

4. 扩弓簧的弯制

可弯成单菱形、双菱形及多菱形等；其大小根据所安放的位置和作用而不同。若是扩大上牙弓前中段，扩大簧的开口置于34|34之间；若是扩大全牙弓，扩大簧的开口置于76|67之间；也可以放置底底相对的2个菱形扩弓簧；第一个安放在正对4|4舌侧中央处，第二个安放在6|6舌侧中央处。弯曲处应圆钝，两侧要对称。制作时注意分裂簧应离开腭部组织面1mm，且应完全暴露在基托之外，以方便调整并避免压迫腭部（图5-25）。自基托正对腭中缝处，用薄砂片切开，切口两侧断面应平滑且彼此平行，加力时，用长臂钳夹住扩弓簧的菱形底，使菱形口张开，再用日月钳在菱形体部弯曲处做相反方向施力。用分裂簧扩大牙弓，一般1~2周调节加力一次，每次使裂缝加宽1~1.5mm，3~4个月，可达到扩弓的目的。

1. 在设计好的部位放置分裂簧

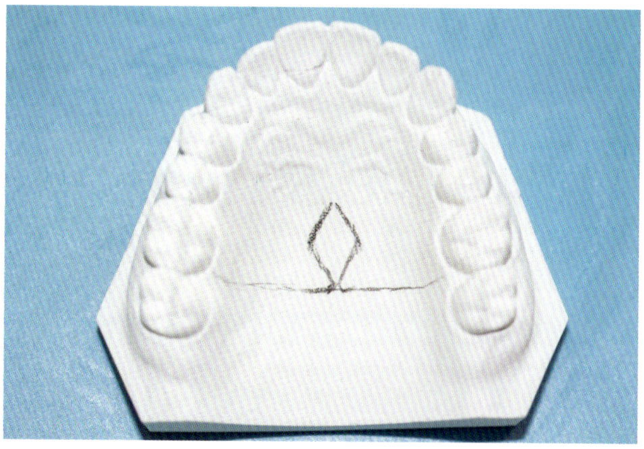

2. 材料：上颌0.9~1.0mm、下颌0.8mm的不锈钢丝弯制

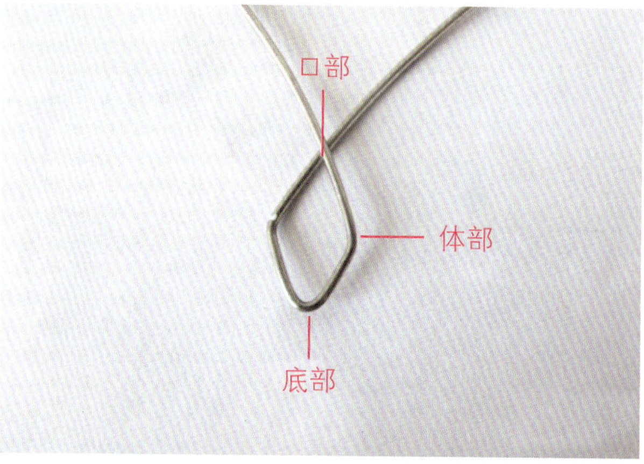

3. 弯制时先用日月钳或梯形钳形成菱形分裂簧的底部

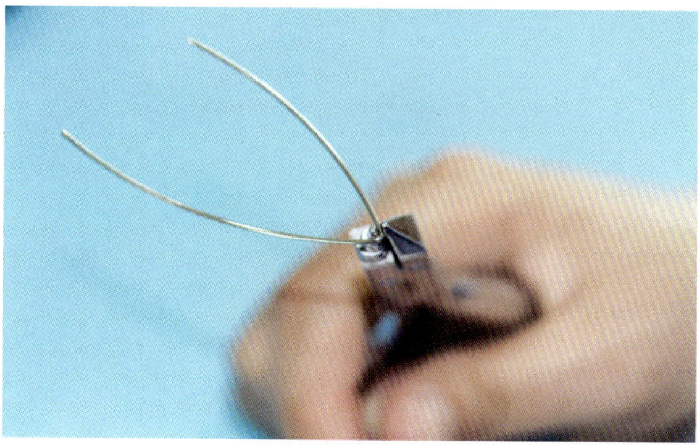

4. 然后根据设计在钢丝两端对称处用铅笔做记号

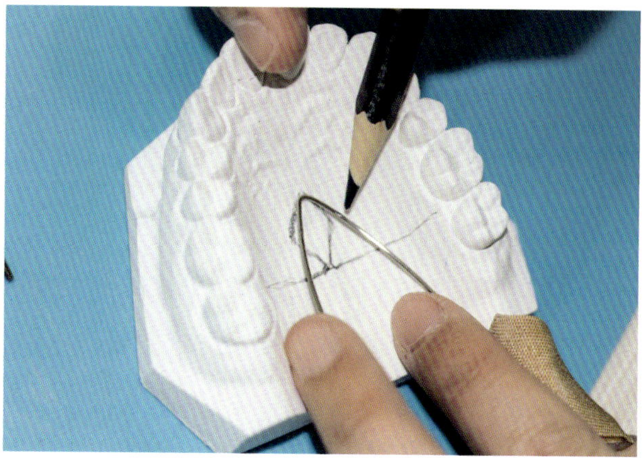

图5-25 扩弓簧（分裂簧）的弯制

5. 将钢丝一端弯成向内，形成菱形分裂簧的体

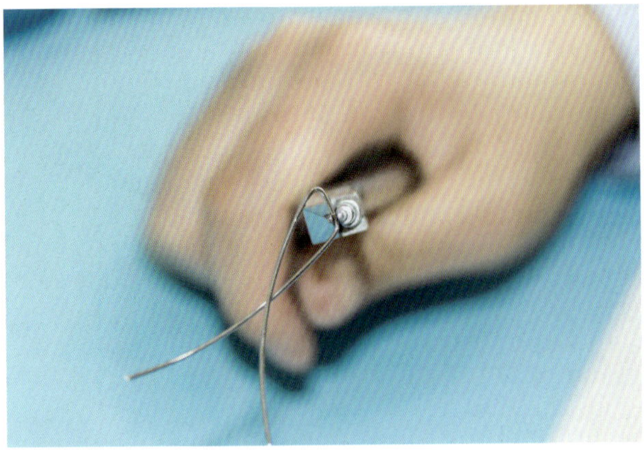

6. 将钢丝另一端弯成向内，形成菱形分裂簧的口

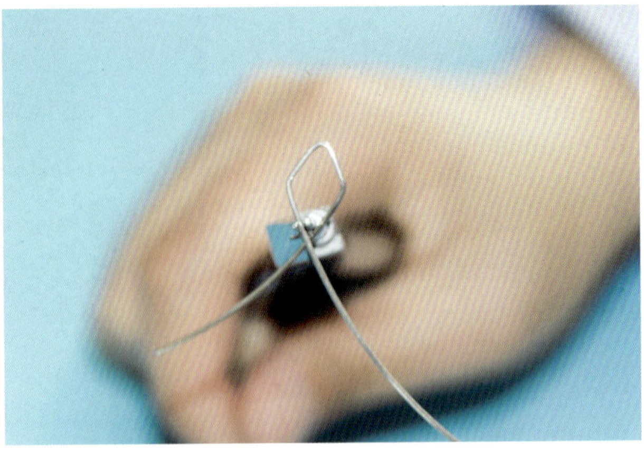

7. 在钢丝交叉处各向外弯曲

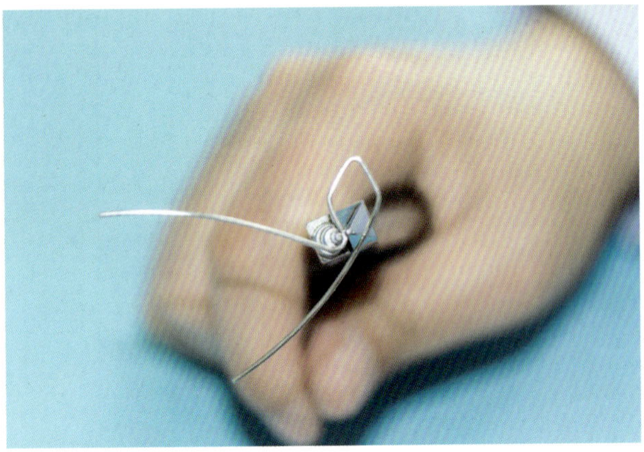

8. 另一侧也向外弯曲，形成菱形开口。弯曲处应圆钝，两侧要对称

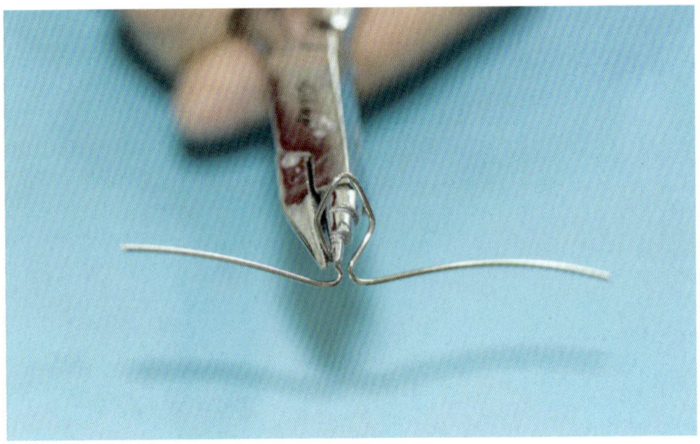

9. 钢丝的末端再向外弯成波浪形

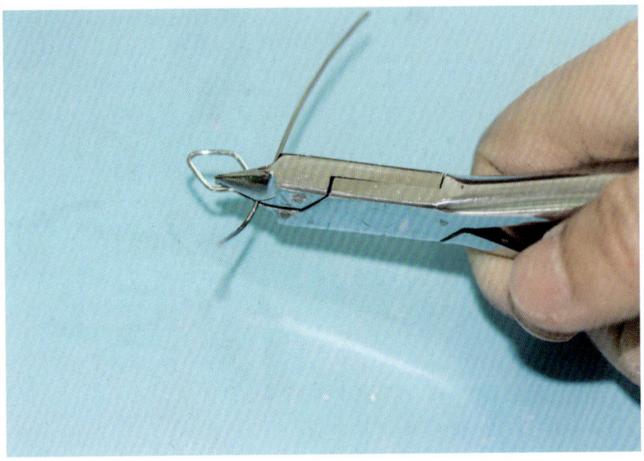

10. 连接体伸入基托2/3处，以增加固位

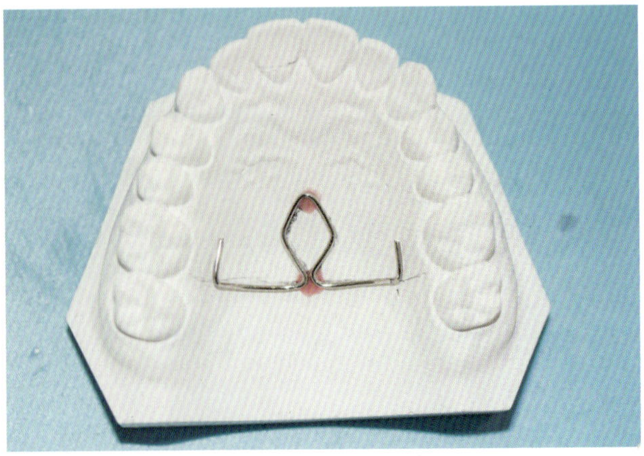

图5-25（续）

11. 连接体的末端弯曲或形成小圈，离开黏膜0.5~1mm。连接体其弧度与黏膜一致

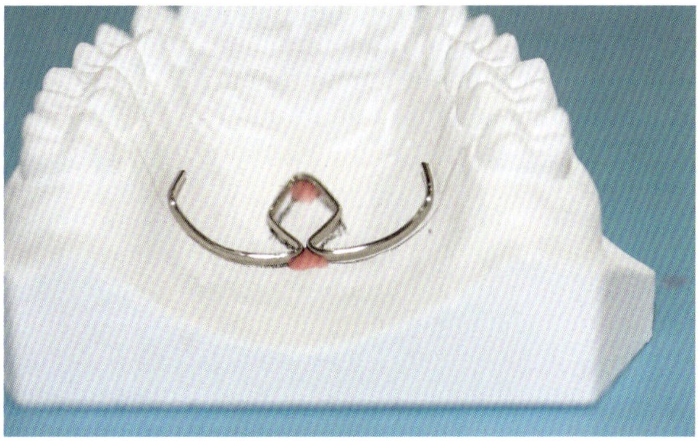

13. 完成的基托式扩弓矫治器

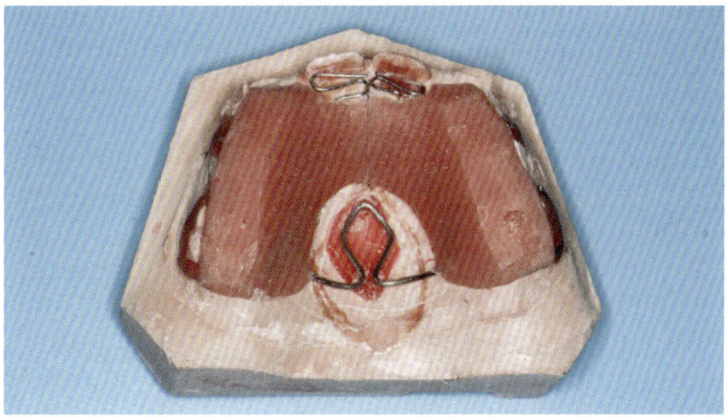

12. 扩弓簧的长宽要求见下图。初学者可以在制作前铺蜡，使分裂簧各部分均匀离开黏膜1mm左右

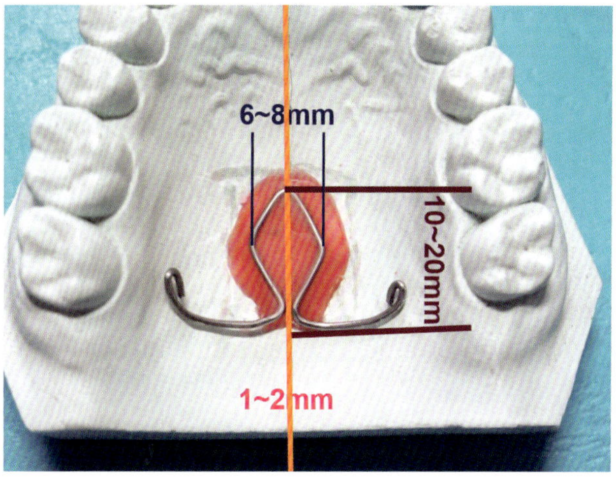

图5-25（续）

（七）螺旋扩弓器

1. 基本组成

螺旋器由螺丝、螺母块、导栓和钥匙组成。

2. 矫治原理

加力时将钥匙插入螺丝孔内，每日加力1~2次。每次旋转1/4圈。每转一圈可转动0.2~0.3mm的距离。

3. 适应证

螺旋器可将牙齿向颊侧、唇侧或远中移动。

（1）扩大双侧牙弓，螺旋器置于牙弓中线处。

（2）扩大单侧牙弓，螺旋器置于需扩大牙弓侧。

（3）前牙及前牙弓唇向展开，螺旋器与牙弓前部垂直，基托前后分裂。

（4）推磨牙向远中，螺旋器与牙弓后部平行，基托局部分裂。

4. 操作步骤

如图5-26所示。

1. 先将螺旋器根据需要置于石膏模型上相应的位置，用基托蜡垫高3~5mm，将螺旋器放在上面

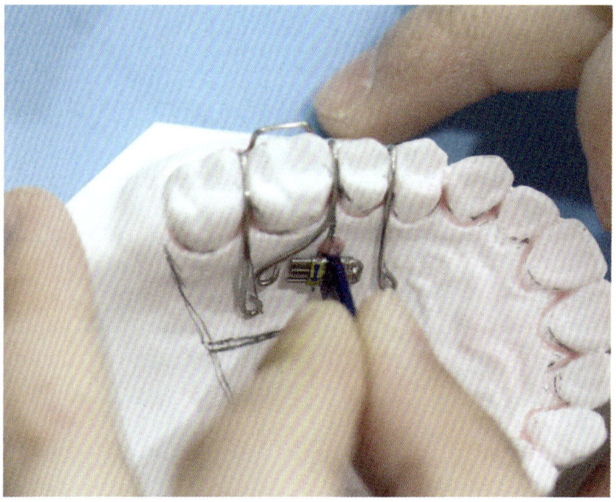

图5-26 螺旋扩弓器的放置

2. 用蜡片将其暂时固定于模型上（侧面观）

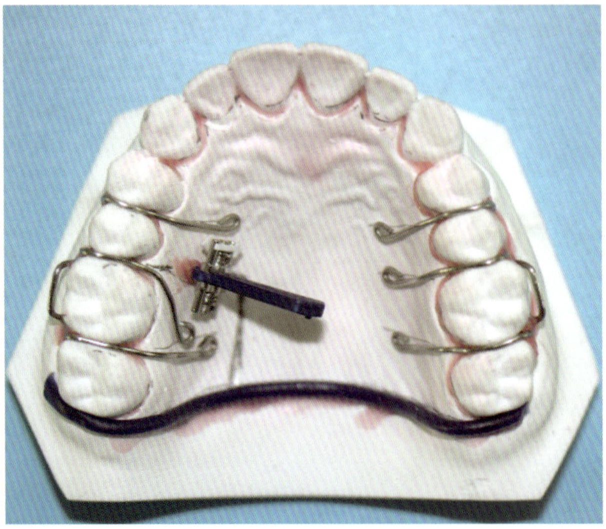

3. 基托涂塑应注意避免塑料进入螺旋器中央的调节部分，所以，在涂自凝树脂之前，先将螺旋器的钥匙孔用蜡封住，然后包埋好导杆和螺帽部分

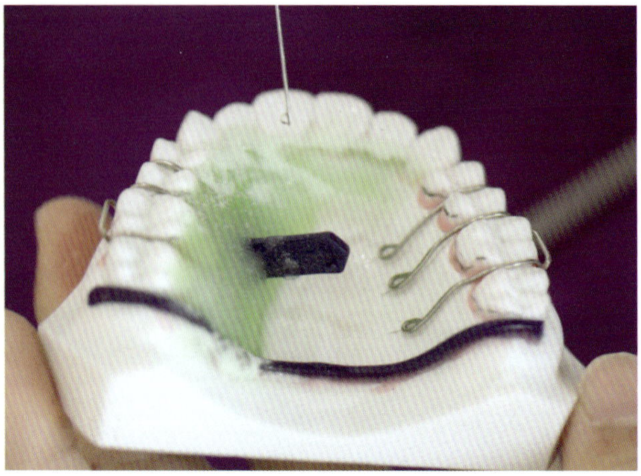

4. 扇形螺旋器的放置

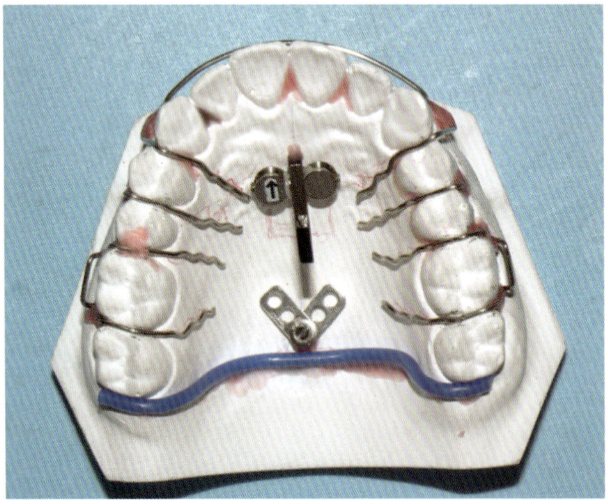

5. 腭正中部位螺旋器的放置

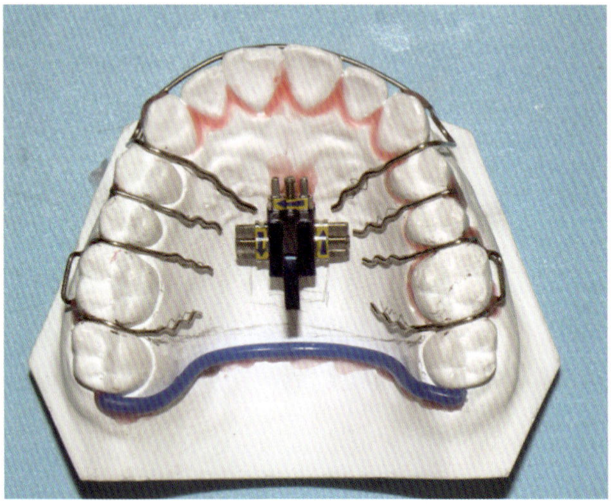

6. 前部双螺旋器的放置

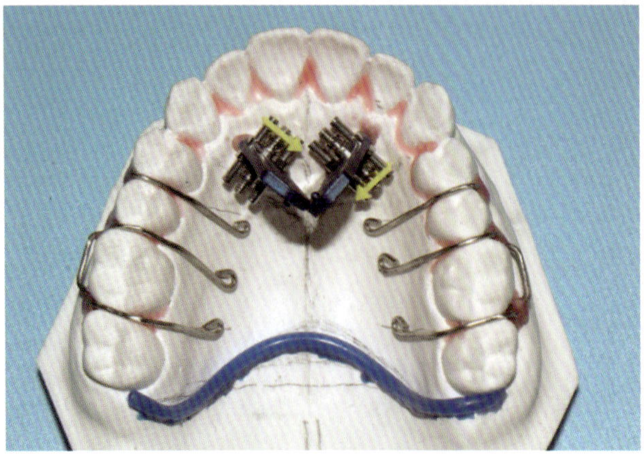

7. 三向螺旋器基托切割完成

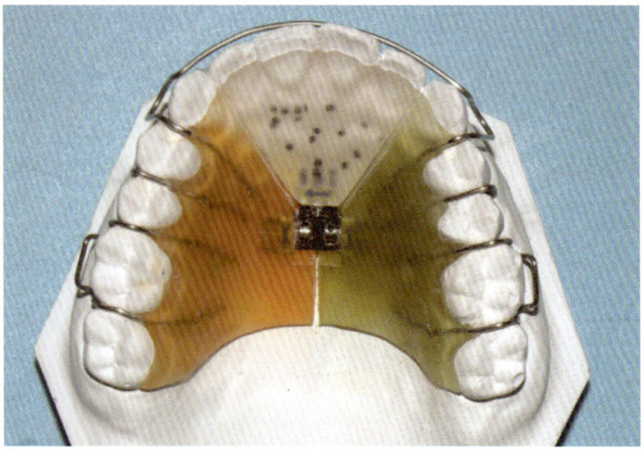

图5–26（续）

（八）长唇弓

1. 基本组成

由长唇弓以及牙弓的两侧各一个垂直曲组成。

2. 矫治原理

调节双曲可以关闭牙弓内的少量间隙，而且该双曲唇弓从最后磨牙的远中面进入腭侧，无越过殆面的部分，所以不会影响咬合。

3. 适应证

常用于制作Begg保持器。

4. 长唇弓的弯制

如图5-27所示。

1. 划轮廓线（殆面）

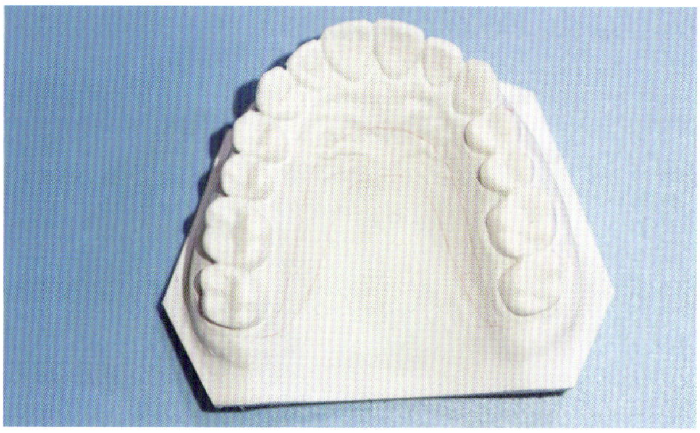

2. 划轮廓线（唇面）

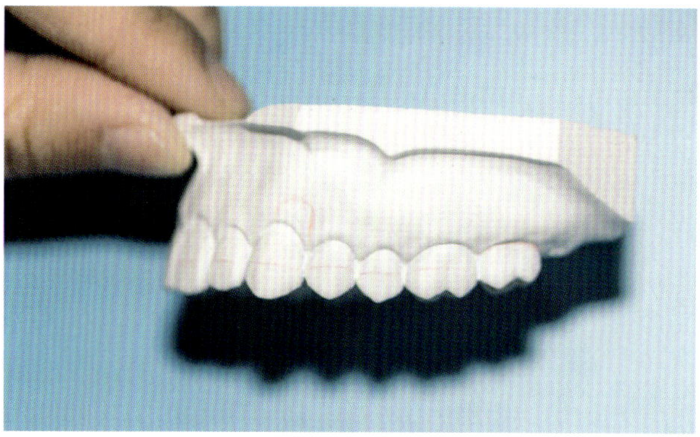

3. 划导线、填倒凹

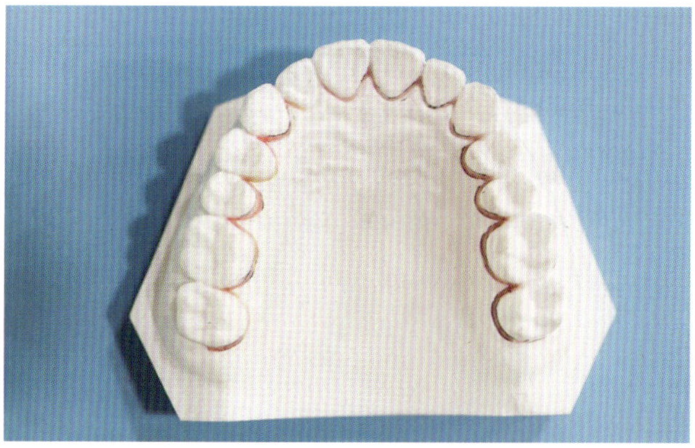

4. 形成前牙弧度

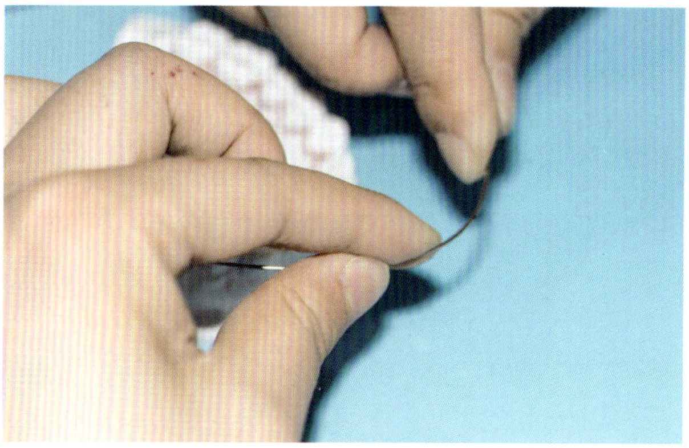

5. 标记中点，位于前牙中上1/3交界处

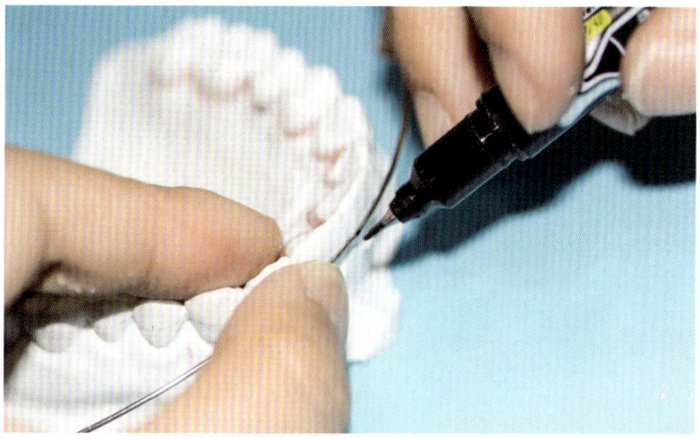

6. 调整前牙弧度，与前牙最凸点接触（唇面观）

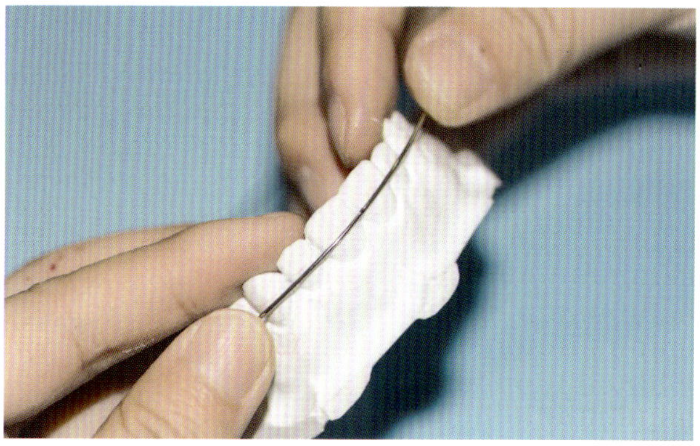

图5-27　长唇弓的弯制

7. 调整前牙弧度，与前牙最凸点接触（𬌗面观）

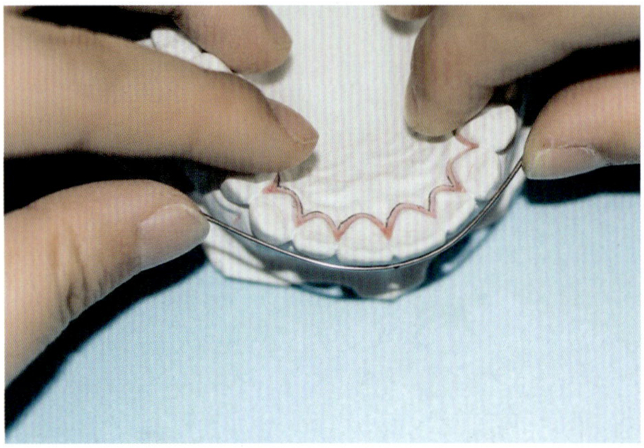

8. 在一侧尖牙近中1/3处做记号

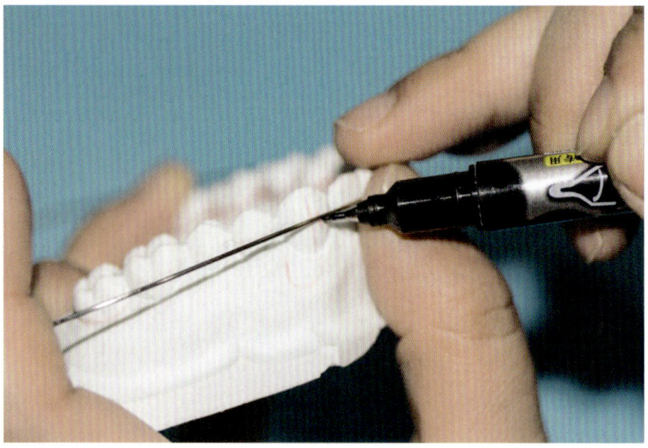

9. 在另一侧尖牙近中1/3处做记号

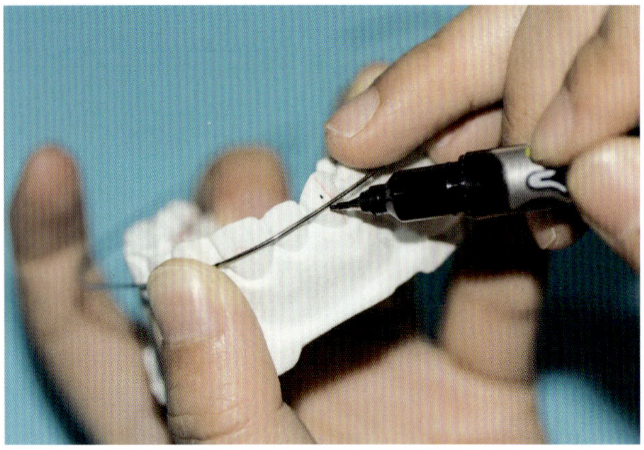

10. 一侧向龈方做垂直弯曲

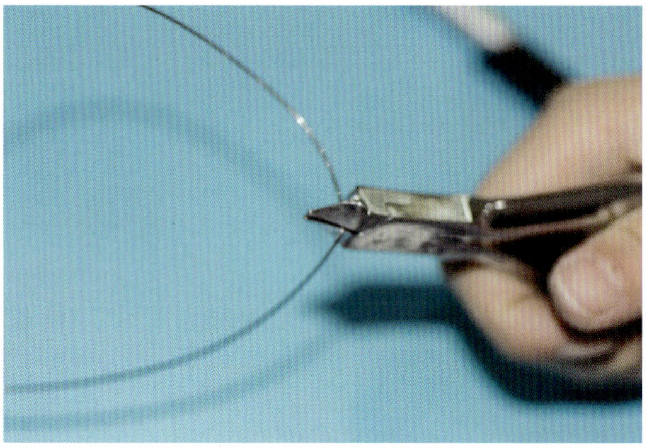

11. 另一侧向龈方做垂直弯曲

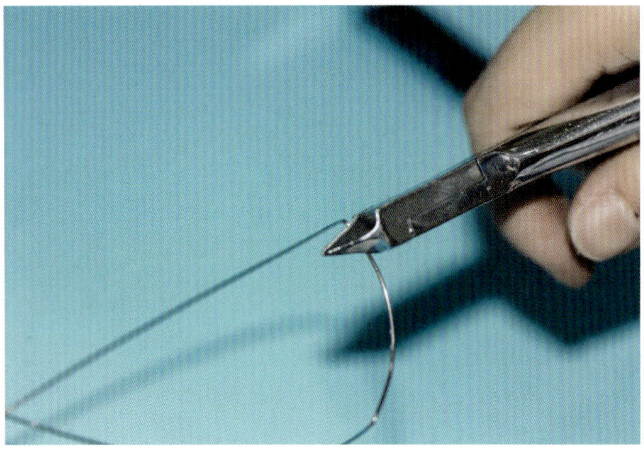

12. 在模型上检查贴合性

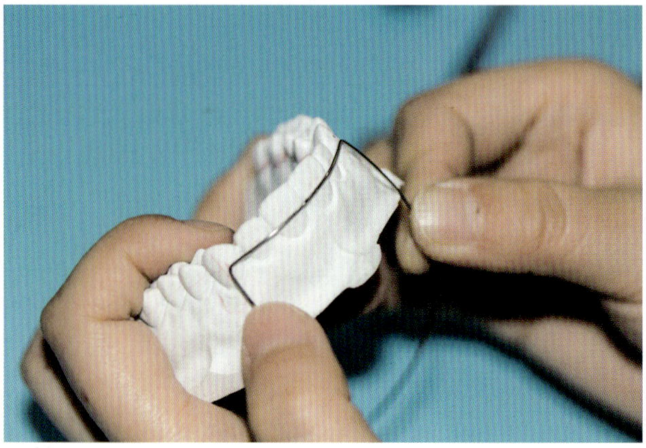

图5-27（续）

13. 在牙龈龈方3~4mm处做记号

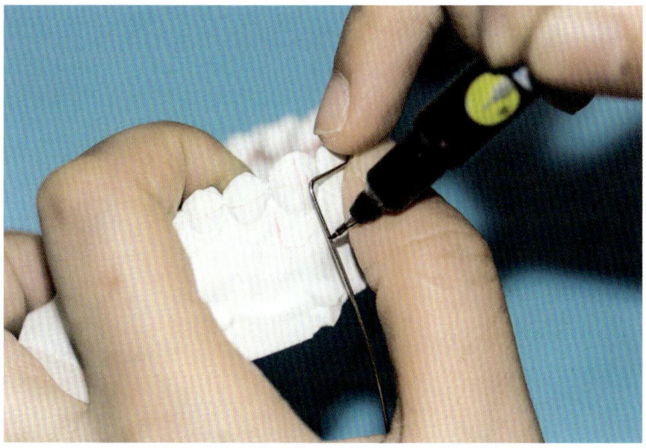

14. 弯制U形曲

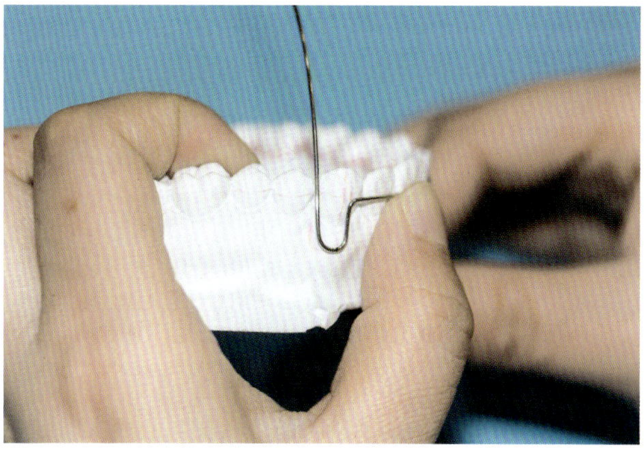

15. 在第一前磨牙的中1/3处做记号

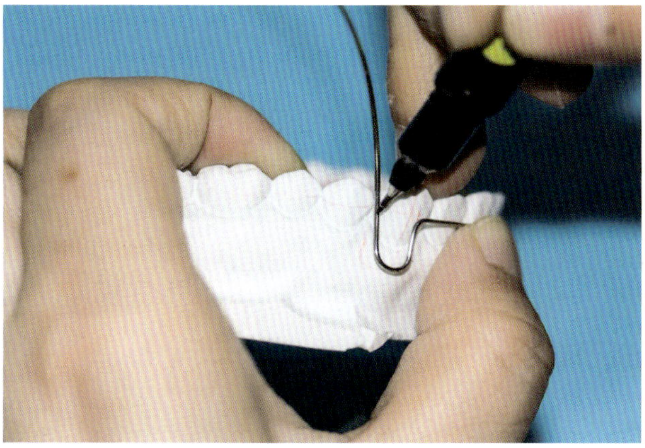

16. U形曲远中臂向第一前磨牙做90° 弯曲

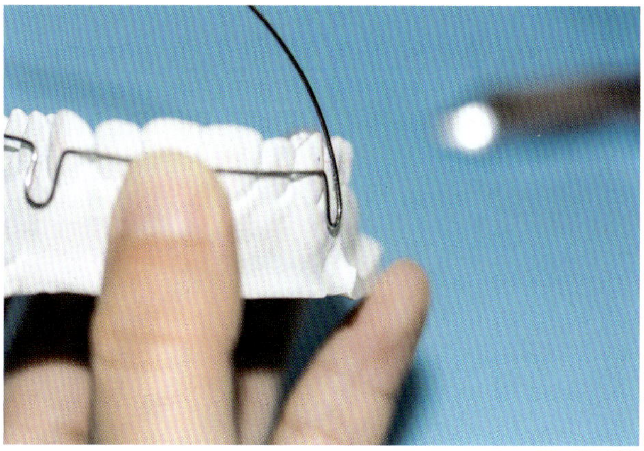

17. 在第一前磨牙唇面最凸处做记号

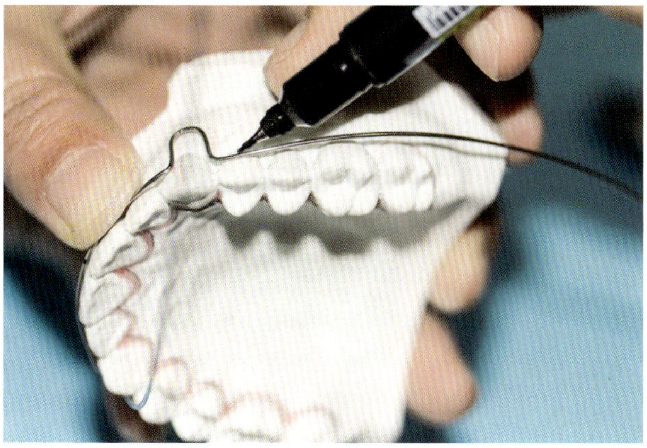

18. 在第一磨牙、第二前磨牙邻面做记号

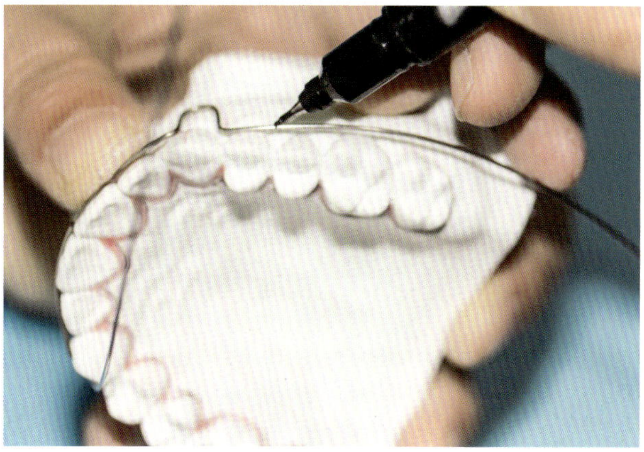

图5-27（续）

19. 沿第一前磨牙唇侧弧度弯制，同法在第二前磨牙唇面最凸点做记号

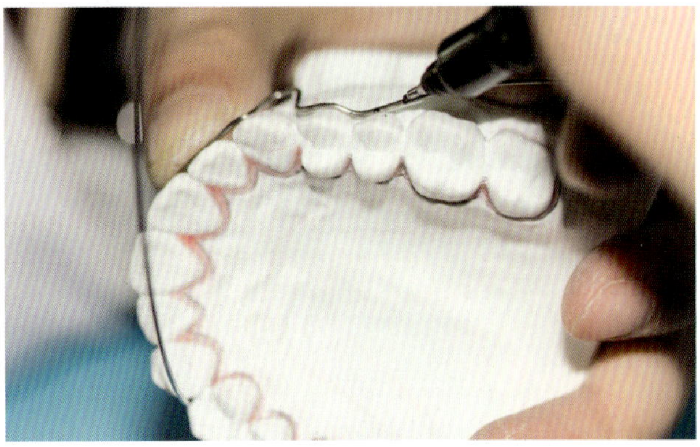

20. 在第二前磨牙、第一磨牙邻面做记号

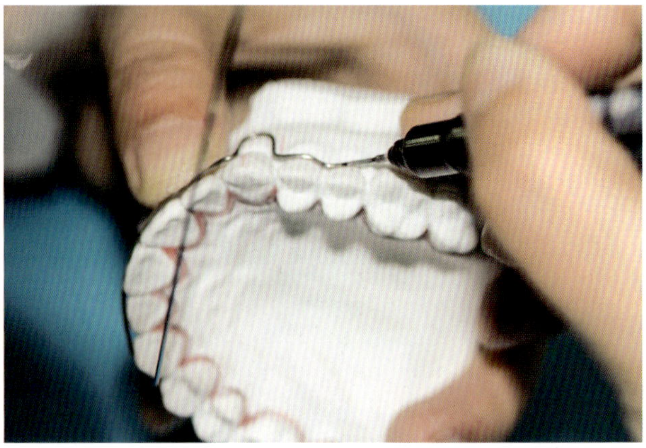

21. 沿第二前磨牙唇侧弧度弯制，同法在第一磨牙近中最凸点做记号

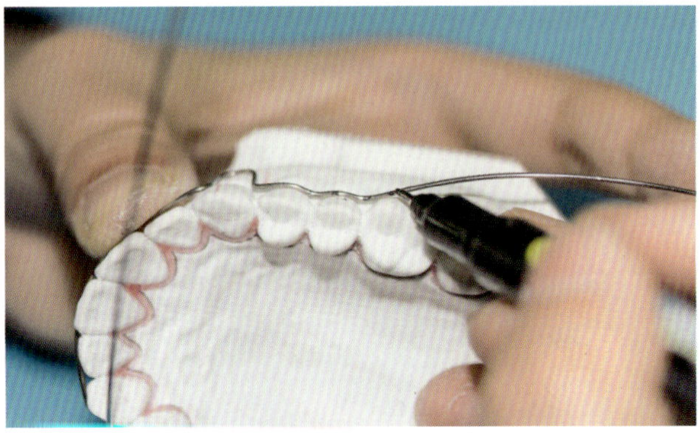

22. 在第一磨牙、第二磨牙邻面做记号

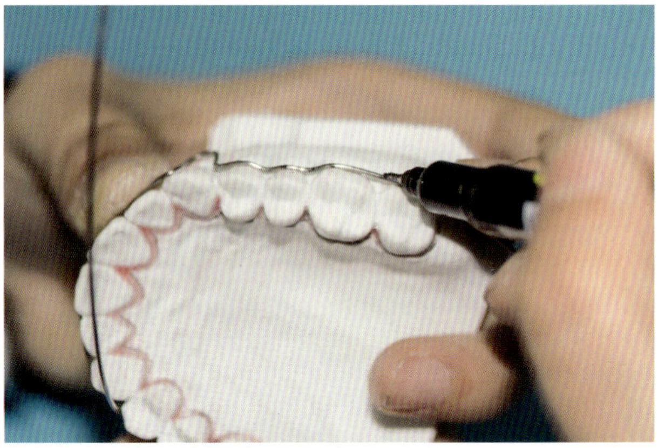

23. 与第一磨牙唇侧中部贴合，在第二磨牙处改变方向沿唇侧牙颈部弧度弯制

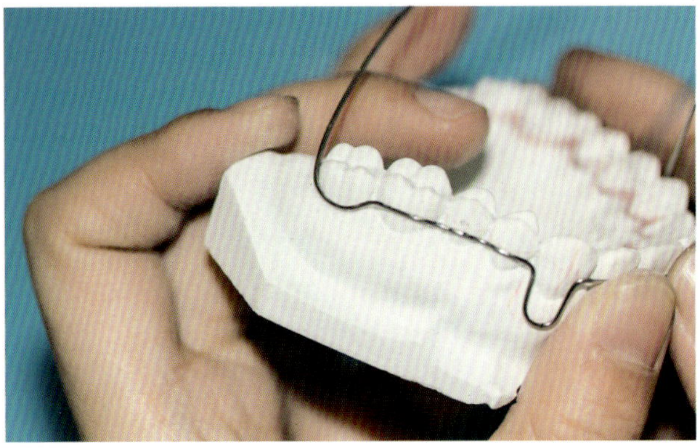

24. 在第二磨牙远中轴面角处弯向舌侧

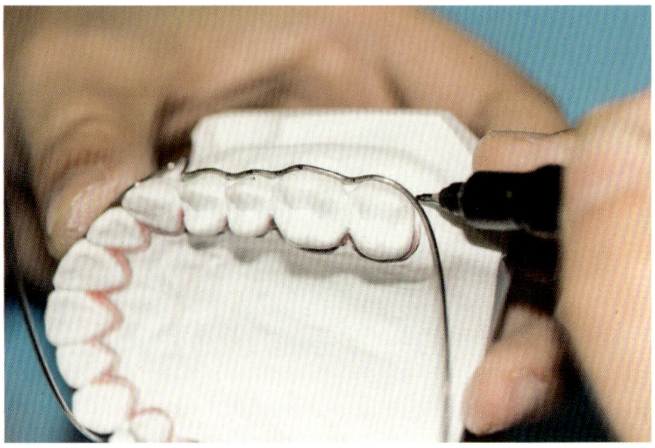

图5-27（续）

25. 紧贴第二磨牙的远中边缘嵴，高度要求：不压迫牙龈、不影响咬合

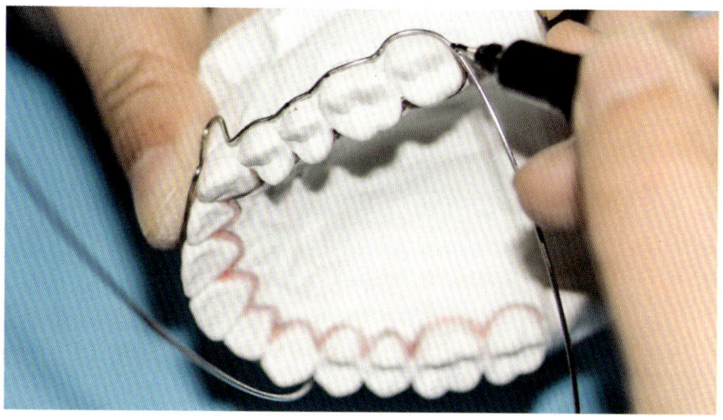

26. 沿舌外展隙

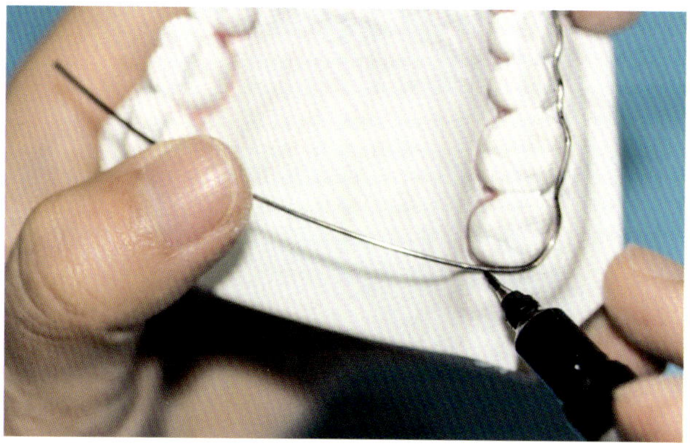

27. 形成舌侧基托的连接体

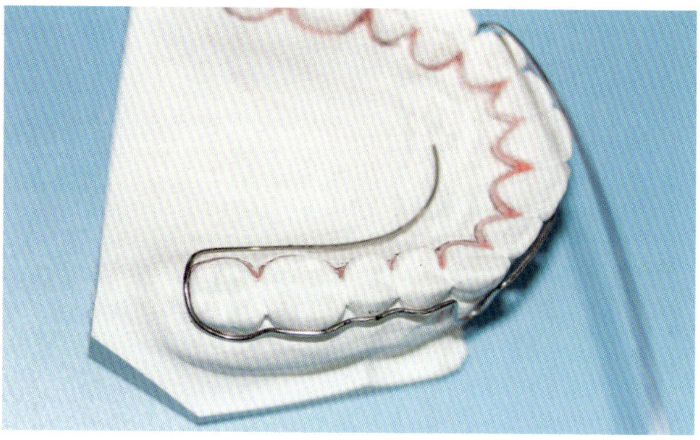

28. 按相同的方法弯制另一侧唇弓

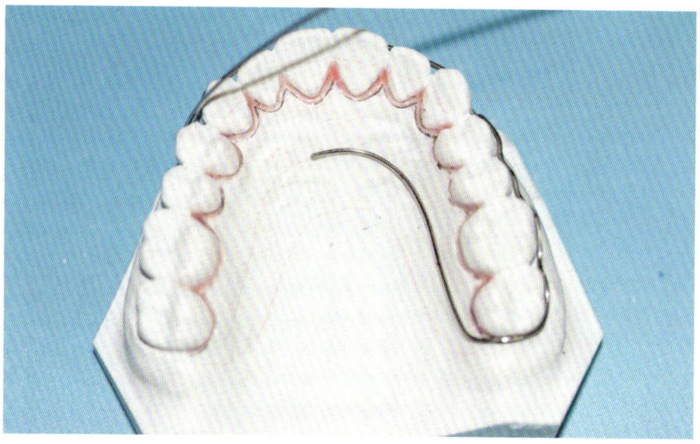

29. 弯制完成（𬌗面观）

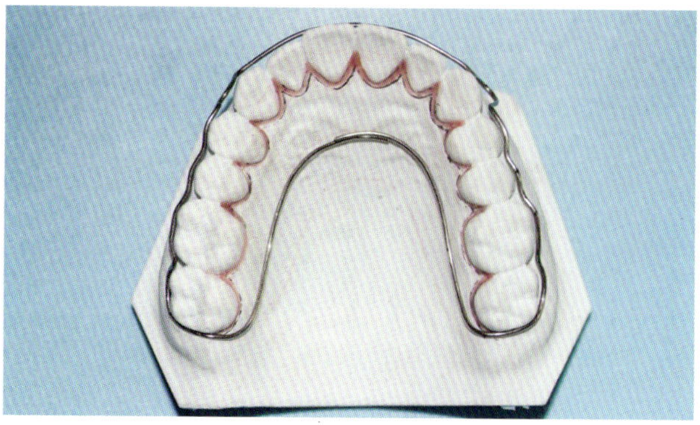

30. 长唇弓（唇侧观）

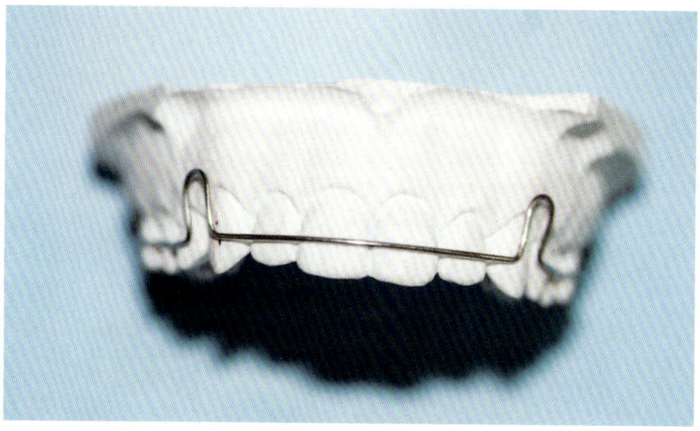

31. 长唇弓（侧方观）

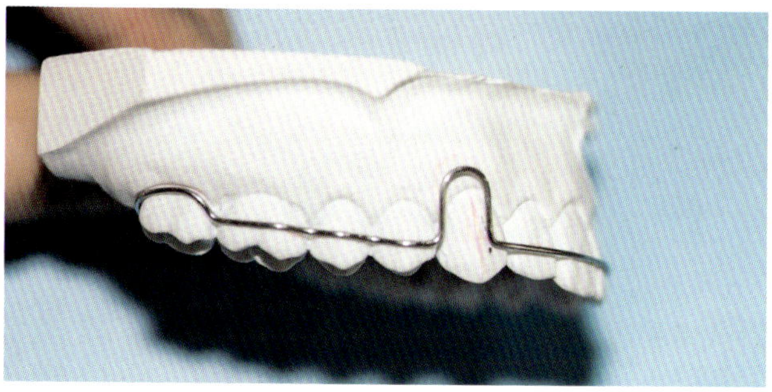

图5-27（续）

（九）其他各种卡环

如图5-28所示。

1-1. Jackson Clasp（颊面观）

1-2. Jackson Clasp（侧面观）

1-3. Jackson Clasp（殆面观）

2-1. DyzlingDuyzing Clasp（颊面观）

2-2. DyzlingDuyzing Clasp（侧面观）

2-3. DyzlingDuyzing Clasp（殆面观）

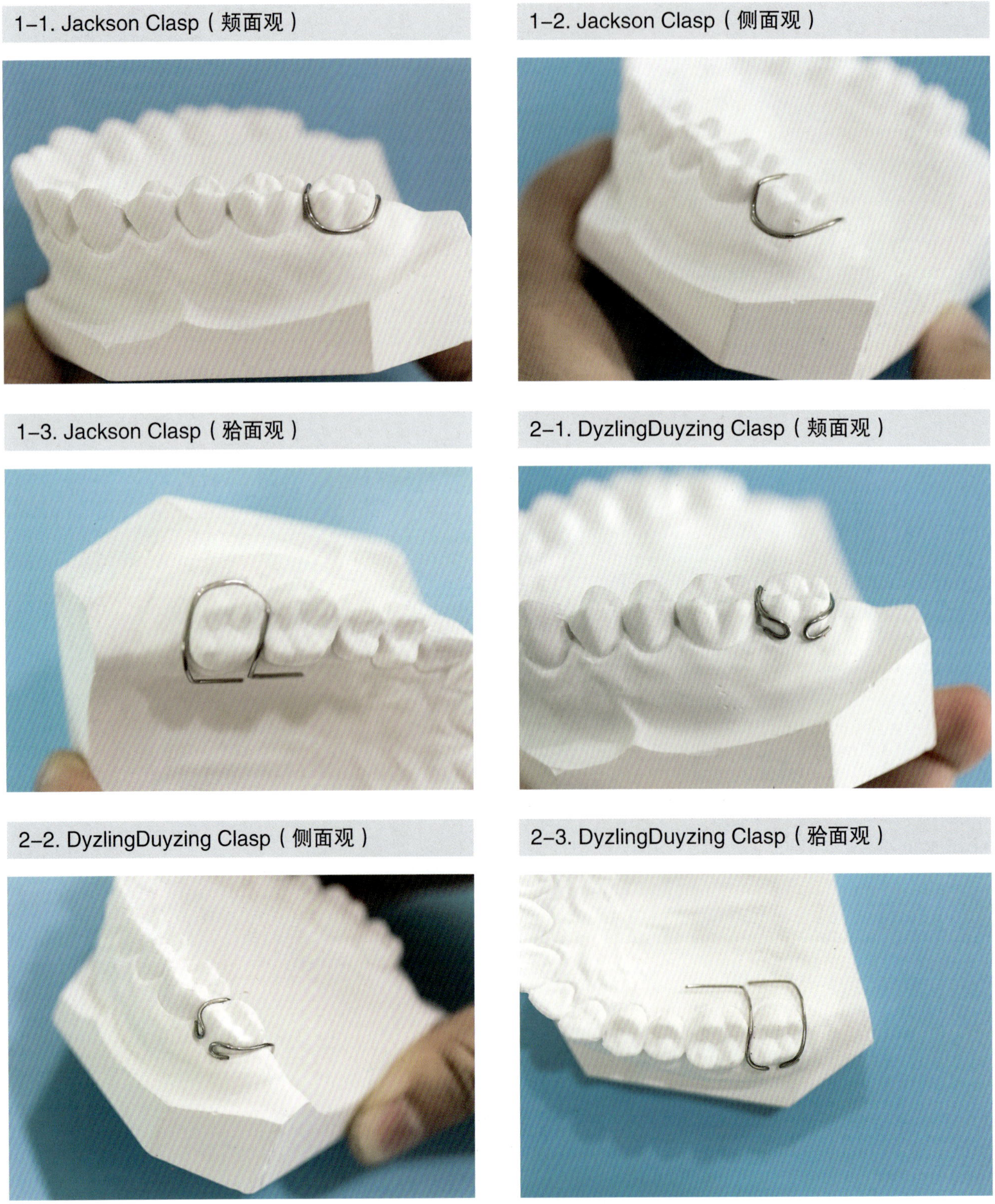

图5-28 其他各种卡环

3–1. Arrow Head Clasp（颊面观）

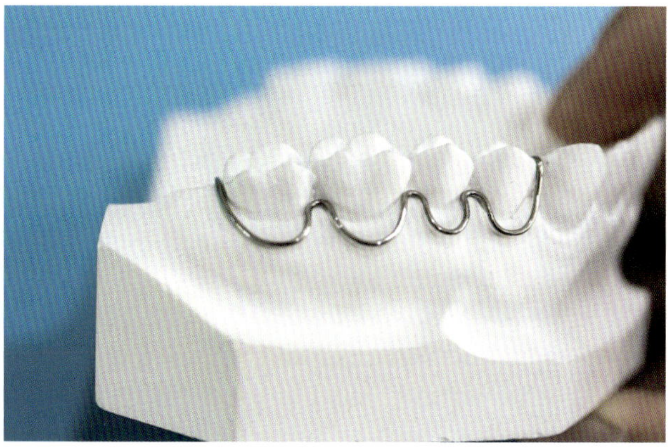

3–2. Arrow Head Clasp（侧面观）

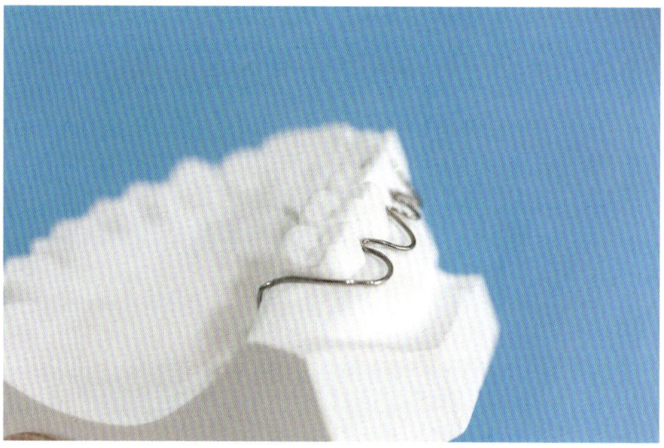

3–3. Arrow Head Clasp（殆面观）

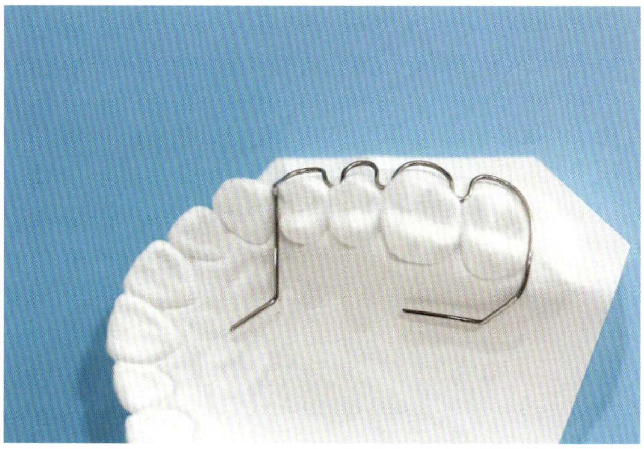

4–1. 改良邻间钩“钻石卡环”（颊面观）

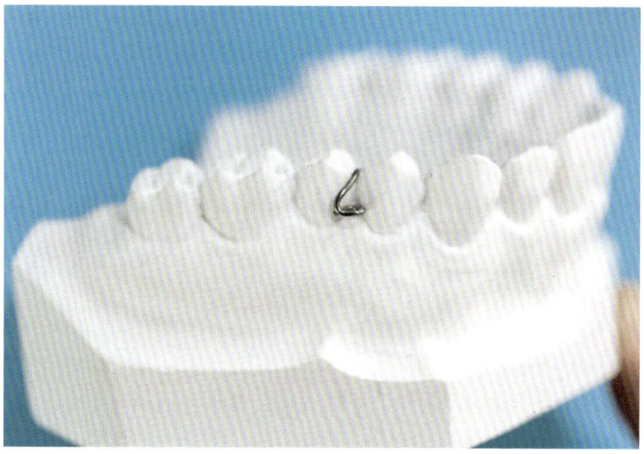

4–2. 改良邻间钩（侧面观）

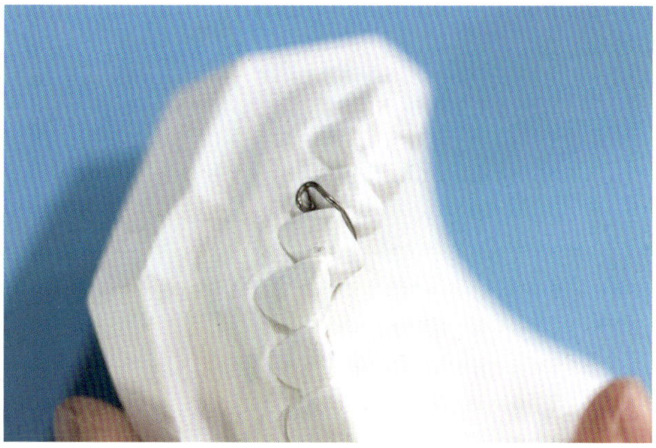

4–3. 改良邻间钩（殆面观）

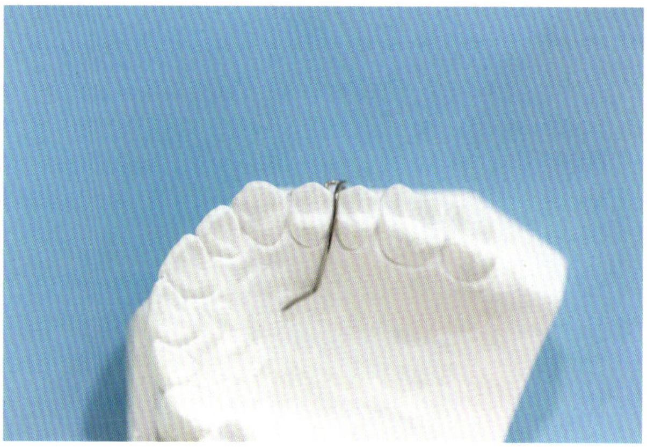

图5–28（续）

5. C形卡环

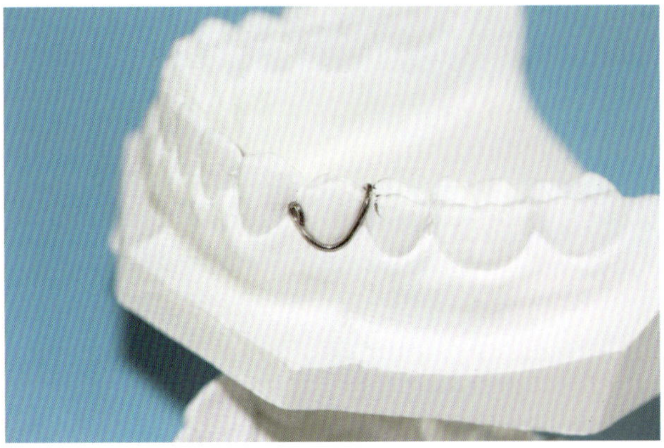

6–1. Single Arrow Head（殆侧观）

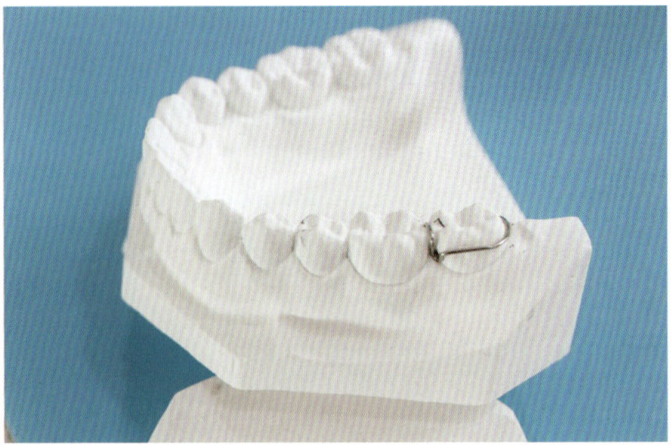

6–2. Single Arrow Head（颊面观）

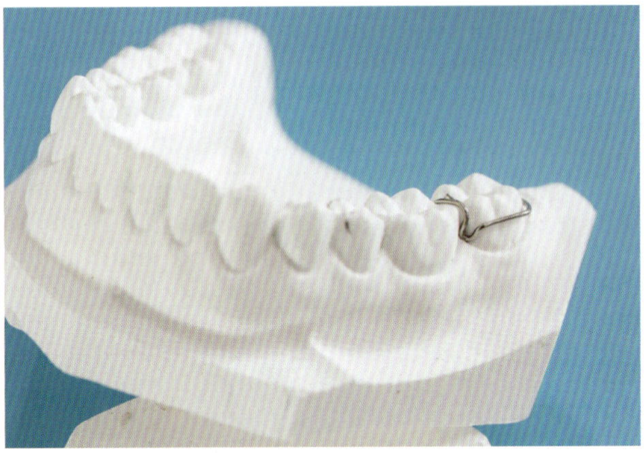

7. 成对箭头卡

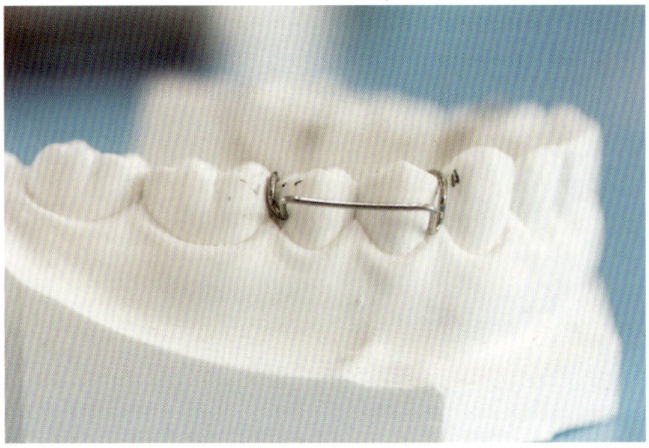

8. 带牵引圈箭头卡

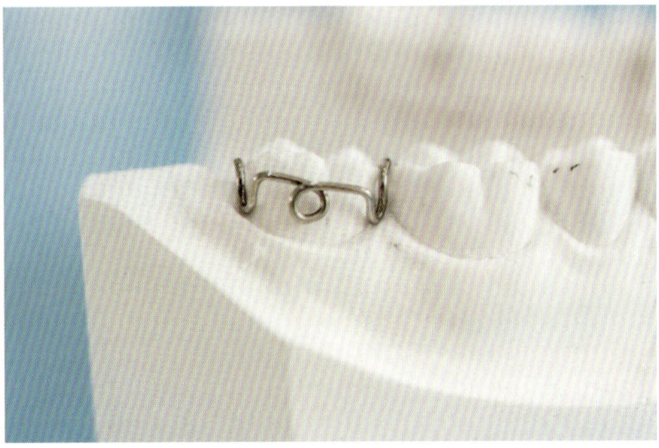

9. 带焊接管的箭头卡

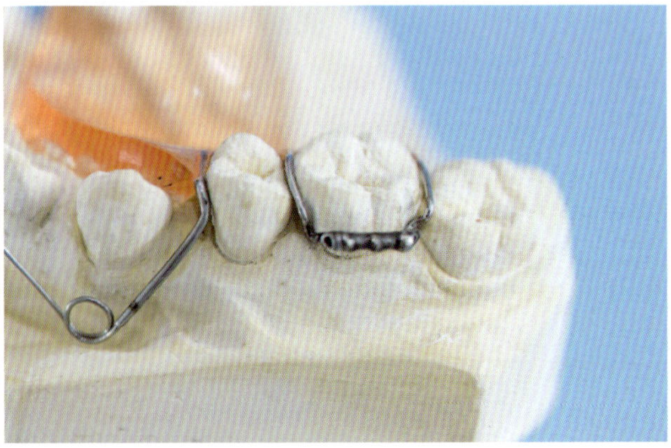

图5–28（续）

十一、个别带环

在正畸矫治中，经常遇到解剖形态变异的牙。尽管成品带环型号种类繁多，也无法配到患者合适的带环，这就需要口腔正畸技师制作个别带环。带环制作方法分为直接法和间接法两种。直接法就是在患者口腔内直接制作，省时而准确，但需要熟练的口内操作技巧。间接法必须取模和灌注模型，制作带环在模型上进行，时间较充分。下面仅介绍技工室的间接制作法（图5-29）。

1. 以上颌第二前磨牙（5）为例制作个别带环，在5近远中画锯线，离开5邻面接触点1mm

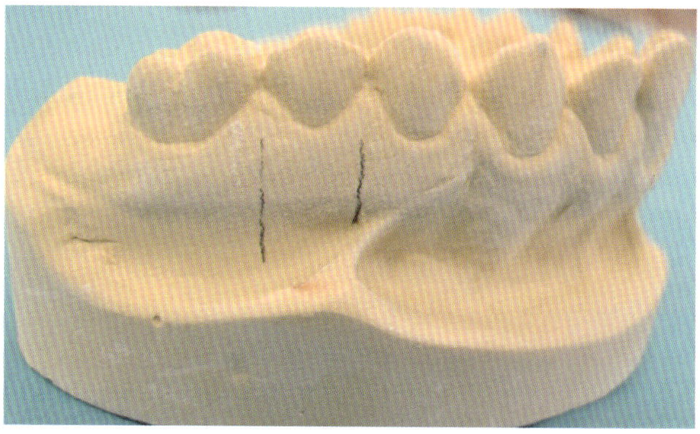

2. 在距离4远中边缘嵴1mm内，锯开

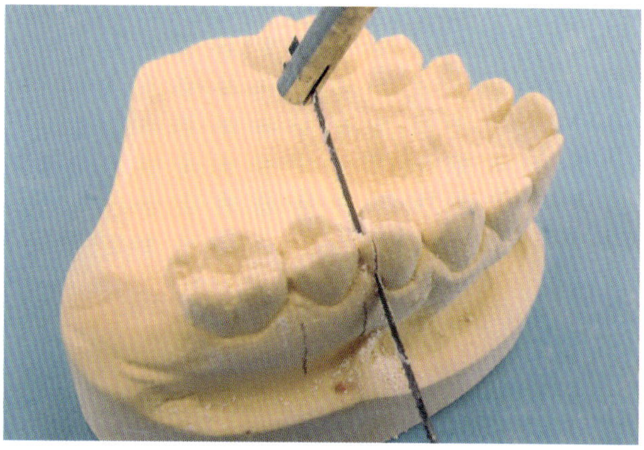

3. 在4的近中边缘嵴内1mm锯开

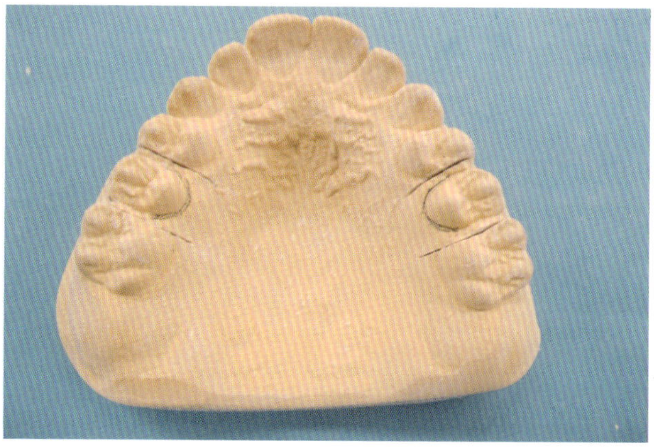

4. 画5的颈缘线

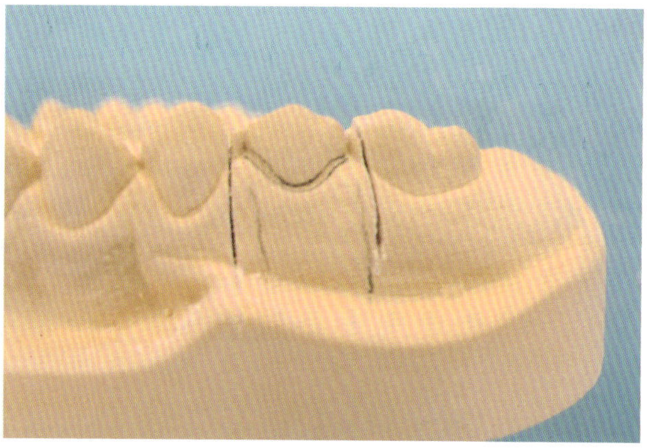

5. 沿颈缘线向龈方延伸0.5mm（腭侧）

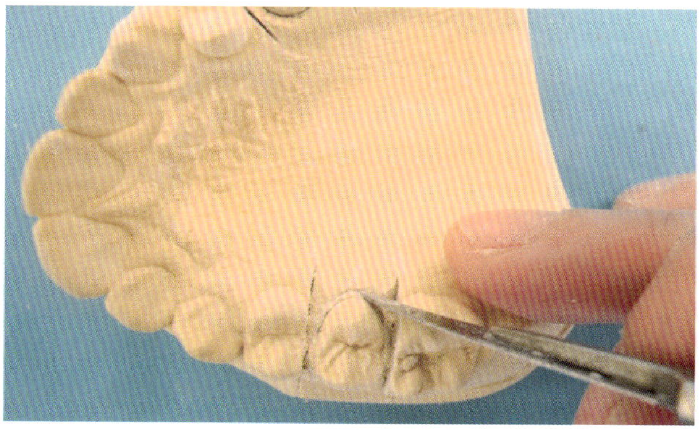

6. 沿颈缘线向龈方延伸0.5mm（唇侧）

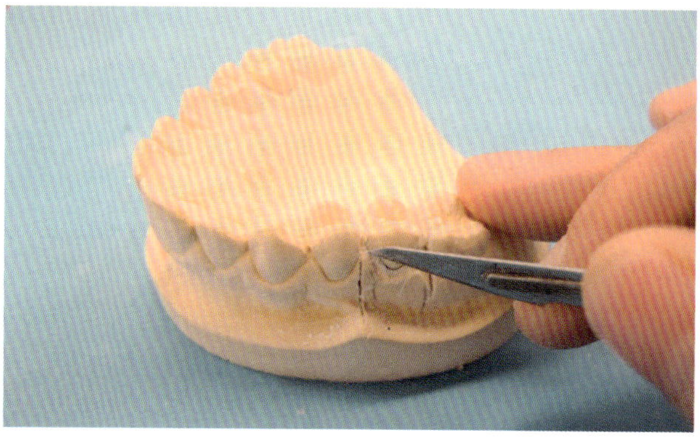

图5-29　个别带环的弯制

7. 延伸后的颈缘（颊面观）

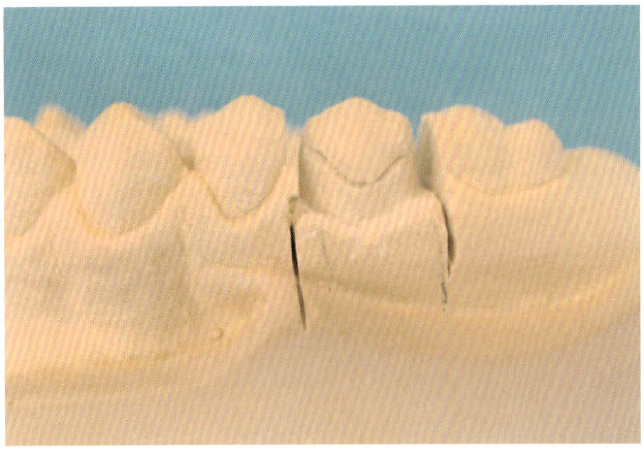

8. 延伸后的颈缘（𬌗面观）

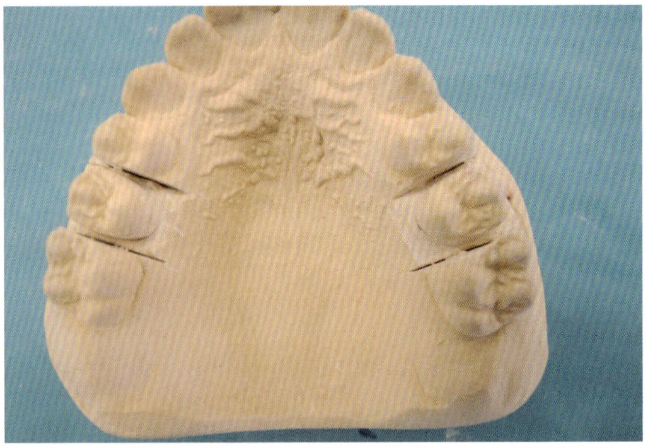

9. 放入带环片

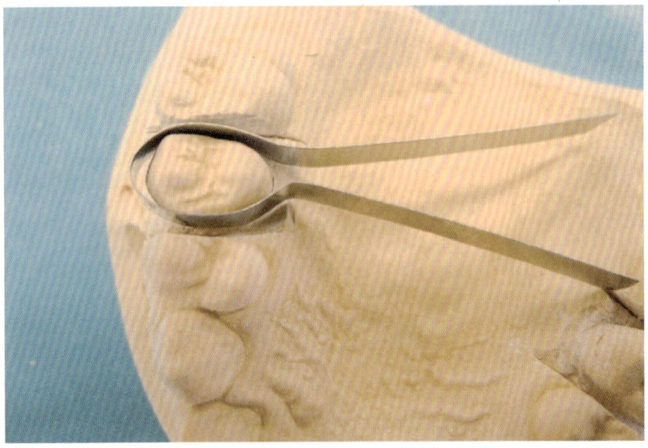

10. 在带环片远中端点焊（距离略小于带环成型钳打开的宽度）

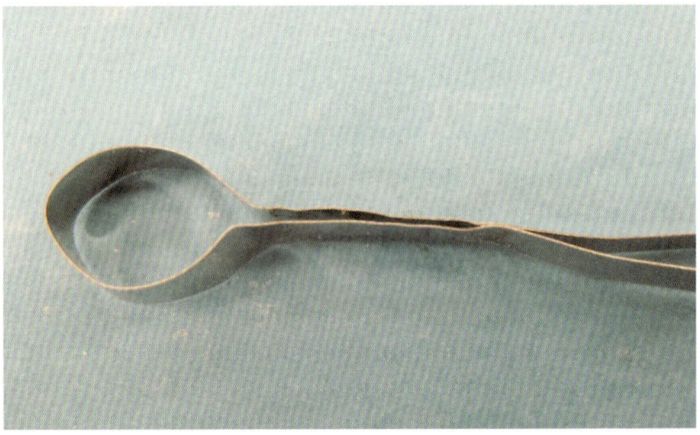

11. 放入带环成型钳

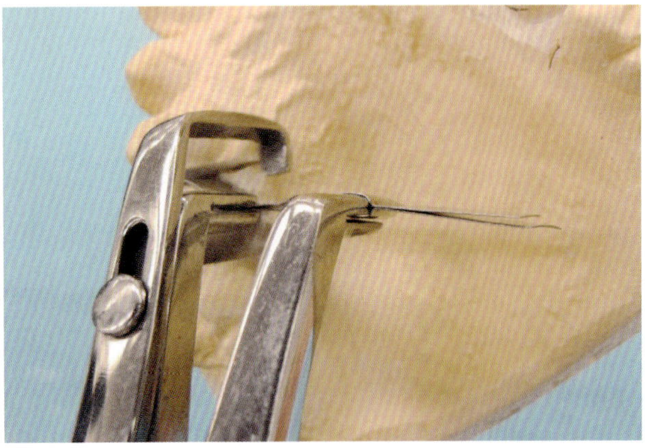

12. 在模型外展示，带环成型钳夹住带环片

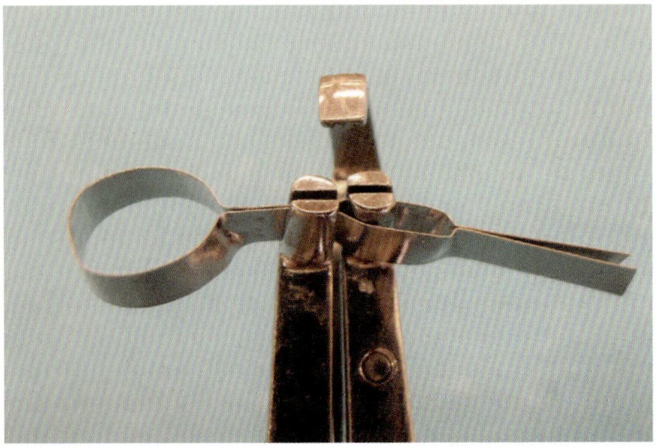

图5-29（续）

13. 打开带环成型钳，一个喙向焊接处移动并顶住焊接处，另一喙缘向5舌侧移动并夹紧带环片（殆面观）

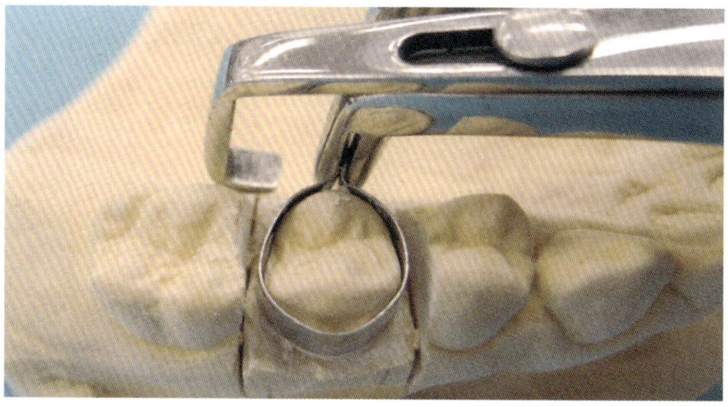

14. 打开带环成型钳，一个喙向焊接处移动并顶住焊接处，另一喙缘向5舌侧移动并夹紧带环片（侧面观）

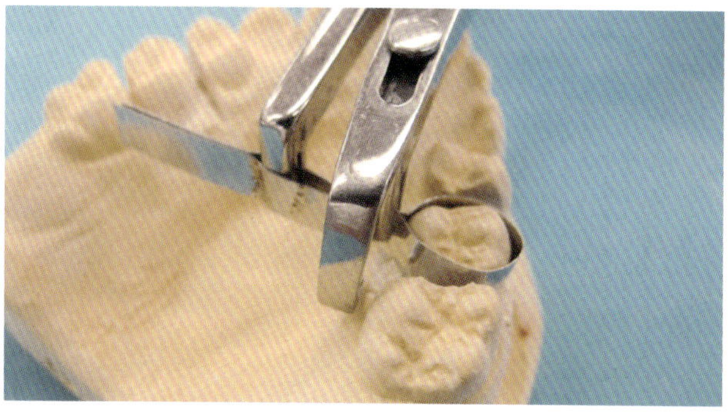

15. 打开带环成型钳，一个喙向焊接处移动并顶住焊接处，另一喙缘向5舌侧移动并夹紧带环片（模型外展示）

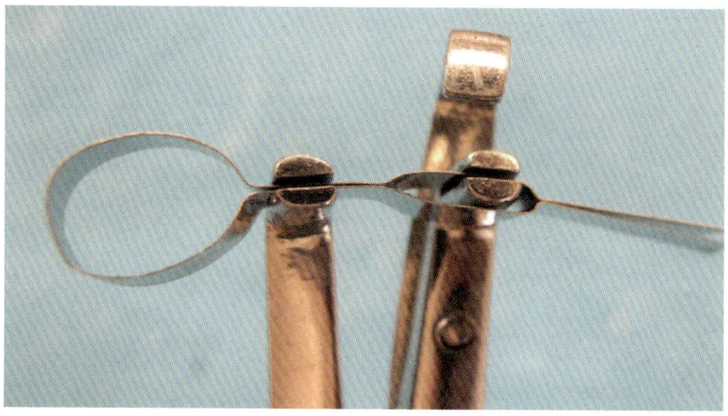

16. 点焊5舌侧部位的带环接头处

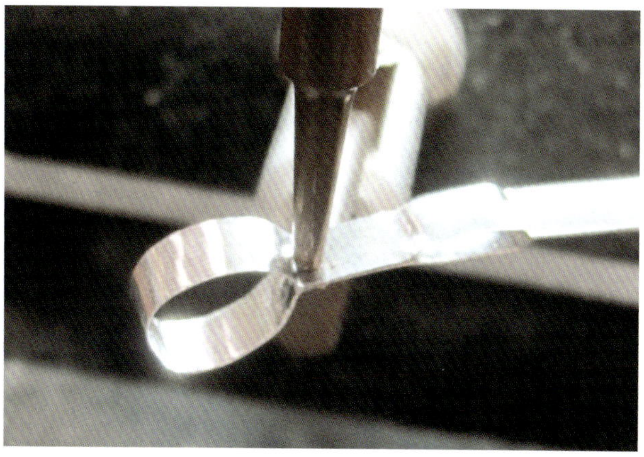

17. 带环片试戴合适

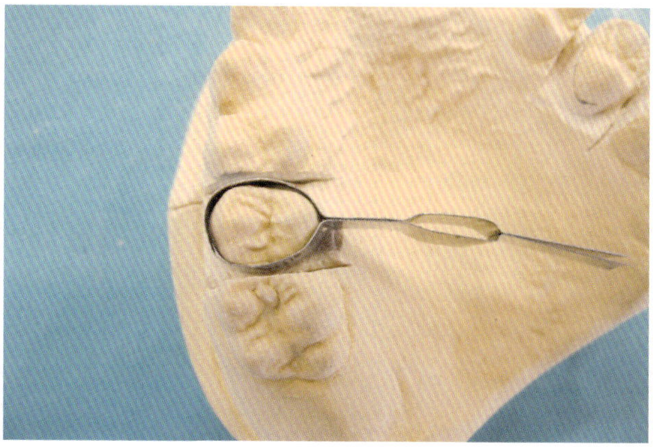

18. 减去多余的带环片

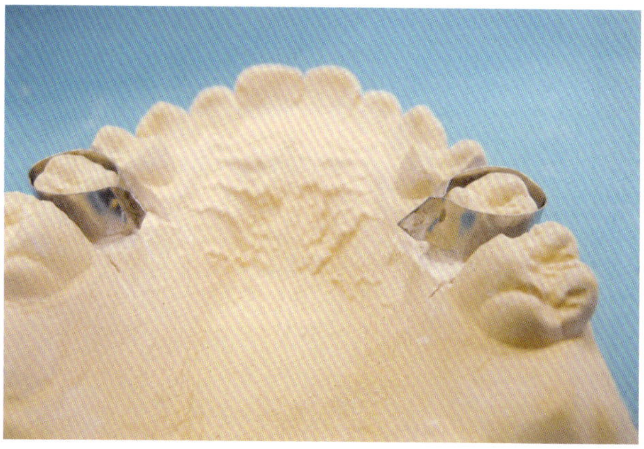

图5-29（续）

19. 局部放大图

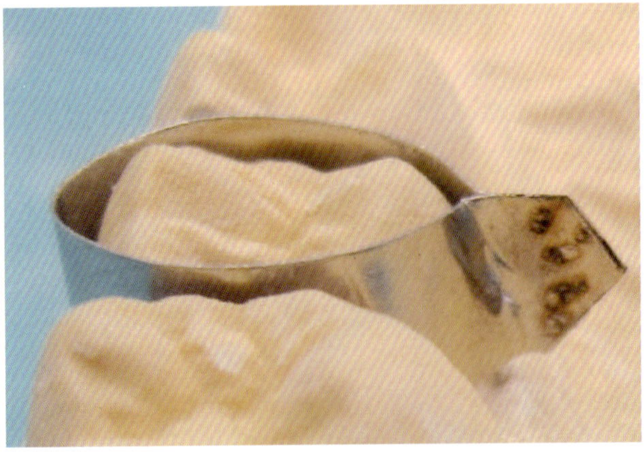

20. 带环推压紧舌侧接头处

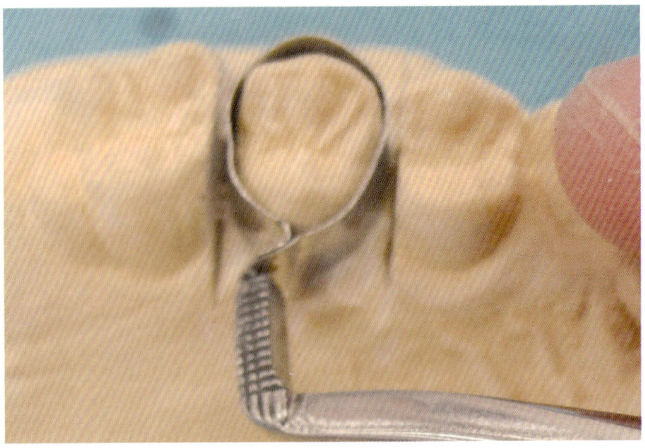

21. 带环推压贴唇侧带环片

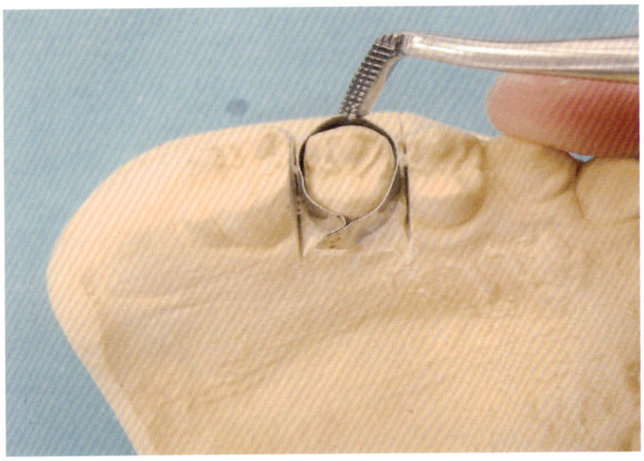

22. 带环推压贴近远中带环片

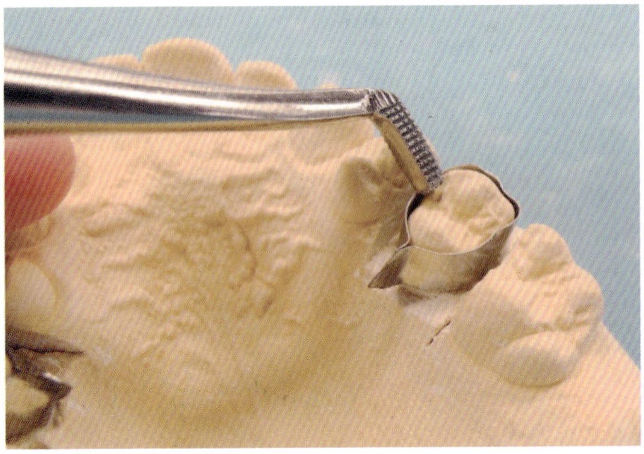

23. 初步压贴后

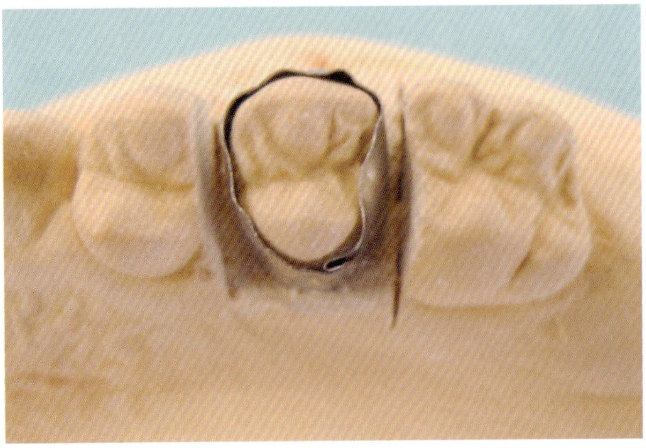

24. 减去高出殆缘、压迫牙龈的带环边缘

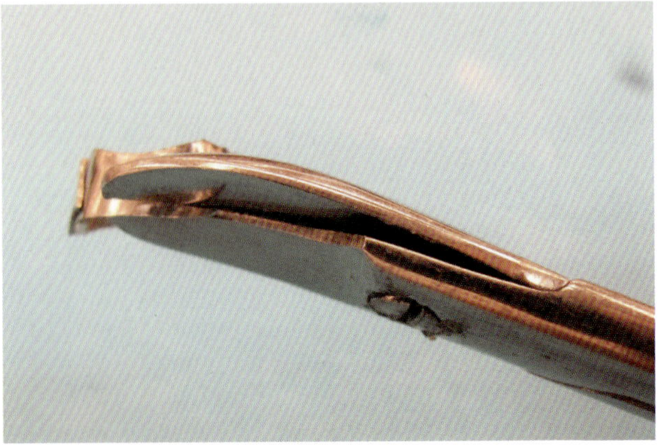

图5-29（续）

25. 边缘修剪结束

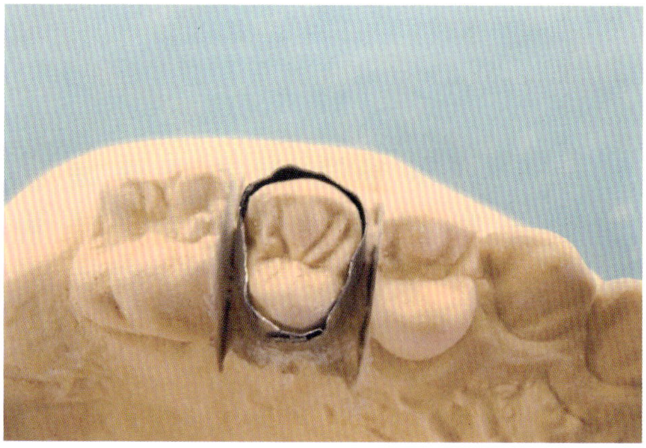

26. 剪开带环颊侧、舌侧殆缘突出不贴合的部分

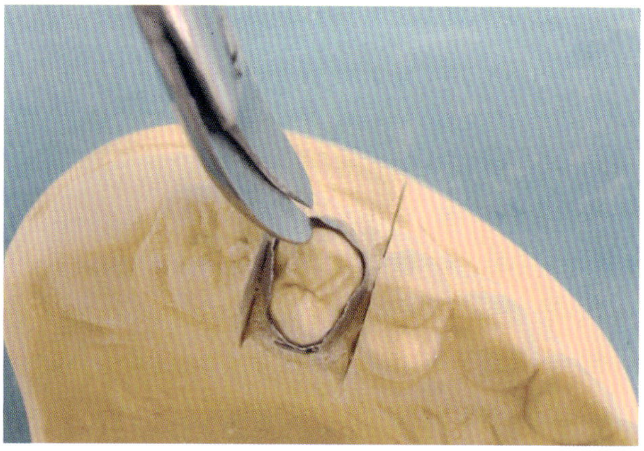

27. 交叉压贴颊、腭侧带环边缘

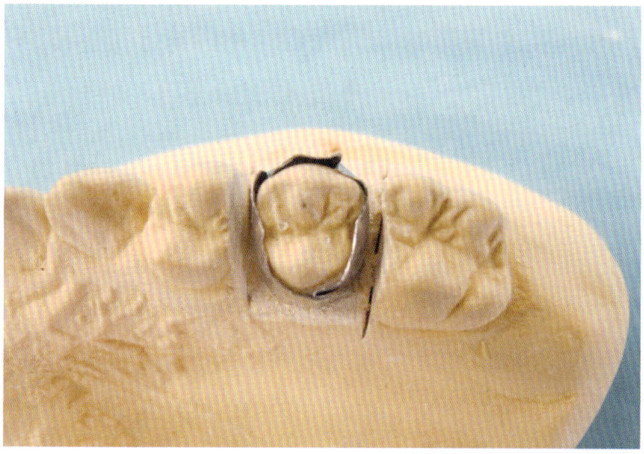

28. 点焊被剪开压贴后的带环殆缘重叠部分

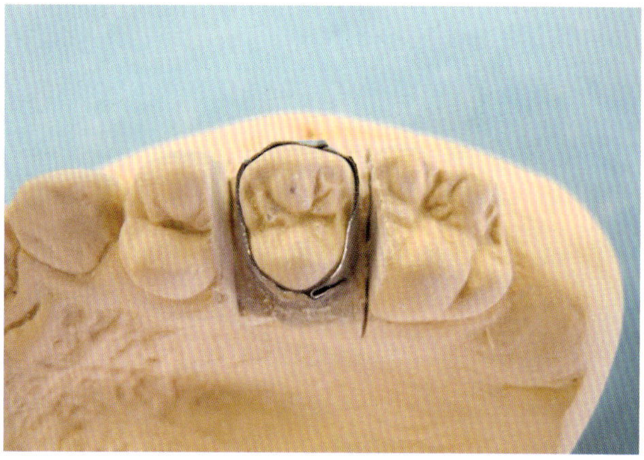

29. 打磨带环边缘，使其光滑

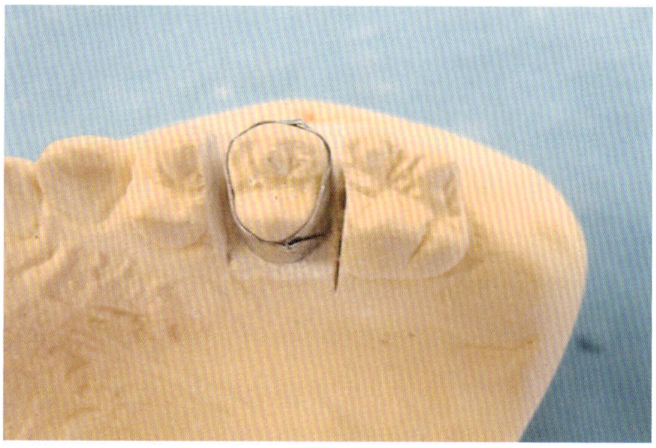

图5-29（续）

十二、树脂基托成型技术

基托是活动矫治器的基础部分，由塑料制成，基托的周边外形与局部义齿类似。它将加力部分的各种弹簧、附件及唇弓和固位部分的各种装置连接成一个整体，以便发挥矫治器的作用，并有支持和固位作用。口腔正畸工艺技术使用的基托树脂，按凝固方式不同分为热凝树脂、自凝树脂、光固化树脂。

（一）操作要点

1. 基托可用室温固化型树脂或加热固化型树脂制作。在国内，矫治器基托多采用室温固化型树脂成型法制作。

2. 矫治器基托的外形与活动义齿类似，厚薄均匀，上颌2~2.5mm、下颌3~3.5mm。由于下颌骨本身的外形以及舌体的位置，下颌基托比上颌基托窄，因此，下前牙舌侧的基托要稍厚些，以防折断。

3. 基托下缘和后缘周边要圆滑。

4. 基托非组织面高度抛光，组织面与黏膜组织应紧密贴合，无气泡、结节和锋利的边缘。

5. 对于位置正常或舌向错位的牙（暂不能加附簧移动者）基托边缘应与牙面接触。对于唇、颊向错位的牙的舌面，基托不应接触，对于正在萌出而位置正常的牙，也不宜接触过紧或覆盖牙面，以免影响其萌出。

6. 牙龈缘处基托宜适当缓冲，基托的龈边缘必须覆盖牙龈边缘，在观测线上方非倒凹区且不干扰咬合。

7. 没有任何钢丝暴露在抛光面或组织面。在钢丝周围有大概0.7mm的塑料包绕，在越过龈边缘和𬌗面时尽可能地贴合。

8. 𬌗垫通常最好是覆盖1/2𬌗面，这有利于口腔卫生，也使操作者易于调整卡环，但是为了加强固位，可以考虑覆盖牙冠的颊侧1/3。

9. 功能部分：要留出足够大的空间便于矫治器功能部分（如双曲舌簧、扩弓簧）的调整，且基托不妨碍弹簧臂的运动，所有的部件不能损伤软组织。

（二）制作方法

1. 自凝树脂基托的制作

能在室温或口腔温度下不经加热加压而自行聚合凝固。它比热凝树脂聚合度低，强度及硬度小，容易出现微小气泡，光泽度差，颜色稳定性不如热凝塑料，易使黏膜组织过敏。但由于自凝塑料不用加热处理，操作方便，所以到目前为止，仍广泛用于活动矫治器的制作，其成型方法有以下4种：

（1）涂塑成型：用自凝树脂在模型上直接塑制矫治器的基托部分，然后连同模型一起放入60℃的热水中浸泡半小时，或者静置待其自然凝固。

（2）气压成型：在涂塑成型的基础上，将尚未凝固变硬的树脂基托连同模型放入密封罐中，充气加压，使树脂充分聚合。

（3）加压成型：按照热凝树脂的制作方法在粘丝期进行填塞，压紧后连同压榨器一起放入60℃热水中浸泡30分钟，然后按常规开盒、磨光。

（4）注塑成型：使用专用自凝设备注塑成型。

自凝树脂的铺装通常有3种方法，即撒粉法、笔积法和涂塑法。

（1）撒粉法：将牙托粉、牙托水交互添加，即一层粉、一层液，再一层粉、一层液。如此反复达到所需厚度，优点：在细微部位比较容易添加树脂。

（2）笔积法：将毛笔用牙托水浸润后，用笔尖黏附上牙托粉，进行树脂的堆筑，主要用于矫治器的修理。

（3）涂塑法：在调拌杯中将牙托水和牙托粉混合后，成为糊状，用调拌刀在模型上涂布延伸成型，或将树脂压接成块状在模型上按压成型，主要用于大面积树脂的成型，比如Bionator的制作。

下面重点介绍最常用的撒粉法和涂塑法。

（1）撒粉法（又称层铺法）

第一步：围模。

使用撒粉法涂布树脂基托前，同样需要用蜡

将弯制好的唇弓、卡环以及各类弹簧固定在模型上，各类弹簧的作用力部分用蜡包埋。然后在基托以外不需要树脂覆盖的部分，尤其在基托边缘处用蜡（基托蜡、方形或圆形铸造蜡）圈围，常用直径2~4mm的蜡条来限定基托范围，便于操作，可缩短树脂铺装的时间（图5–30）。

1. 舒适性保持器的围模（1）

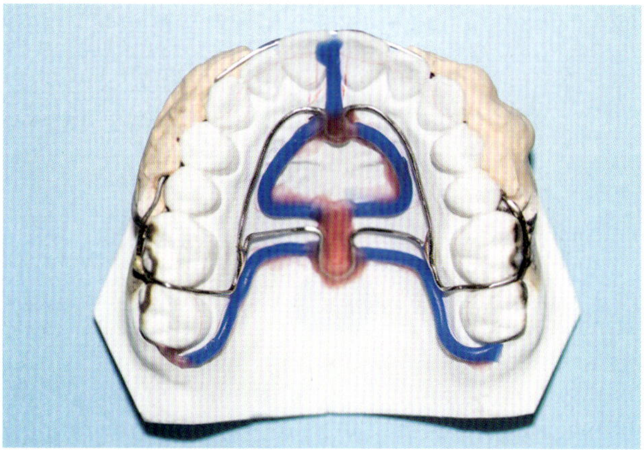

2. 舒适性保持器的围模（2）

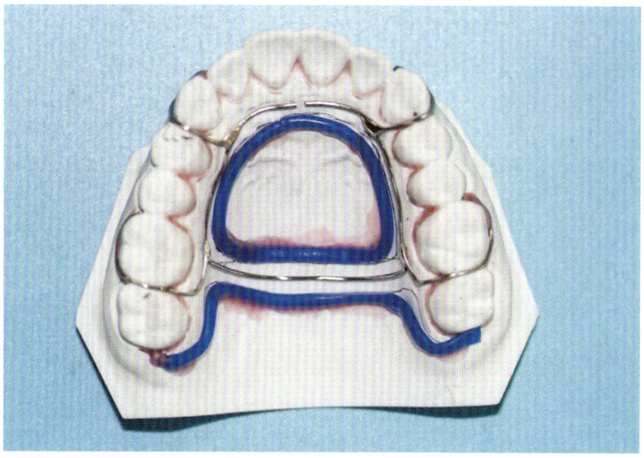

3. 舌栅矫治器的围模

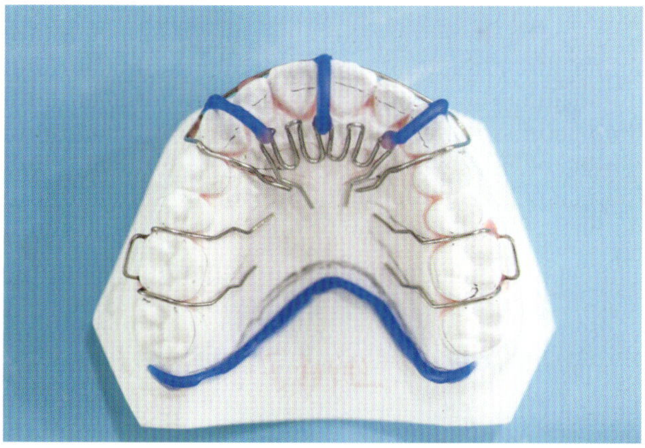

4. 上颌𬌗垫式双曲舌簧矫治器的围模

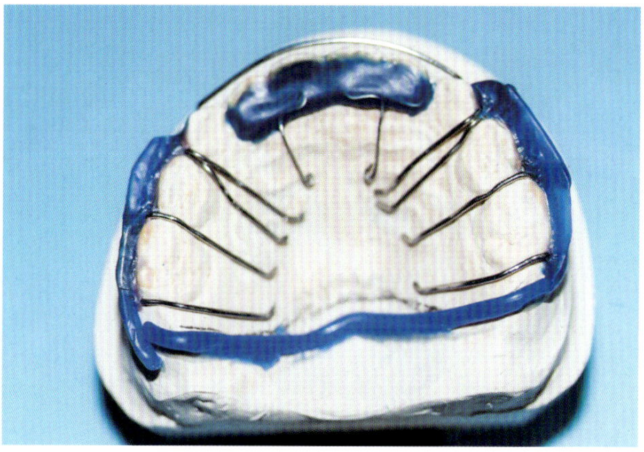

5. 导弓式矫治器的围模

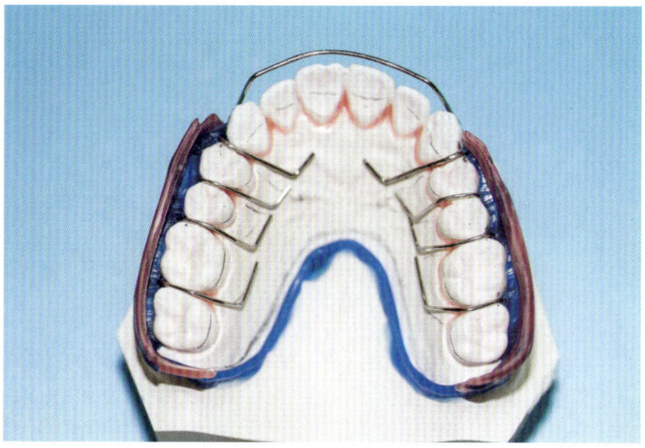

6. 全牙弓𬌗垫的围模

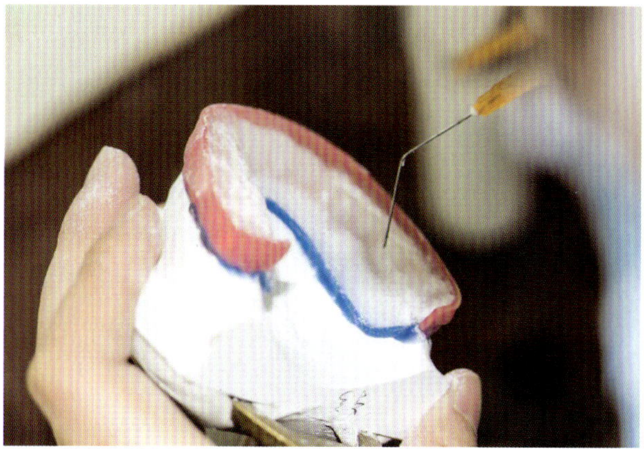

图5–30　围模

7. 下前牙联冠斜面导板的围模

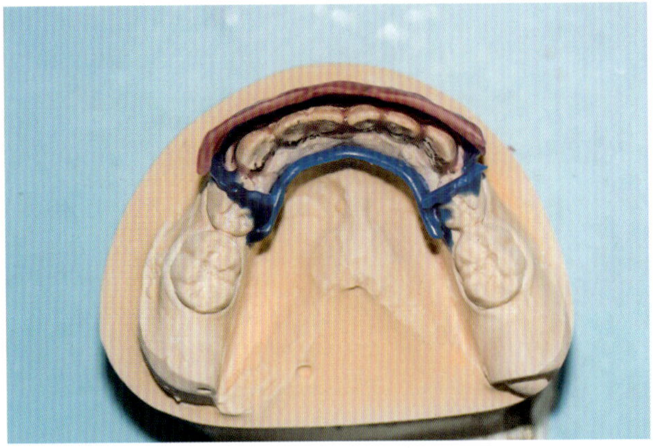

8. 颊屏的围模

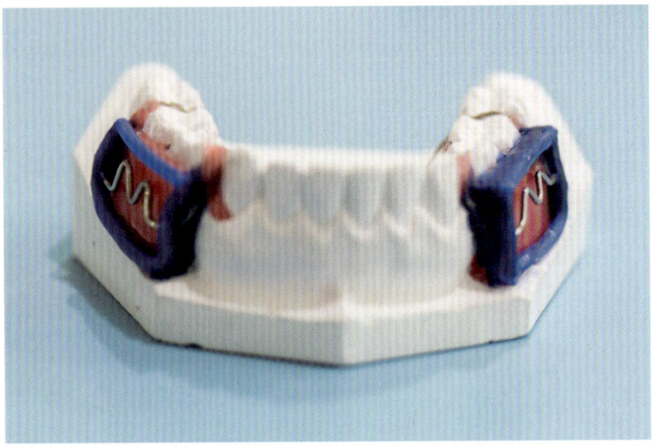

9. 殆垫式快速扩弓器的围模

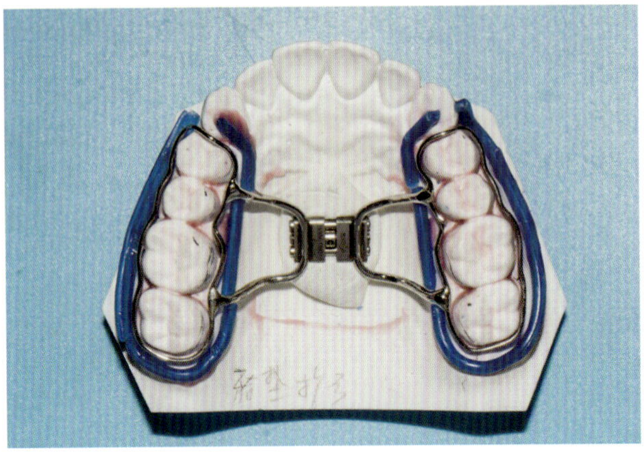

10. 唇档的围模

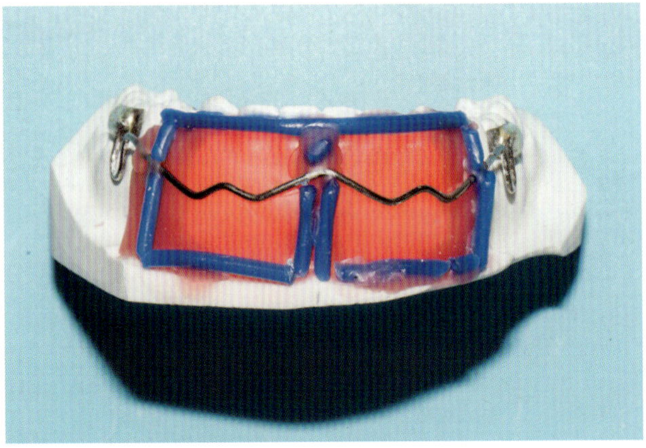

11. Nance弓的围模

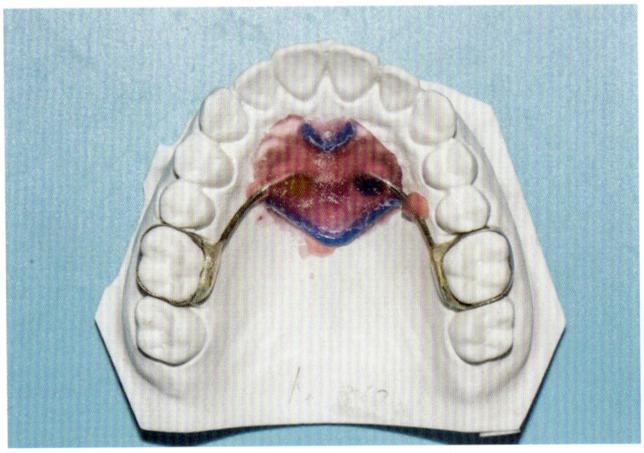

12. 前庭盾的围模

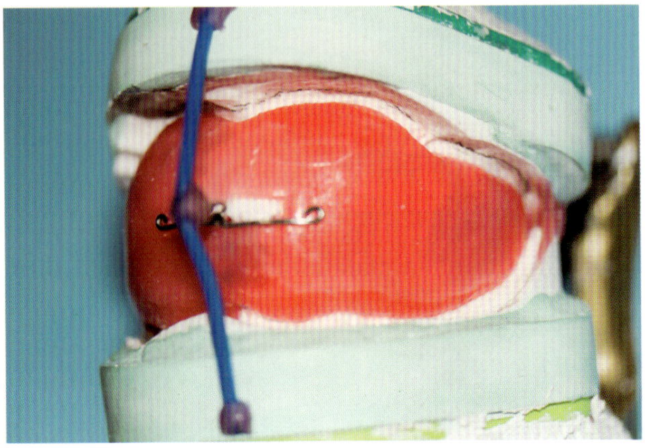

图5-30（续）

第二步：撒粉（图5–31）。

①将模型放在水中，浸润吸足水分后取出。

②待石膏表面无水后，涂基托分离剂。如果涂布不好，石膏模型浸吸单体，会导致树脂聚合不良。

③稍稍倾斜模型，将自凝牙托粉在组织面轻撒一层，慢慢滴入牙托水，使之浸润牙托粉，牙托水用量只要使牙托粉表面湿润至光滑即可，过多牙托水不利于塑形，极易导致聚合时产生气泡。

④重复以上铺撒牙托粉滴入牙托水的步骤，使自凝树脂逐渐覆盖基托组织面，并包埋所有连接体。分3~4层完成2.5mm厚度的基托，可以将各种卡通画片等埋于基托中。

⑤在树脂未硬化之前，根据各厂家说明书使用，一般在2个大气压的高压锅内，温度40℃，时间持续15分钟，让树脂充分聚合，加热加压的过程可加速树脂的密度和强度，并避免在树脂聚合过程中产生气泡。如果高压锅内需要水，则需选择超硬石膏（吸水率低）。

⑥待树脂完全聚合固化后，常规打磨抛光。

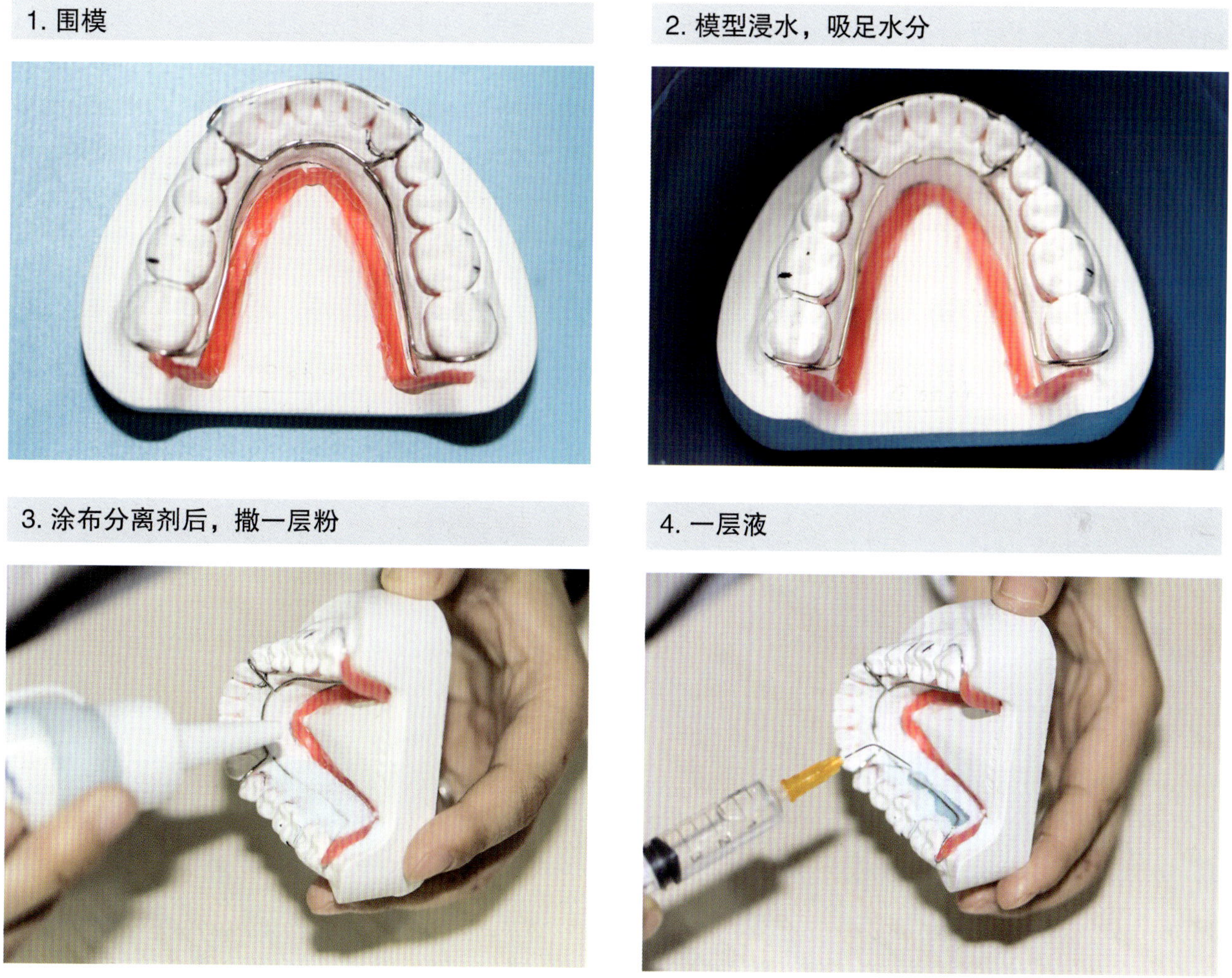
1. 围模
2. 模型浸水，吸足水分
3. 涂布分离剂后，撒一层粉
4. 一层液

图5–31　撒粉法

5. 继续一层粉，一层液

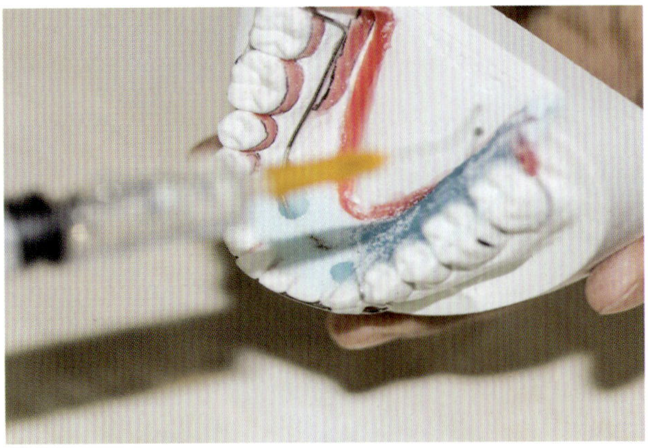

6. 按照设计要求，完成基托制作

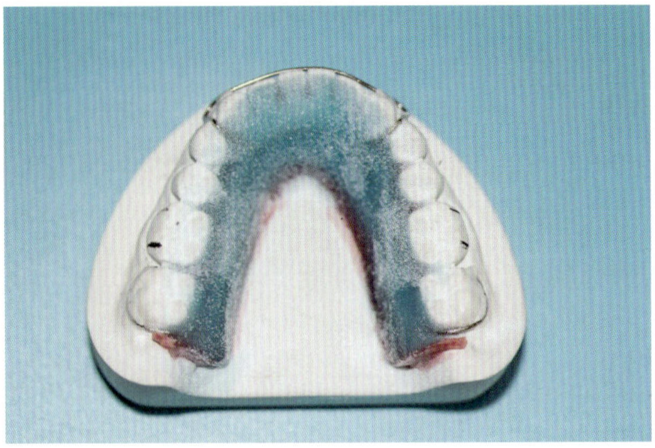

7. 放入压力锅中

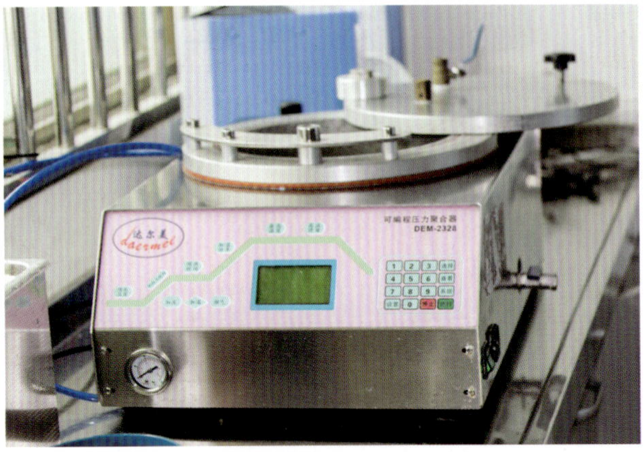

8. 根据各厂家说明书使用，一般在2个大气压的高压锅内，温度40℃，时间持续15分钟

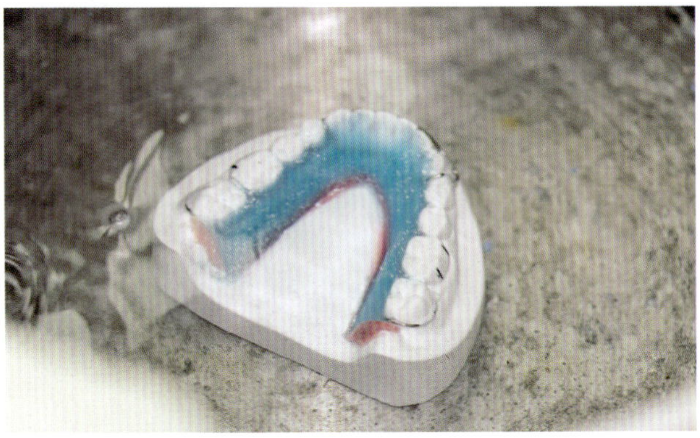

9. 用热气冲，去除围模蜡

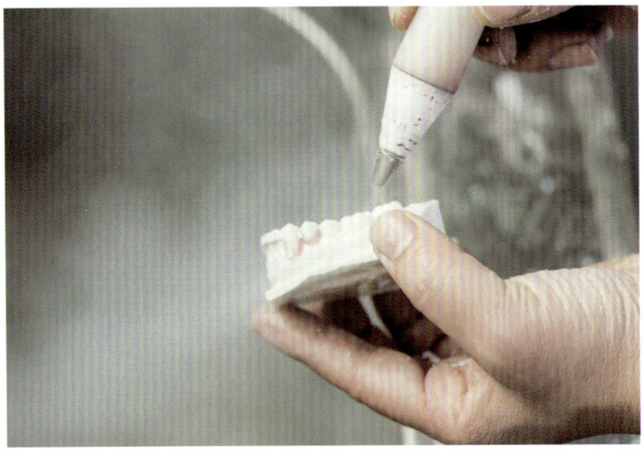

10. 根据需要，在撒粉过程中可以加入卡通画片等埋于基托中

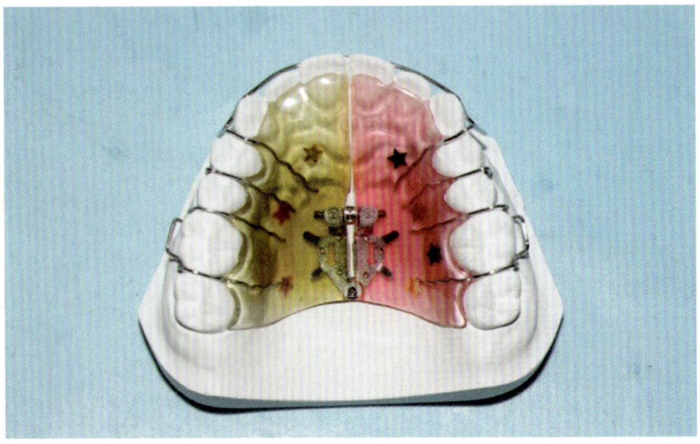

图5-31（续）

（2）涂塑法（图5-32）

①在模型上用记号笔画出基托的范围，然后将模型放在水中浸泡后取出，将水擦干，在模型上涂布分离剂待用。

②待分离剂干燥后，将弯制好的钢丝部件用蜡固定在石膏模型相应位置。

③将牙托粉加入调拌杯内，慢慢加入牙托水，粉液比为2∶1（质量比）或5∶3（体积比），稍加调和后加盖放置，待调和物呈稀糊状时，可用涂塑法直接在涂布分离剂的湿模型上塑形；此期流动性好，不粘丝、不粘器具，容易塑形。初步固化后连同模型一起置于50℃热水中浸泡30分钟，以促进固化完全，冷却后打磨、抛光。

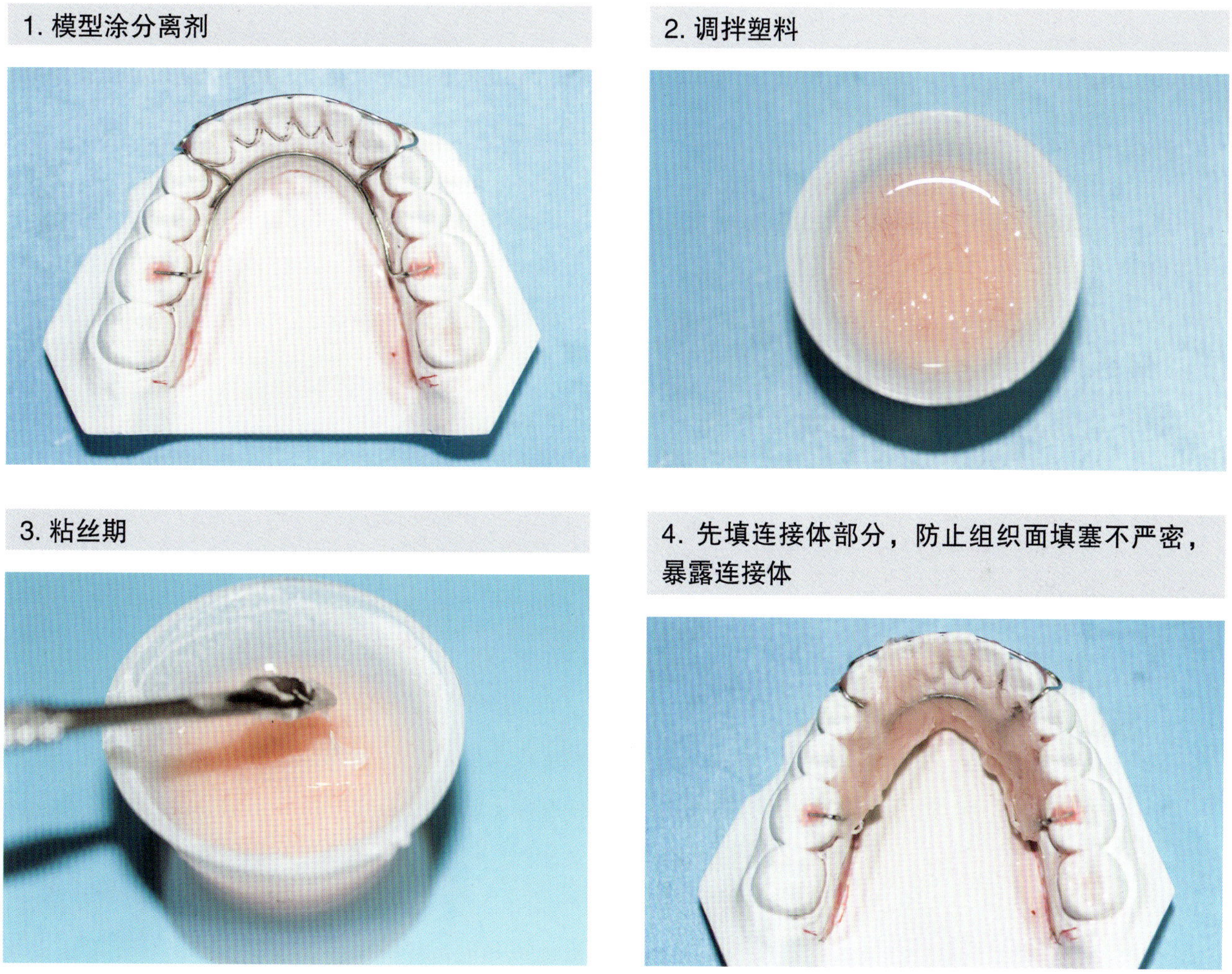
1. 模型涂分离剂
2. 调拌塑料
3. 粘丝期
4. 先填连接体部分，防止组织面填塞不严密，暴露连接体

图5-32　涂塑法

5. 待面团早期，按设计填塞基托

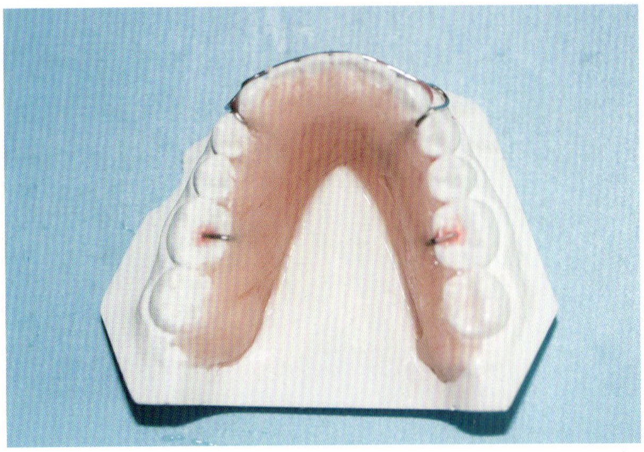

6. 以上操作，应该在专用排风柜内进行

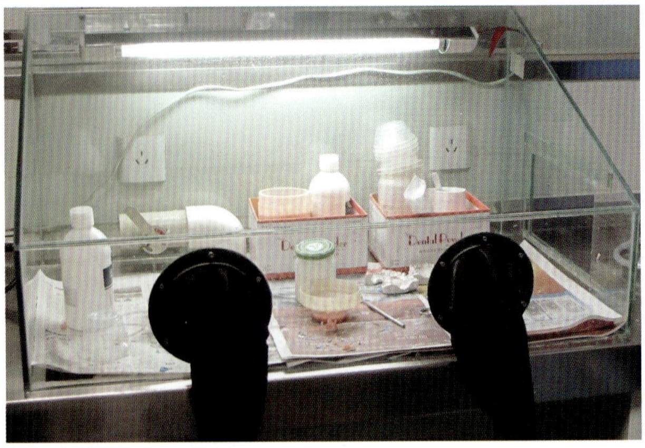

图5-32（续）

2. 热凝树脂基托的制作（以肌激动器制作为例）

热凝树脂也称加热固化型甲基丙烯酸甲酯树脂。由粉末和液体组成（商品名为牙托粉和牙托水）。

在使用时，通常将牙托水与牙托粉按1∶3（体积比）比例调和后，牙托水缓慢的渗入到牙托粉颗粒内，使颗粒溶胀，经一系列物理变化而形成面团状可塑物，将此可塑物填入型盒内的义齿阴模腔内，然后进行加热聚合处理。当温度达到58~74℃时，牙托粉中的引发剂BPO发生热分解，产生自由基，引发甲基丙烯酸甲酯（牙托水）进行链锁式自由基加成聚合，最终形成坚硬的树脂基托。

下文为热凝法制作肌激动器的步骤（图5-33）。

（1）模型准备：当矫治器蜡型完成后，即以石膏包埋蜡型于模型盒中，待石膏硬固后，将型盒放入热水中，把蜡去除。趁型盒尚未完全冷却时，涂以分离剂。

（2）调和树脂：牙托水与牙托粉调和的常用水粉比例为1∶3（体积比）。调和时，取适量的牙托粉置于瓷杯中，然后缓慢滴入牙托水至牙托粉完全浸没，用不锈钢调拌刀调和均匀，盖上瓷杯，以免牙托水挥发。

（3）调和后的变化：树脂调和后，将经历湿砂期、稀糊期、粘丝期、面团期、橡胶期直至坚硬期的变化。而面团期是塑料填塞的最佳时期，此期有丝而不粘，在压力下有一定流动性和可塑性，充填塑料应在此期内进行。如果过早填塞，在热处理后，在基托中会有气泡形成；过迟填塞，则可塑性降低，不但不易填塞，而且因调和物变硬，容易压坏模型。塑料调和后，其反应速度与室温高低有密切关系。夏天室温高，反应迅速，可造成操作不及，必要时应置于冷水中降温；冬天室温较低，反应缓慢，可将调拌杯置于50℃左右的温水中，以加快聚合变化。

（4）填塞：将手洗干净后，取适量已达面团期的塑料，用手捏塑均匀，加压纳入型盒内，务必使树脂充满整个石膏型腔内，填塞完毕，在上下盒之间衬一张浸湿的玻璃纸，然后在压榨机上均匀缓慢加压，直至上下盒严密闭合。再分开上下型盒，取出玻璃纸以及多余挤出的塑料，再将型盒闭合放入煮牙盒夹内压紧固定，以备热处理。

（5）热处理：热处理是将填塞好的塑料加温处理完成聚合反应，使矫治器基托成型。常用热处理方法如下：

①将型盒放在盛有冷水的锅中，水应高过型盒，缓慢加热至55~70℃（维持0.5~1小时），然后，升温至沸点，维持0.5小时，自然冷却后开盒。

②将型盒置于冷水中，温火加热，使水温在1~2小时升至沸点，维持15~30分钟，自然冷却后开盒。

1. 肌激动器蜡型制作完毕

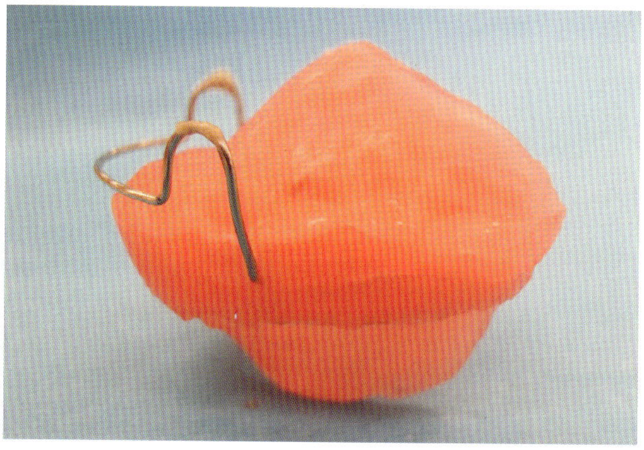

2. 使用真空搅拌机调拌硬质石膏

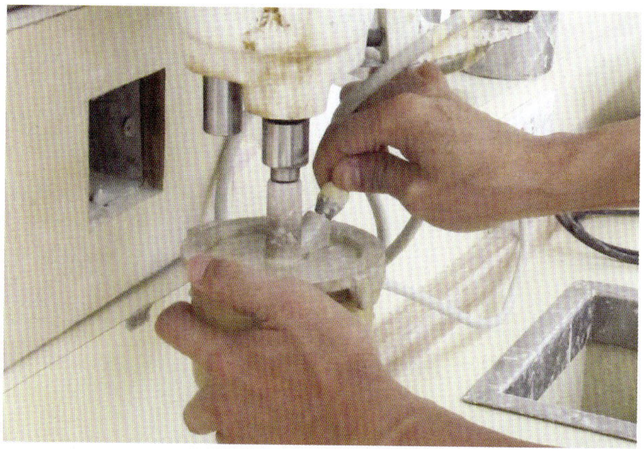

3. 上颌腭侧组织面加硬质石膏（配合振荡器）

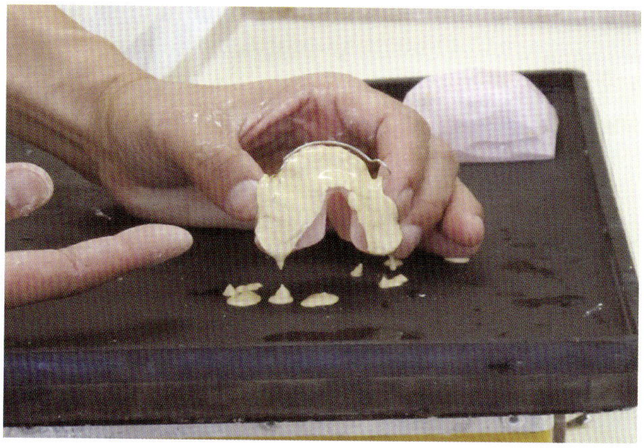

4. 待上颌硬质石膏硬固后，下颌舌侧组织面加硬质石膏

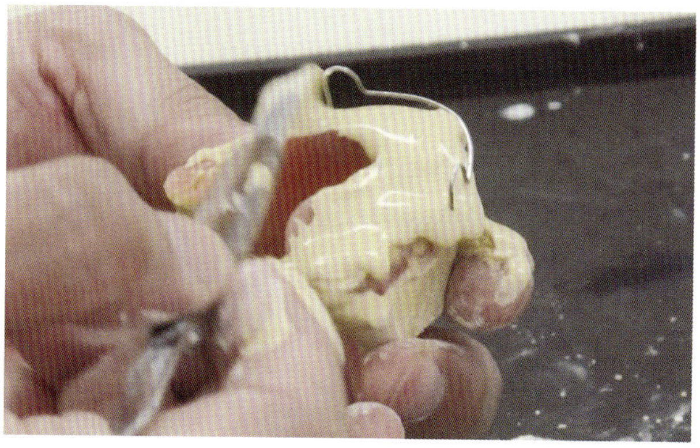

5. 用普通石膏加平底座放入型盒中央

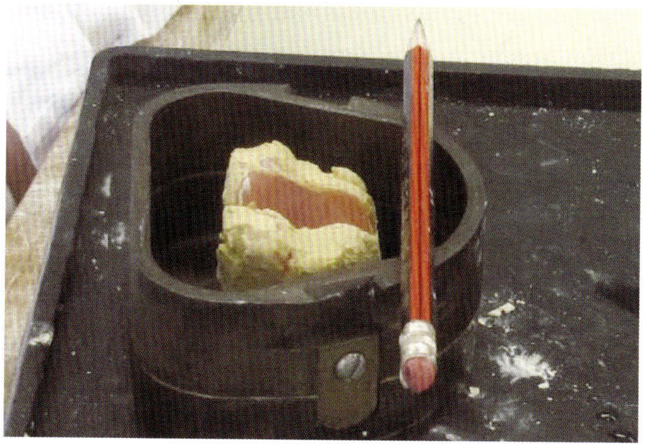

6. 在下型盒中加入普通石膏

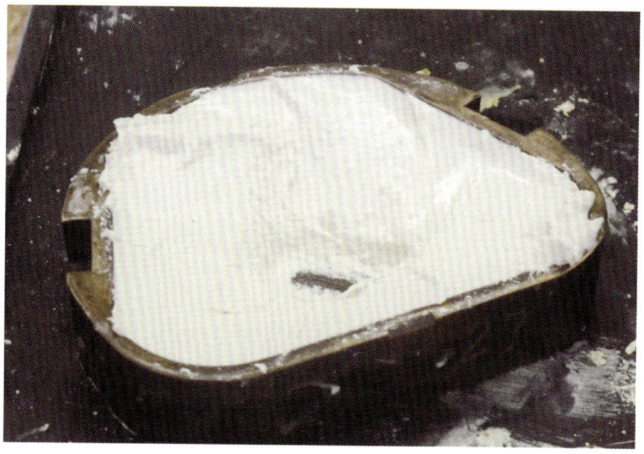

图5-33　热凝法制作肌激动器

7. 放入蜡型石膏块

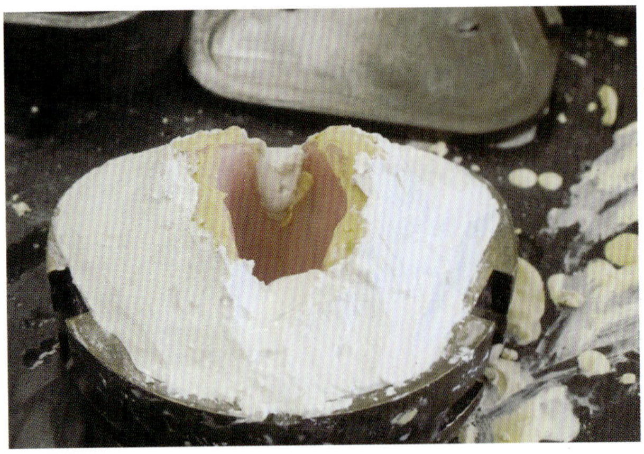

8. 磨平

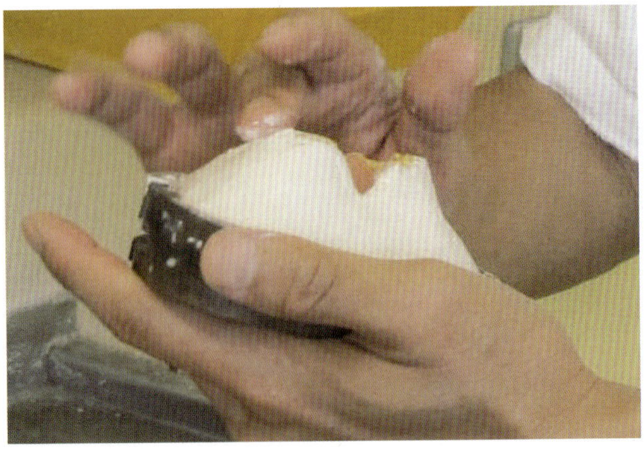

9. 修整，去倒凹

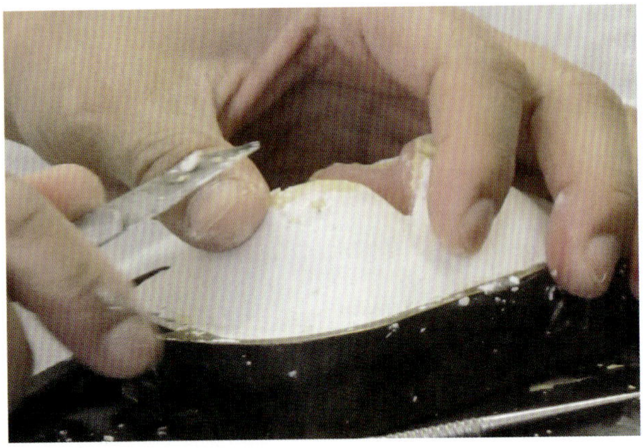

10. 修整好的下型盒，由于上下型盒高度不足，在下型盒边缘加蜡一圈

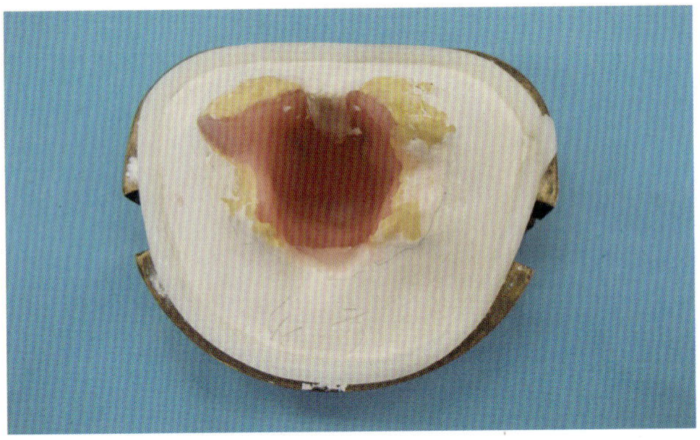

11. 上型盒安装完毕

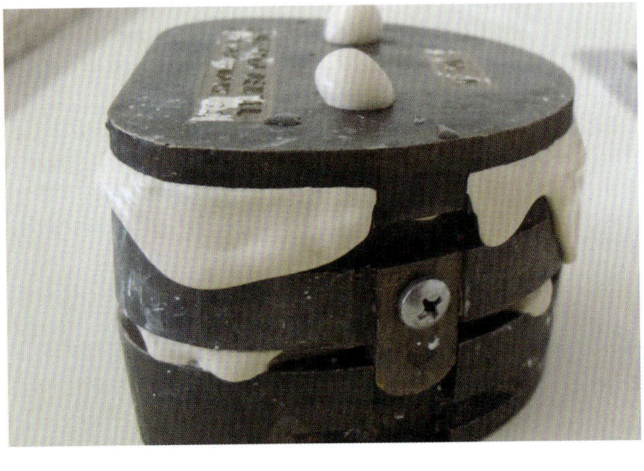

12. 烫蜡

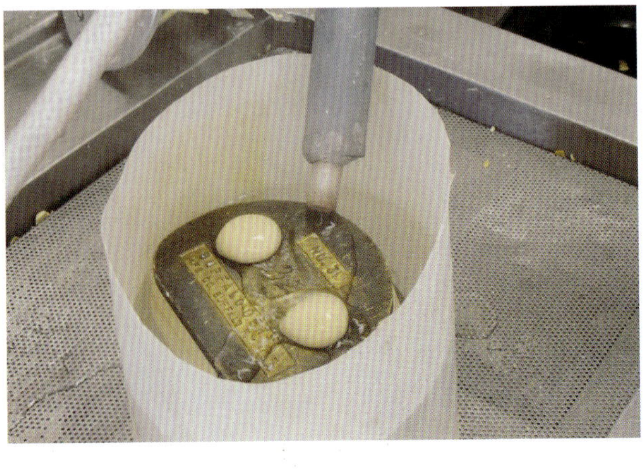

图5-33（续）

13. 去蜡

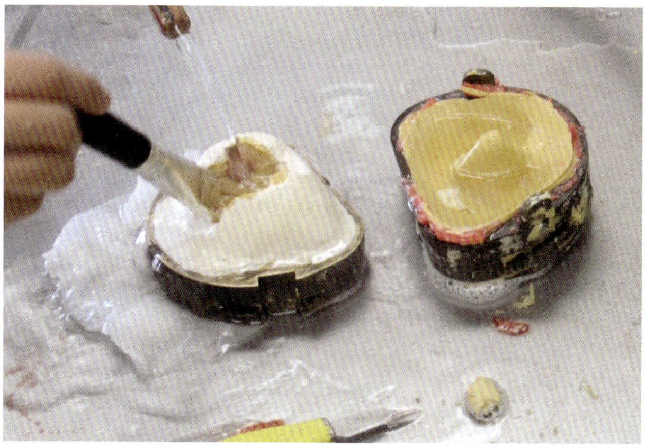

14. 准备填塑

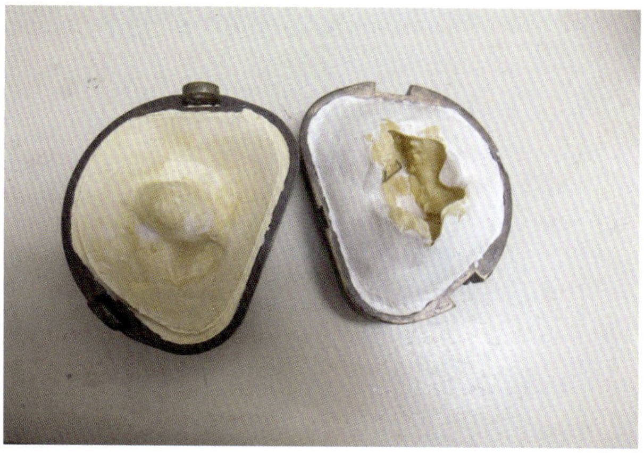

15. 涂分离剂

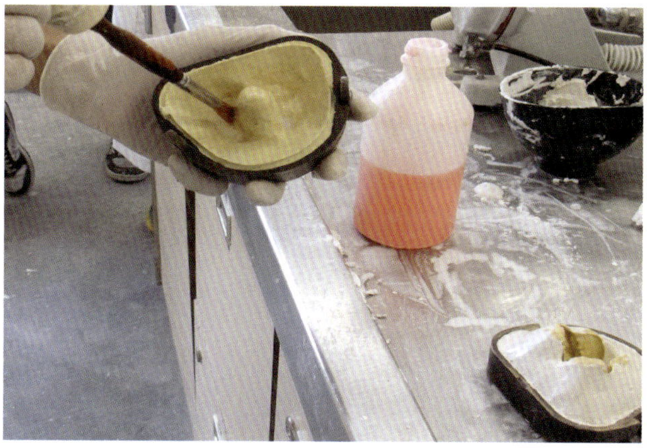

16. 调拌热凝树脂（按比例调拌粉液）

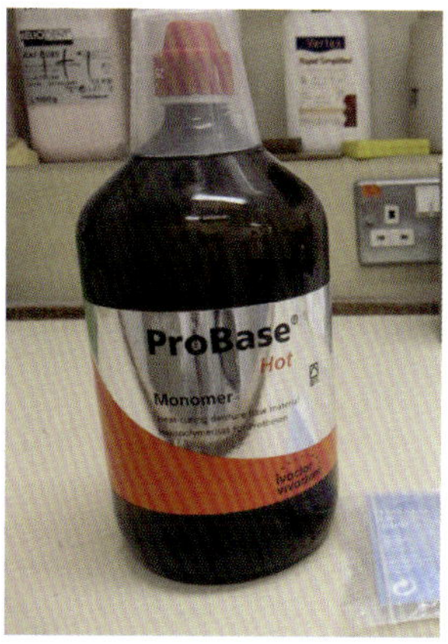

17. 面团初期填入型盒

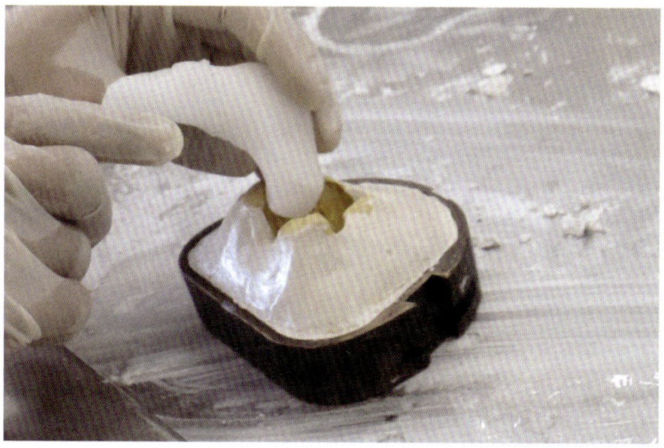

18. 加薄膜纸（玻璃纸）

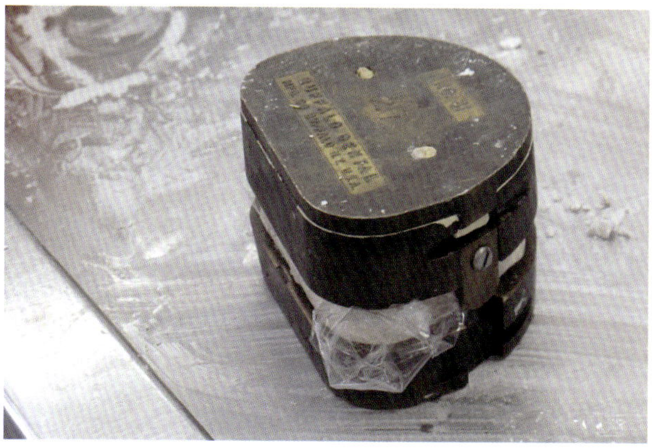

图5-33（续）

19. 压榨机加压

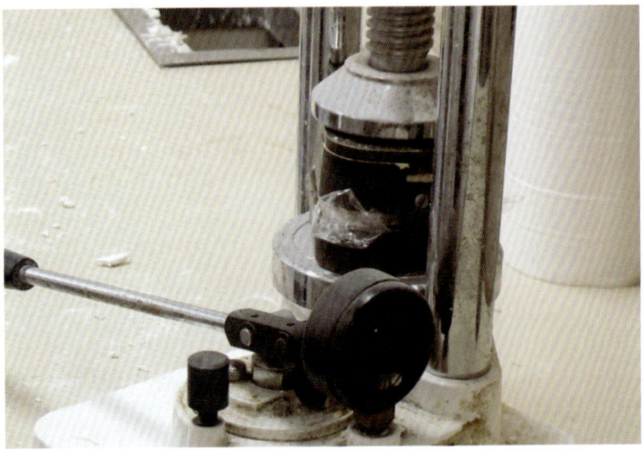

20. 去除多余塑料

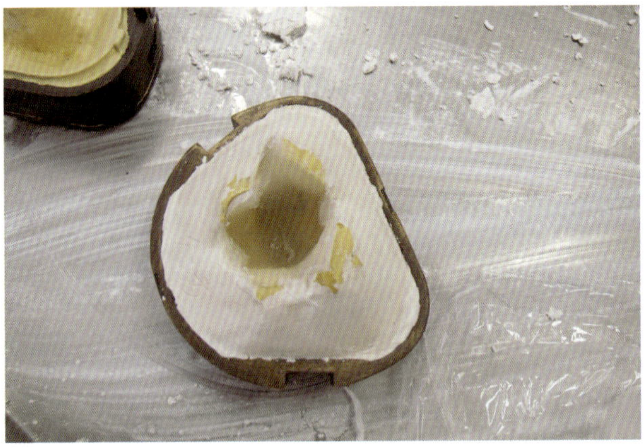

21. 去除薄膜纸，再次加压

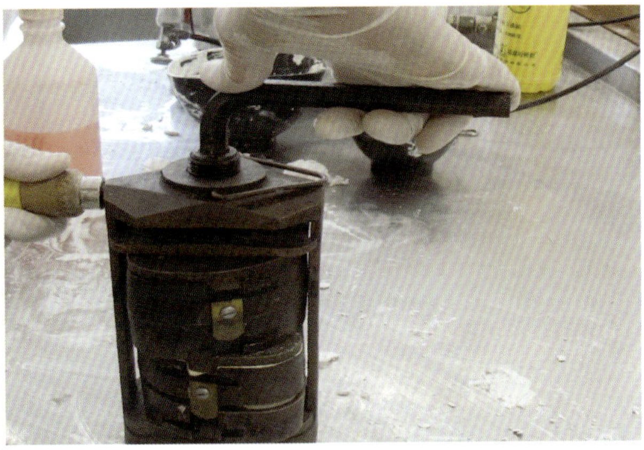

22. 水浴

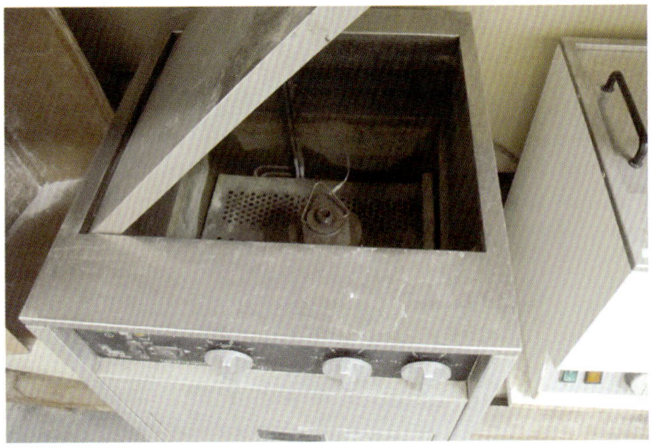

23. 开盒

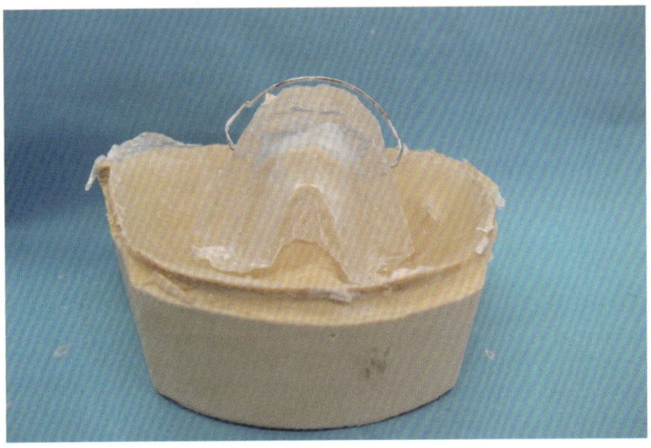

图5-33（续）

十三、焊接技术

将两个分离的金属物体产生原子（分子）间结合而连接成一个不可拆卸的整体的方法，最常用的为压力焊、焊料焊接、熔接和铸接。目前，口腔正畸工艺最常使用的焊接方法有点焊、银焊和激光焊接，分别隶属于压力焊、焊料焊接以及熔接。注意在焊接后绝不可以改变金属丝的性质，使其弹性丧失而失去功能。

（一）点焊

1. 基本原理

利用瞬间大电流通过局部接触的金属时产生的电阻热作为热源，熔化焊件局部进行焊接。此种焊接的接头强度不大，不适用于要求强度大的附件焊接。将正畸附件置于一定压力之下，使正畸附件之间密切接触，在点焊机上进行，点焊机不需要焊媒或焊银，但点焊只能在较小的焊点上进行。带环片的焊接可在接缝处直接用点焊机焊接，能立即完成；而钢丝间的焊接效果较差。

2. 操作步骤

（1）先用砂纸磨去焊件上的氧化物。

（2）将欲焊接的焊件固定在点焊机的焊接头之间。

（3）打开点焊机的电源开关，调节好电流大小，准备焊接。

（4）按下焊接开关，即可见焊接处发红，一般持续1~2秒，关上焊接开关，改变焊点位置再焊，直到焊接完成（图5–34）。

1. 用砂纸磨去点焊机焊接头的氧化物

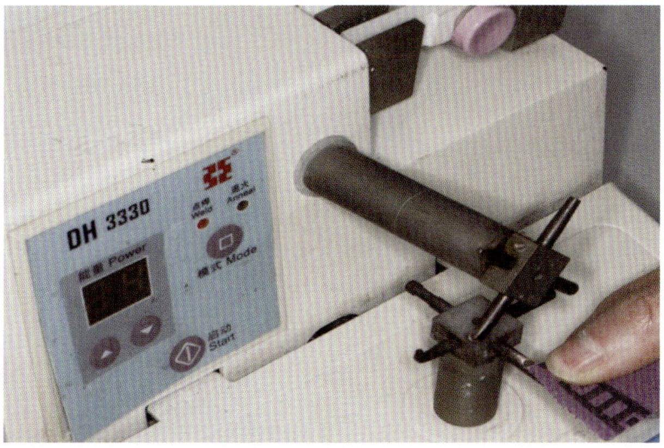

2. 用砂纸磨去焊件上的氧化物

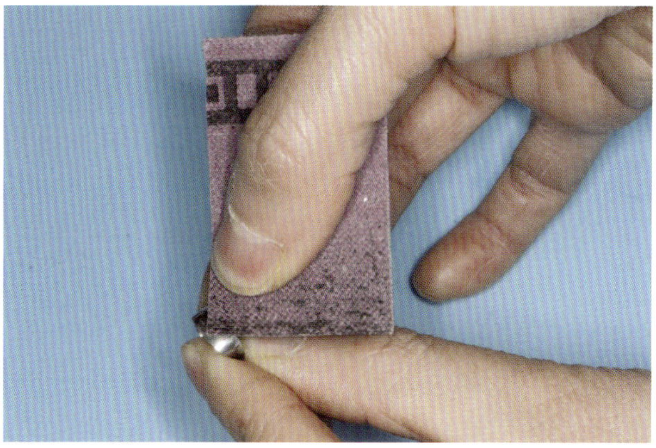

3. 将焊件固定在点焊机的焊接头之间

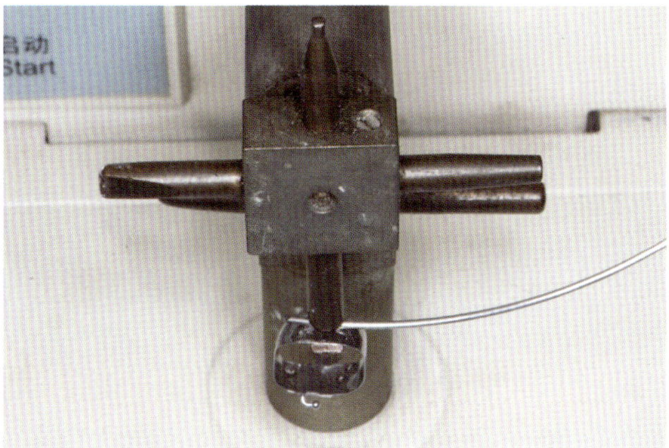

4. 打开点焊机的电源开关调节好电流

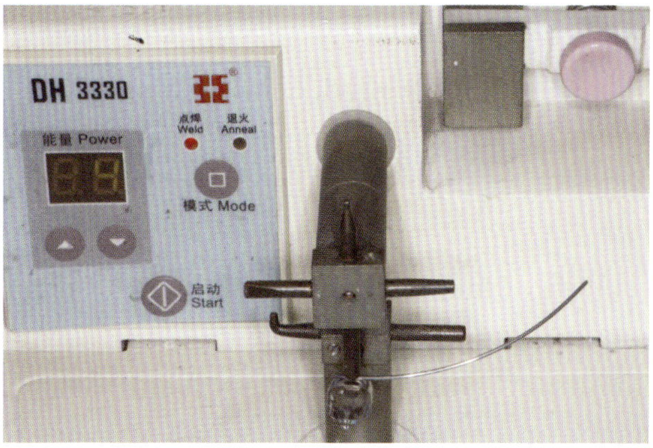

图5–34 点焊

5. 按下焊接开关持续1~2秒

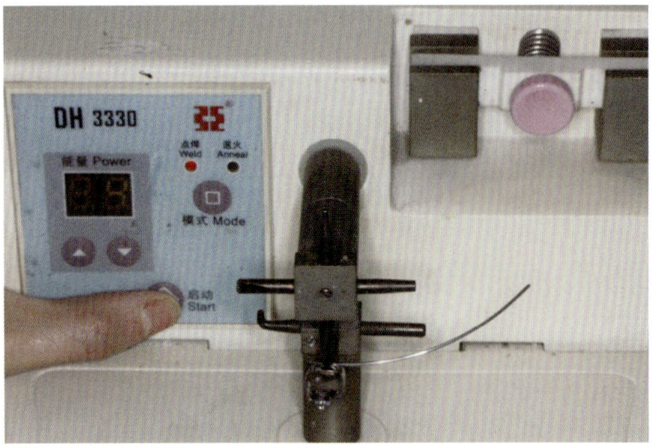

6. 关上焊接开关完成焊接

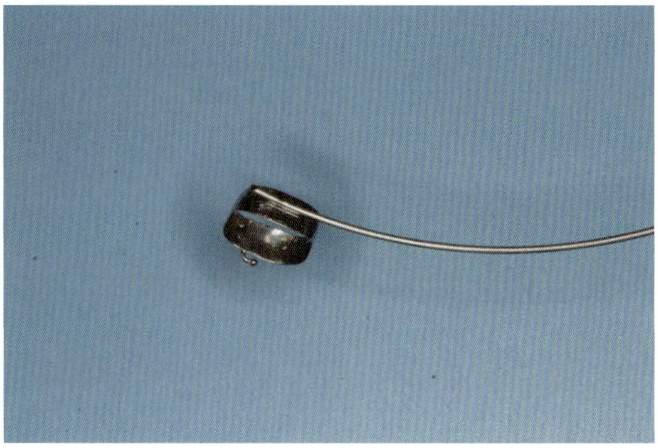

图5-34（续）

（二）银焊

利用焊料（银焊）将同种或异种金属焊接在一起，将焊料加热熔化成液态，充满于固体焊件（被焊金属）的间隙之中，冷却凝固形成牢固的接头，从而将被焊金属连接在一起，因为焊料和被焊件两者的化学成分不同，所以两者结合为机械结合，属物理性结合。正畸工艺技术多采用银合金焊，焊接质量的好坏与技师的焊接技术、金属丝、银合金焊、焊媒以及焊接器具的选定有关。

1. 焊接要求

（1）焊接的部位应保持清洁，可用橡皮轮或砂纸清除氧化物等。

（2）根据治疗设计，使两焊接物件紧密接触后进行固定，固定可用打样膏、蓝丁胶或石膏等。

（3）焊接时镊子应保持清洁。

（4）焊接时的火焰应调整好，应在还原焰中进行。

（5）焊接时应注意焊接物不易被烧过久，以免产生氧化现象。

（6）弹簧等附件经焊接后不失去弹性。

（7）焊接后焊接的断端应磨圆，不应有锐利的断口出现，以免刺伤黏膜。

（8）焊接点：焊接处与不锈钢丝紧密结合，且必须盖过结合处，没有钢丝外露，没有凹陷和退火。结合表面光滑、干净、有光泽，结合部位的大小与厚度不妨碍咬合和损害软组织。

2. 操作要点

固定矫治器离不开焊接技术，正畸附件材料多属于不锈钢，焊接难度大且易氧化。焊件一旦发生氧化会形成假焊而脱落，给患者及临床工作带来不便，影响矫治速度及效果，现将操作要点介绍如下：

（1）焊件的接触面

①焊接面的清洁：必须去除焊件表面的氧化膜、油脂及各种异物附着。可以通过对焊接面及周围区域高压蒸汽清洗或喷砂处理（100~120目Al_2O_3砂，0.4MPa压力），去除氧化膜。

②焊接面的研磨：要求焊接面清洁而有一定的粗糙度，成面状接触，而不是点接触。通过对焊接面用碳化硅砂石进行磨改，使其表面形成与焊料进入方向相一致的细线，这时流动虹吸现象就会明显加强。

③焊缝间隙：应是缝隙小而不过紧，一般以0.2~0.3mm合适。

（2）焊件的固定

①加蜡固定：在焊隙的内外两侧滴蜡，初步固

定位置，保护焊隙清洁，防止杂物进入，为焊料的流入留有间隙。同时在焊件周围加蜡，有利于焊接区局部温度的迅速提高，以便于焊接。

②固定膏固定：在远离焊接的区域用蓝胶固定，适用于小件不易移位的焊接。

③点焊固定（图5-34）。

④包埋固定：一般用石膏和石英砂各半加水调拌包埋，焊接区要充分暴露，应做到大件少包、小件多包。

（3）充分预热

焊前预热的目的在于提高焊区周围的温度，将固定在焊缝中的蜡去除干净，并使包埋料和石膏中的水分蒸发。

①建议石膏灌注后24小时或石膏模型充分干燥后，再弯制金属部件，进行焊接。

②焊前预热先以粗大的火焰对整个模型进行充分预热，加热速度要慢而均匀，温度不宜过高，以防焊件被氧化。

（4）火焰引导

充分预热后，用焊针蘸取少量焊媒放于焊接区，然后根据焊隙的大小增添足够的焊料，加热熔化使之充分焊接。

（5）抗氧化

使用吹管的还原火焰，及早地在焊接区加上焊媒，尽量缩短焊接时间，有条件时可用惰性气体（如氩气）保护或在真空中焊接。

3. 操作步骤

（1）正确选定金属丝、银焊、焊媒以及焊接器具，做好焊接前的准备工作，焊枪位置摆放正确。银焊片剪成2mm × 2.5mm左右备用，或选用0.5mm以下的熔点500℃左右的低熔焊条。要求在焊件表面准确流布足量的银合金焊。颊面管、舌面管、颊舌侧牵引钩等应该被焊银环状包绕。

（2）尽可能扩大焊接面的面积，形成面接触，避免线接触、点接触，可将不锈钢丝锤扁以增大接触面积。结合处的钢丝应尽可能弯制密合，使焊银软化后，以毛细现象进入细小的间隙。

（3）保持焊接面的清洁，用金刚砂石磨头将表面的氧化物、油脂、污物磨除，带环的颊侧、舌侧焊接面用砂石磨出清洁面，颊面管、舌面管、颊舌侧牵引钩用砂纸清洁，并将该部分磨成粗糙面，以利于焊接。

（4）焊针加热蘸取少量焊媒熔化成液体状态，边加热边涂布于带环及带环附件表面，使表面形成焊媒保护层。涂布焊媒要迅速，位置准确，涂布的面稍大于焊接面。

（5）焊枪火焰调至稳定尖锐的小火焰，火焰长2.0~2.5mm，使用中层青色的还原火焰，温度控制在银焊的熔点700℃左右。此时，焊银流动性大，扩散性高。

（6）尽可能缩短焊接时间，避免长时间加热导致焊接面的氧化，一般控制在50秒左右。

（7）包埋焊接时，可以将石膏模型上各焊接部位下面的石膏刻取一部分，可减少焊接时石膏吸热，使焊接部位迅速达到一定温度，缩短加热时间。

（8）一旦焊接成功，立即将焊接附件置于冷水中冷却。

4. 焊接方法

（1）徒手焊接：被焊接焊件不用进行包埋固定，直接用手或器械夹持焊件进行焊接。此种方法简单、迅速，加热时间短，热影响区域小，可以减少对弓丝的影响。

（2）包埋焊接：使用石膏类材料将焊件固定起来进行焊接，这种方法准确性高，焊件不容易移位变位。又包括带模焊接（图5-35）与脱模焊接（图5-36）。

①带模焊接（以TPA的焊接为例）

优点：焊接的部位不容易移位，准确性高。缺点：容易假焊。

②脱模焊接（以舌栅栏的制作为例，图5-36）

优点：焊接点相对牢固，不易假焊。缺点：焊接的部件在脱模的时候容易移位。

1. 在口腔内试戴好带环

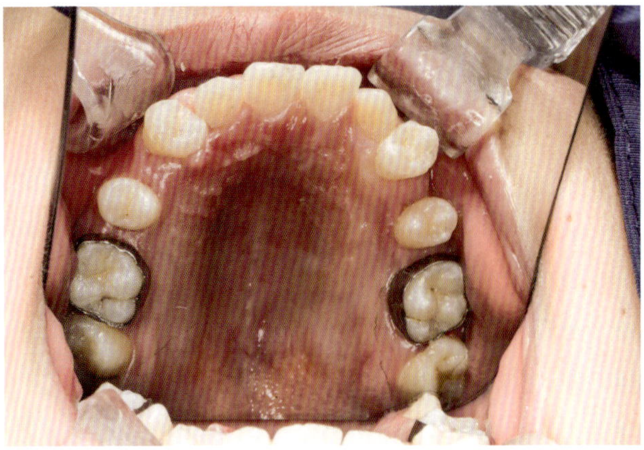

2. 取印模：取印模前需先将带环焊接面打磨成粗糙面以利于焊接。从口内取出放回阴模中时一定要注意位置的完全正确。此时可根据阴模中带环牙船缘和颊面管的印记确定位置，也可将带环放入印模后通过其稳定性，判断其位置的正确与否

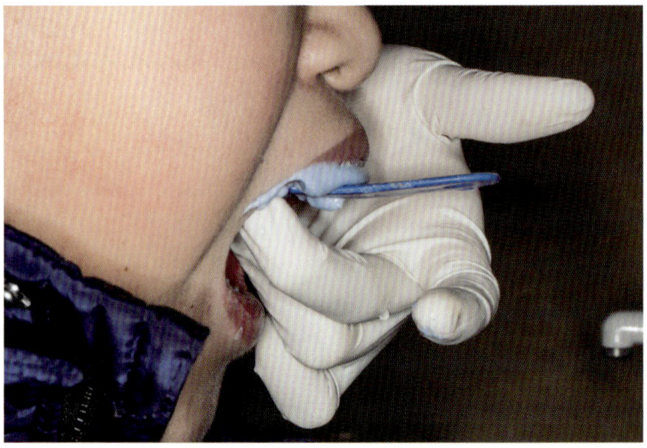

3. 两侧带环放入印模内

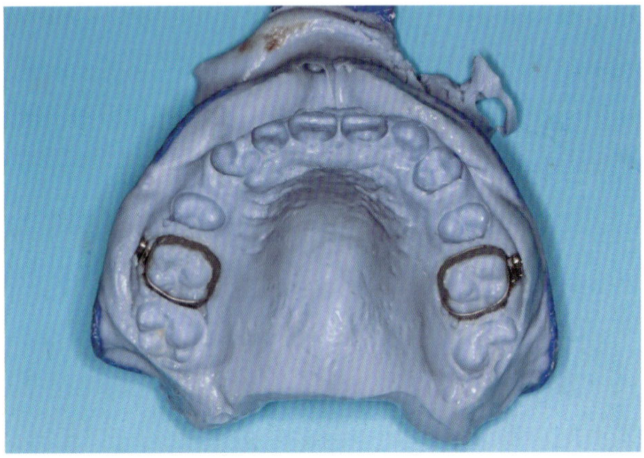

4. 为了焊接成功，提高局部温度，避免石膏吸热，可以在带环舌侧加蜡

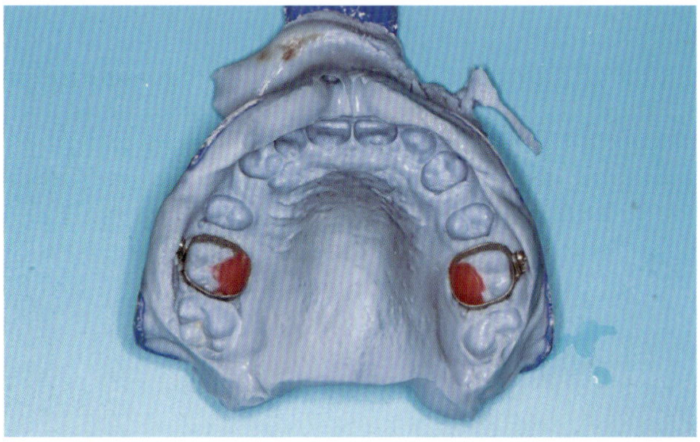

5. 灌模：应先将带环内灌入石膏，再灌其他部分。防止在振动印模时带环移位

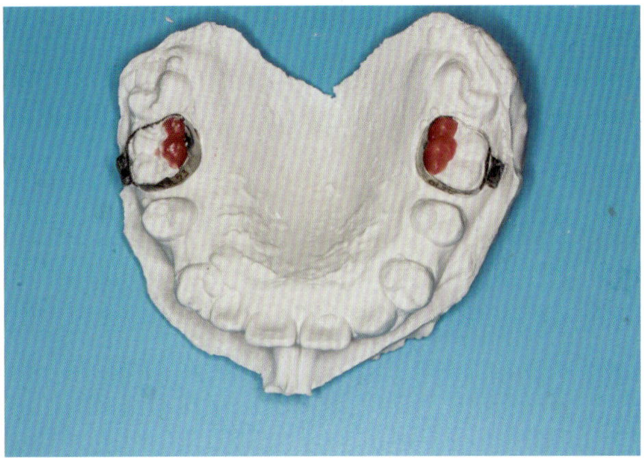

6. 弯制舌腭弓：舌腭弓与带环接触部分应包括带环舌腭侧并延伸至邻面的1/4处以增强其抗旋转作用；舌腭弓与带环接触部分应留有0.1mm的微隙以利焊金流布，用蜡初步固定。

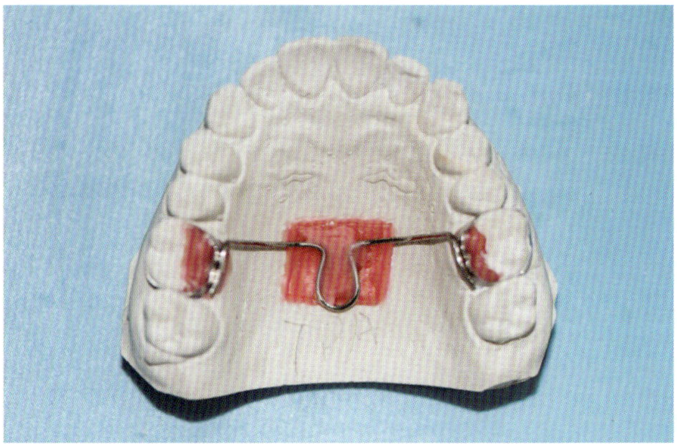

图5-35　带模焊接（以TPA的焊接为例）

7. 去除带环内侧蜡，然后用石膏固定或点焊固定舌腭弓

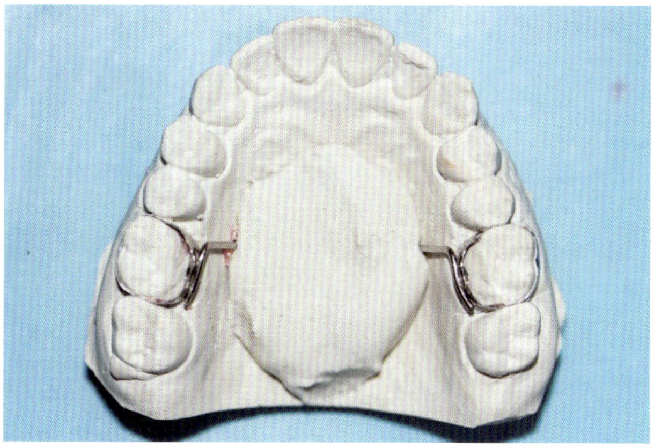

8. 涂布焊媒，焊料焊接

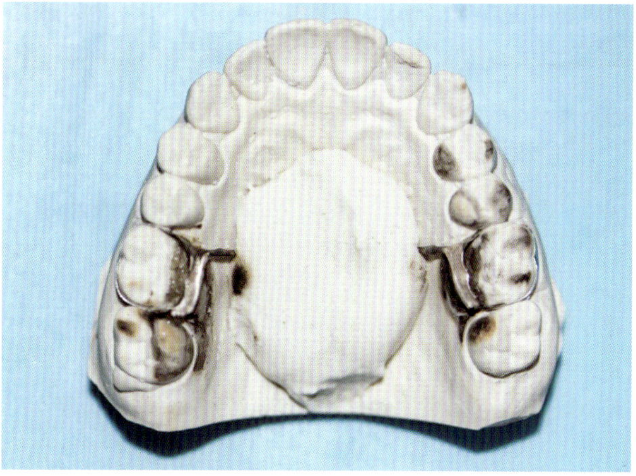

9. 去除固定用的石膏

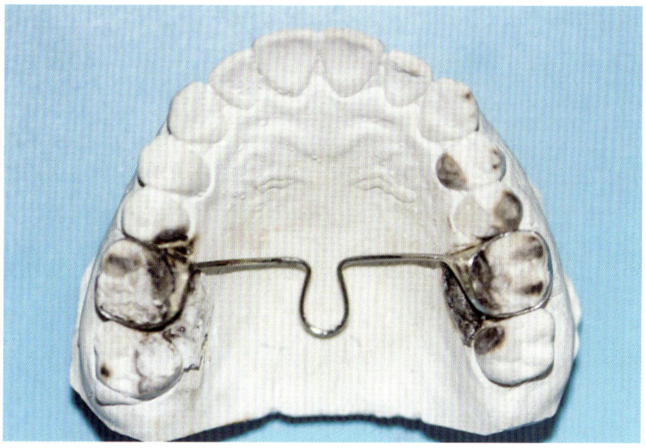

10. 如果焊接部分容易固定不移位，也可以用蓝丁胶固定

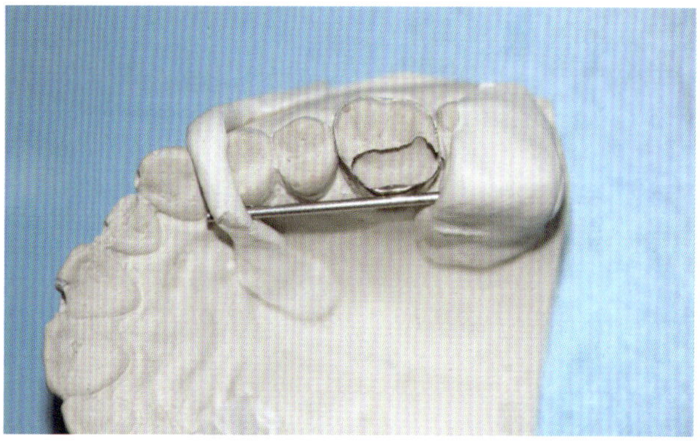

11. 蓝丁胶

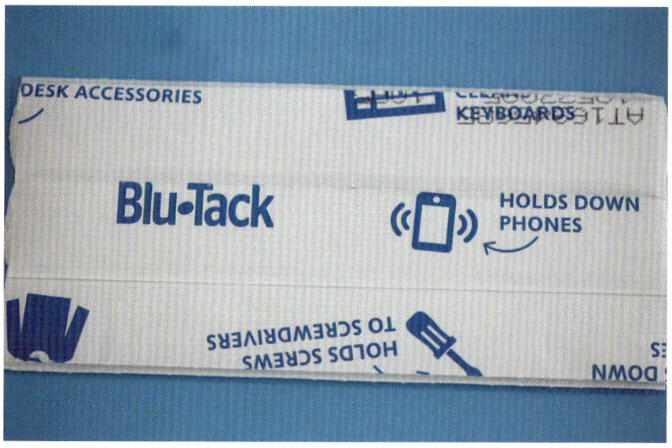

图5-35（续）

1. 先设计舌栅栏的位置，根据设计好的位置，用石膏制作舌栅栏基底弧面，方便弯制舌栅栏

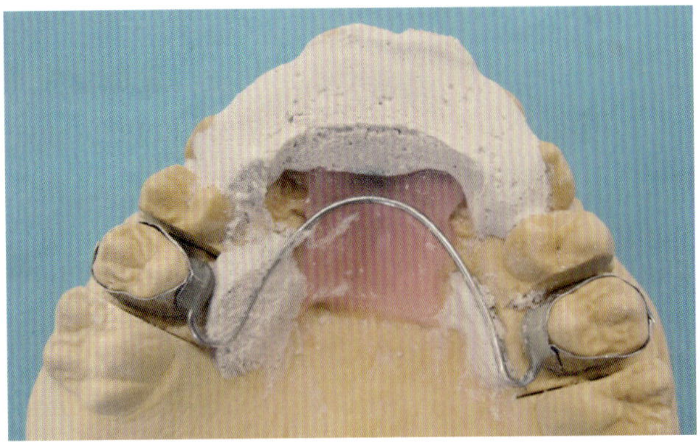

2. 弯制舌栅栏轮廓

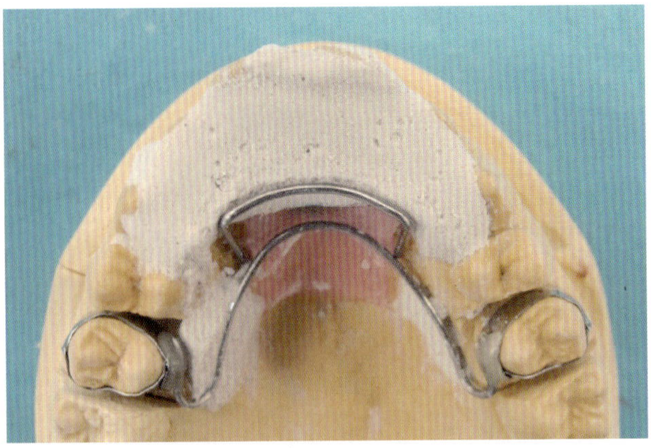

3. 弯制其中一根栅栏

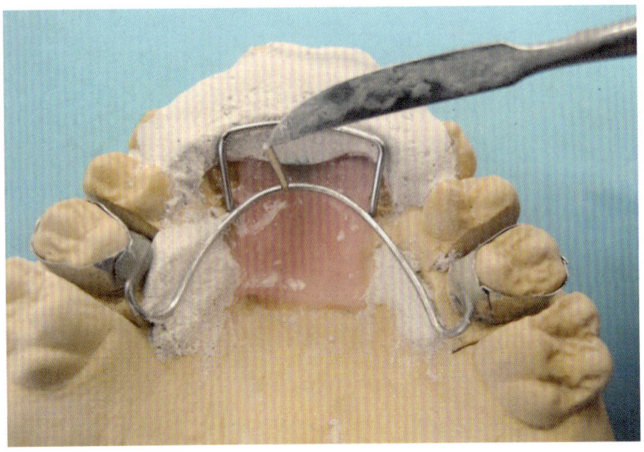

4. 放置第二根栅栏

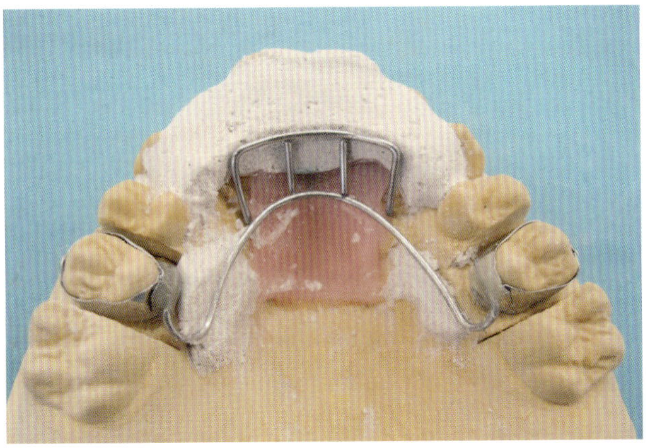

5. 粘蜡固定

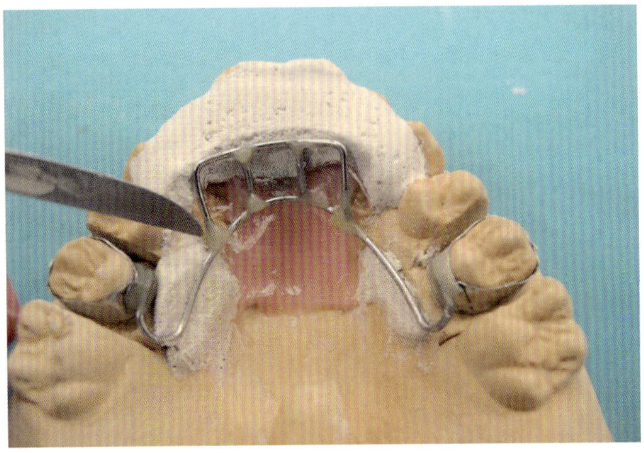

6. 从模型上取下舌栅栏

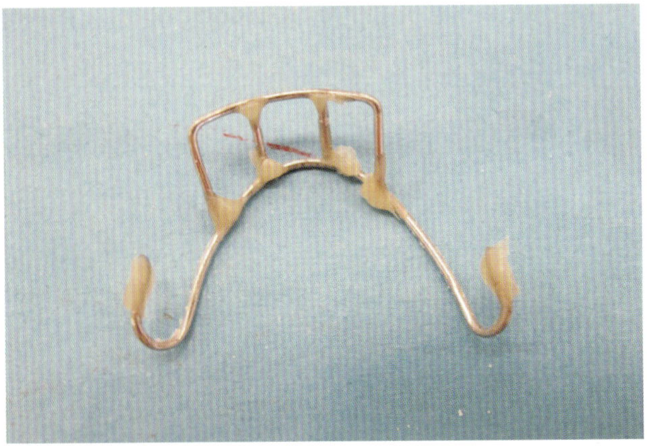

图5-36　脱模焊接（以舌栅栏的制作为例）

7. 背面加蜡固定，以免变形

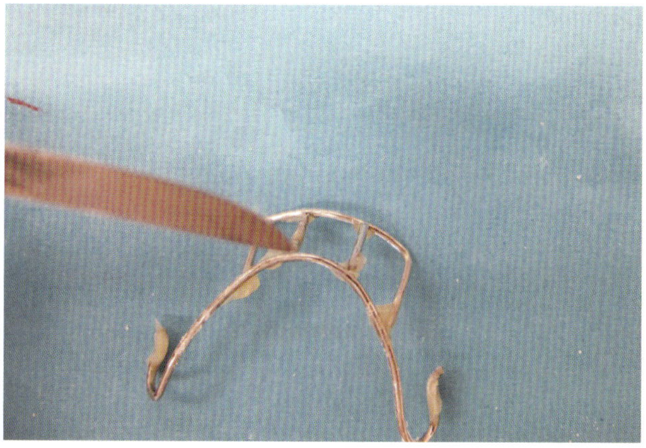

8. 需要焊接的部分用红蜡包裹，加高加厚

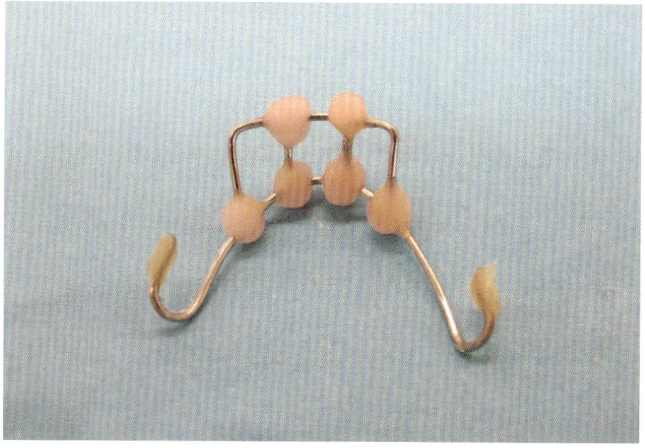

9. 加完蜡后的舌栅栏

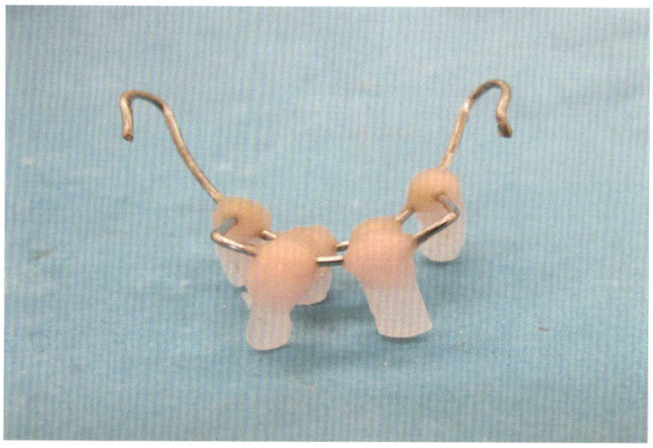

10. 调拌石膏，准备包埋舌栅栏

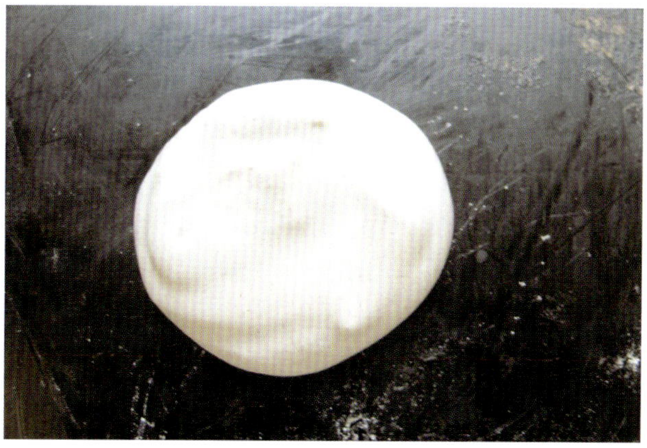

11. 将舌栅栏放入石膏中

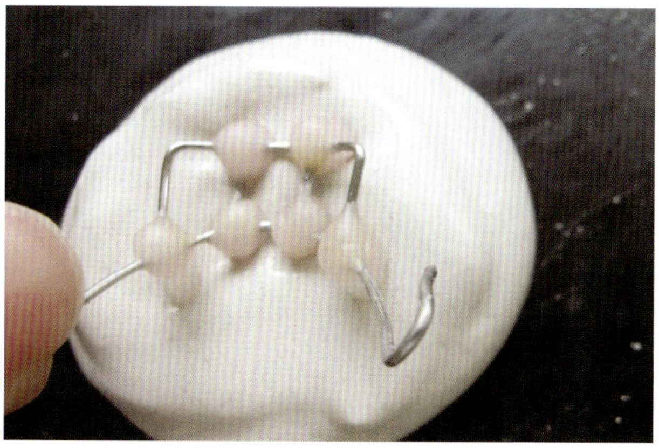

12. 多余石膏继续包埋钢丝部分，只暴露蜡的部分

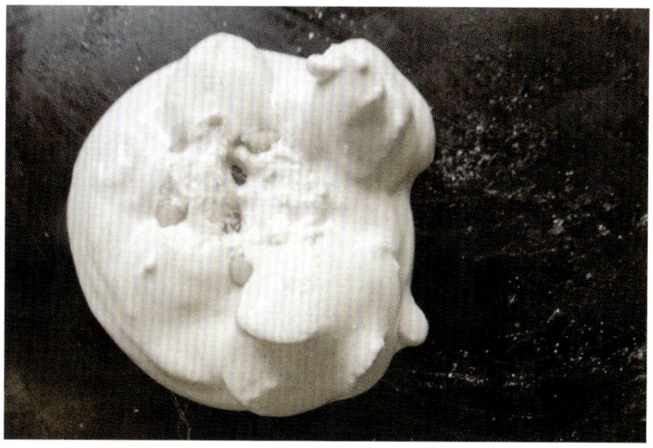

图5-36（续）

13. 去蜡，检查钢丝是否有移位

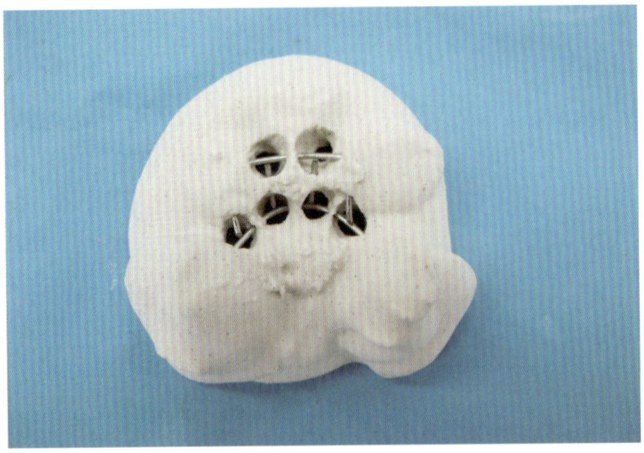

14. 需焊接部分加焊媒

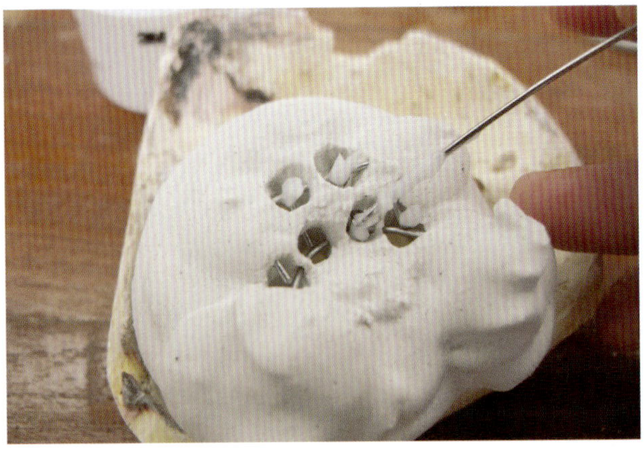

15. 焊接部位预热

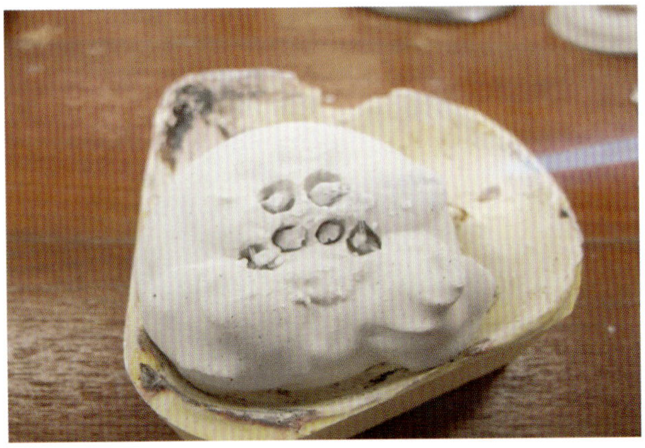

16. 加焊料焊接

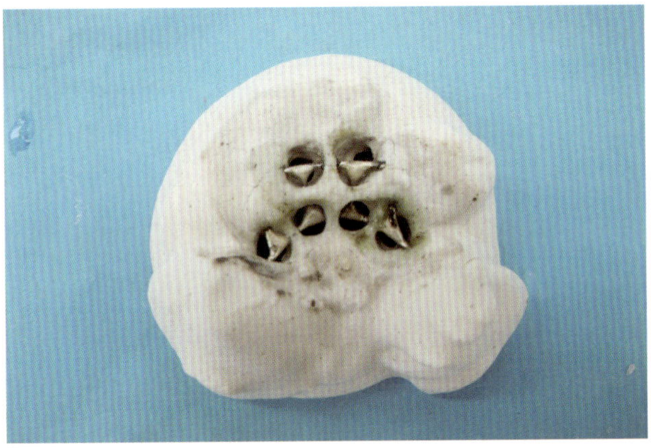

17. 去除包埋料，暴露舌栅栏

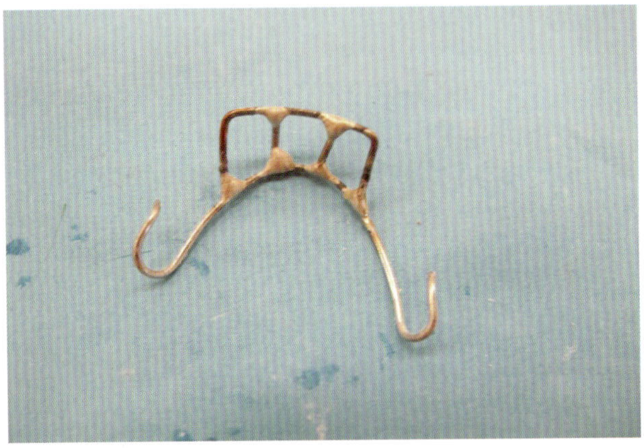

18. 放回模型，与带环接触部分粘蜡再次固定

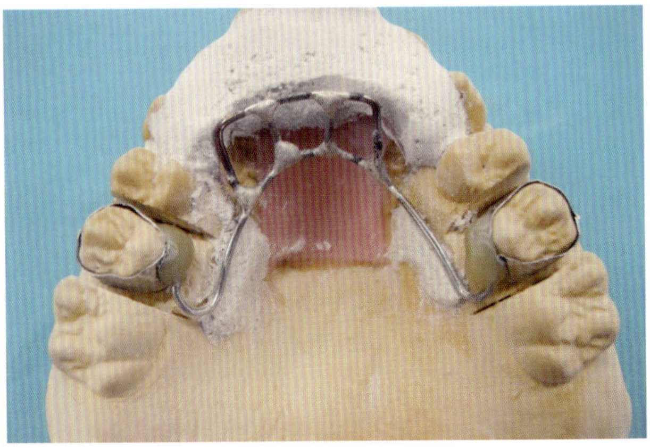

图5-36（续）

19. 焊接部位加蜡后

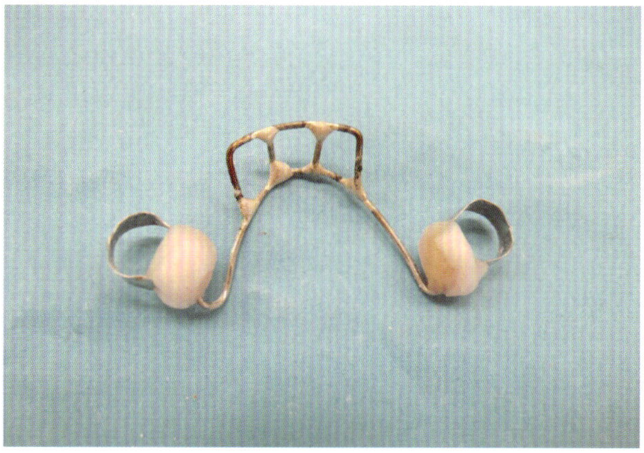

20. 石膏再次固定

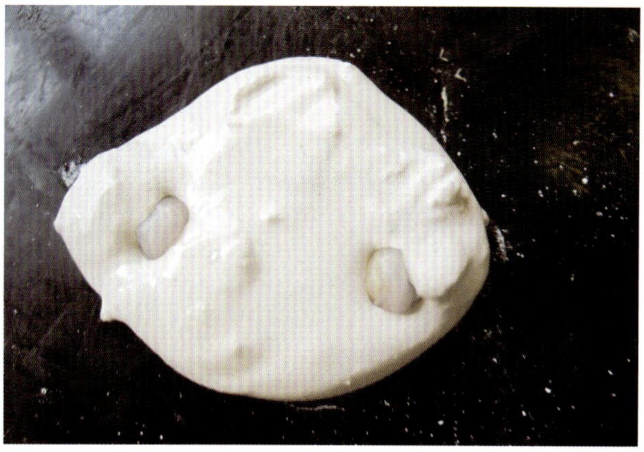

21. 烫蜡后，可以在焊接部位加钢丝增加强度

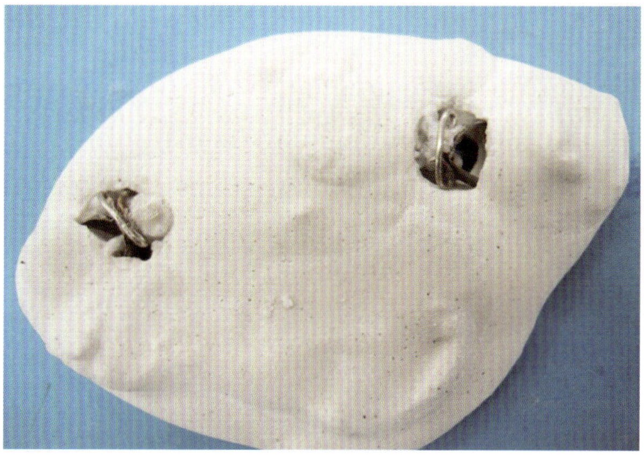

22. 加焊媒，焊接与带环的部位

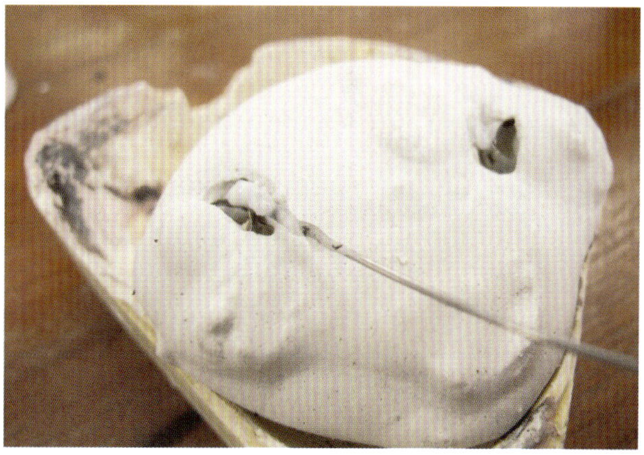

23. 去除包埋料

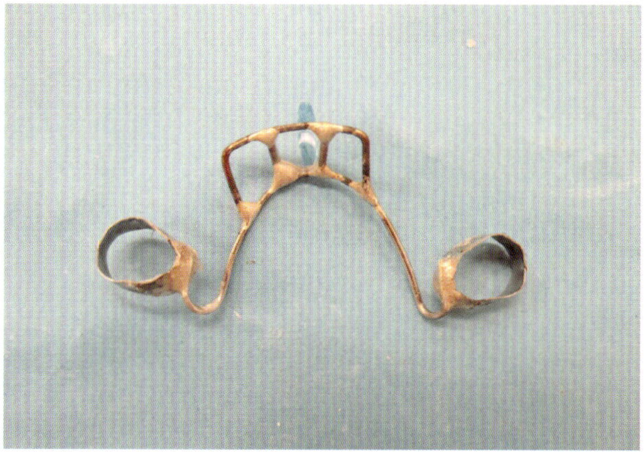

24. 模型试戴

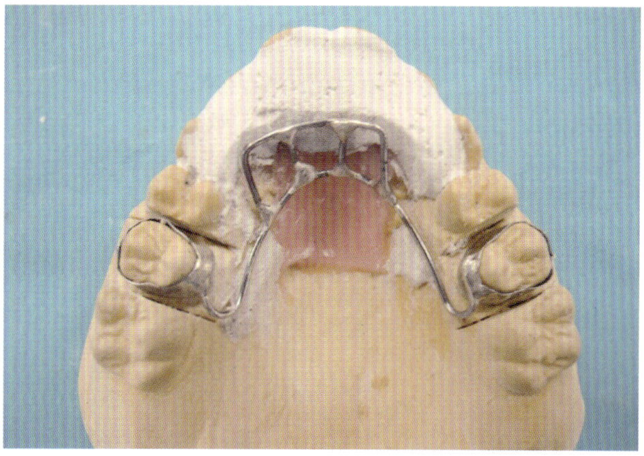

图5-36（续）

25. 去除基底平面，完成焊接

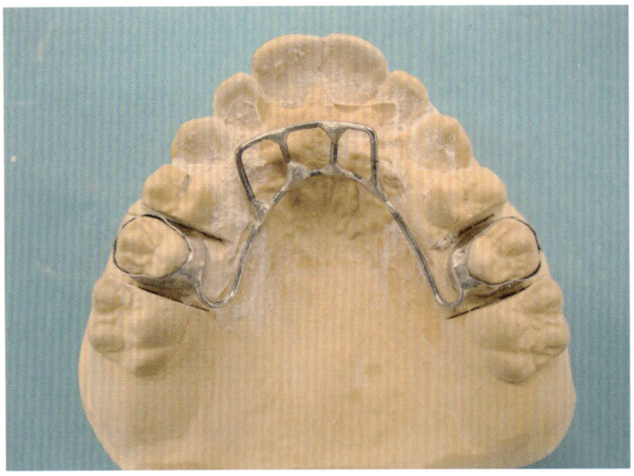

图5-36（续）

（三）激光焊接

1. 基本原理

通电后脉冲激光电源工作，使脉冲氙灯放电，激光器产生脉冲，激发激光棒发出激光，再通过光学谐振腔谐振后输出激光。该激光在导光系统和控制系统作用下，以一定焦点直径、能量聚焦于焊点上，熔化合金产生焊接。激光焊接是通过高能激光束聚焦将两种相同金属精确定位后进行局部性的熔化焊接，其连接为金属键，属化学性结合，其结合力大，可靠性高。它的加热范围局限，热影响区小，故焊接变形轻微，被焊金属无须包埋、固定，所以焊接质量较高。

2. 操作步骤

（1）将焊件焊接面用氧化铝砂进行喷砂：去除焊接面的金属氧化物，使焊接区金属结构均匀，防止焊接时的能量损失，因为激光束和光束一样具有同向性，光亮的金属表面会反射大部分的激光束，减少焊接时的能量。

（2）确定焊件的接触形式：要求焊接面呈截面对接，以保证焊件焊接后的接头强度及铸件密合性。焊接面应广泛紧密接触，焊缝不能过大或呈V形，若焊缝过大，应先在一端用厚薄合适的同质合金进行延长后再进行焊接，可有效地防止焊接后焊件变形。

（3）保护：为了避免焊接过程中焊接区氧的吸收，要求使用氩气保护，特别是焊接钛及钛合金时尤其重要。

3. 操作要点

（1）激光功率的选择：使用功率应保证被焊金属表面或焊料温度维持在熔点和沸点之间。功率过大，焊件金属表面或焊料易产生气泡，焊接强度下降；功率过小，焊件金属表面或焊料熔化不充分，焊接深度不够，焊接不牢固。

（2）激光光斑尺寸的选择：激光光斑直径大小直接影响被焊金属的焊接质量，在一定的输出功率下，由它决定光束功率密度，这是焊接的关键。焦点小能量大，焊缝窄；焦点大能量小，焊缝宽。

（3）防止氧化：焊接易氧化的金属时，必须使用惰性气体保护焊面，在充氩箱内焊接或在真空条件下焊接。

（4）个人防护：激光直射、反射或散射到人体时，可造成对眼睛和皮肤不同程度的伤害。因此，激光焊接中应注意个人防护，带防护眼罩，眼睛或身体暴露的部分不要与激光光束接触（图5-37）。

1. 激光焊接机

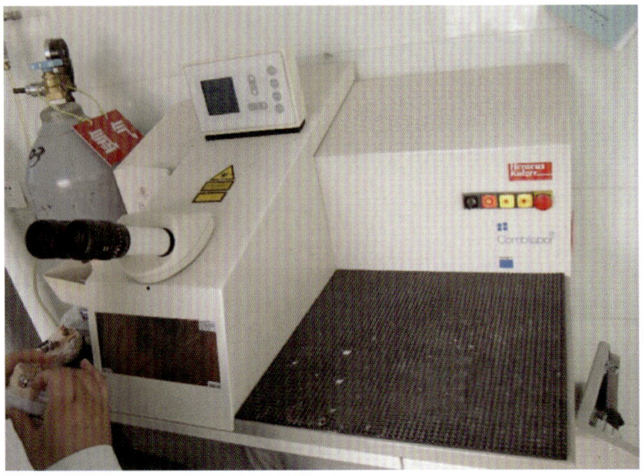

图5-37 激光焊接

2. 激光焊接

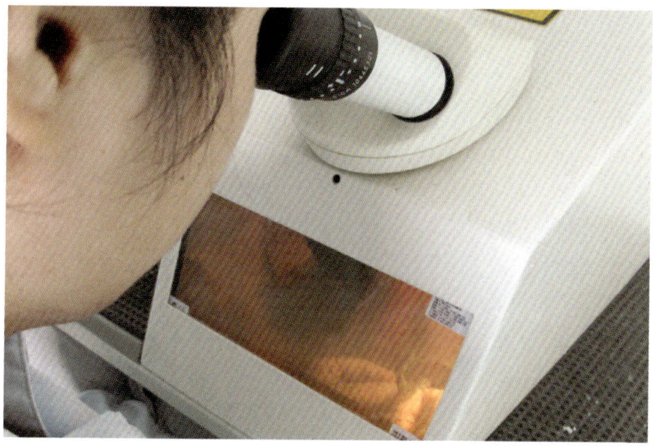

图5-37（续）

（四）3种焊接方法的比较

如表5-2所示。

十四、熔模技术

在正畸工艺技术中，常常需要使用铸造的金属带环或铸造夹板式带环，操作步骤同铸造全冠制作一致，采用琼脂复模、灌注磷酸盐工作模型，然后制作熔模、插铸道、带模铸造、打磨抛光、试戴。

熔模常采用铸造蜡或塑料蜡制作。方法一：使用滴蜡法完成；方法二：计算机辅助设计（CAD）完成塑料熔模或蜡型。

（一）制作步骤

以方法二制作Herbst上颌熔模为例（图5-38）。

1. 在模型上画导线，填倒凹。
2. 模型扫描，按要求设计熔模。
3. 组装、打印、模型上试戴熔模。
4. 安装其他装置。
5. 插铸道、包埋、烘烤焙烧、铸造。
6. 打磨抛光试戴。

（二）熔模制作要点

1. 熔模不能进入倒凹。
2. 熔模表面光滑无纹路，不可有锐边锐角。
3. 有足够的厚度，镍铬合金至少要求达到0.4mm。
4. 熔模内表面应光滑，无纹路、点线角清晰，无气泡。
5. 如果第二磨牙萌出，可在第二磨牙上设计近中𬌗支托。

表5-2　3种焊接方法的比较

焊接方法	热源	结合方式	特点
点焊	瞬间大电流	热-力联合作用的焊接过程； 利用电阻热熔化母材金属形成焊点	1. 具有大电流、短时间、压力状态下进行焊接的工艺特点 2. 不同材料，厚度相差太大，3层以上的结构不能点焊 3. 有些材料可焊性差（铝合金）
银焊	汽油吹管的还原火焰	依靠液体焊料在固态焊件间渗透、扩散（物理性结合）	1. 焊接易松脱变形 2. 需包埋、固定 3. 加热范围广
激光焊接	高能激光束聚焦	金属键结合，属化学性结合	1. 焊接变形轻微 2. 被焊金属无须包埋、固定 3. 加热范围局限 4. 特别适用于易氧化的钛及钛合金焊件

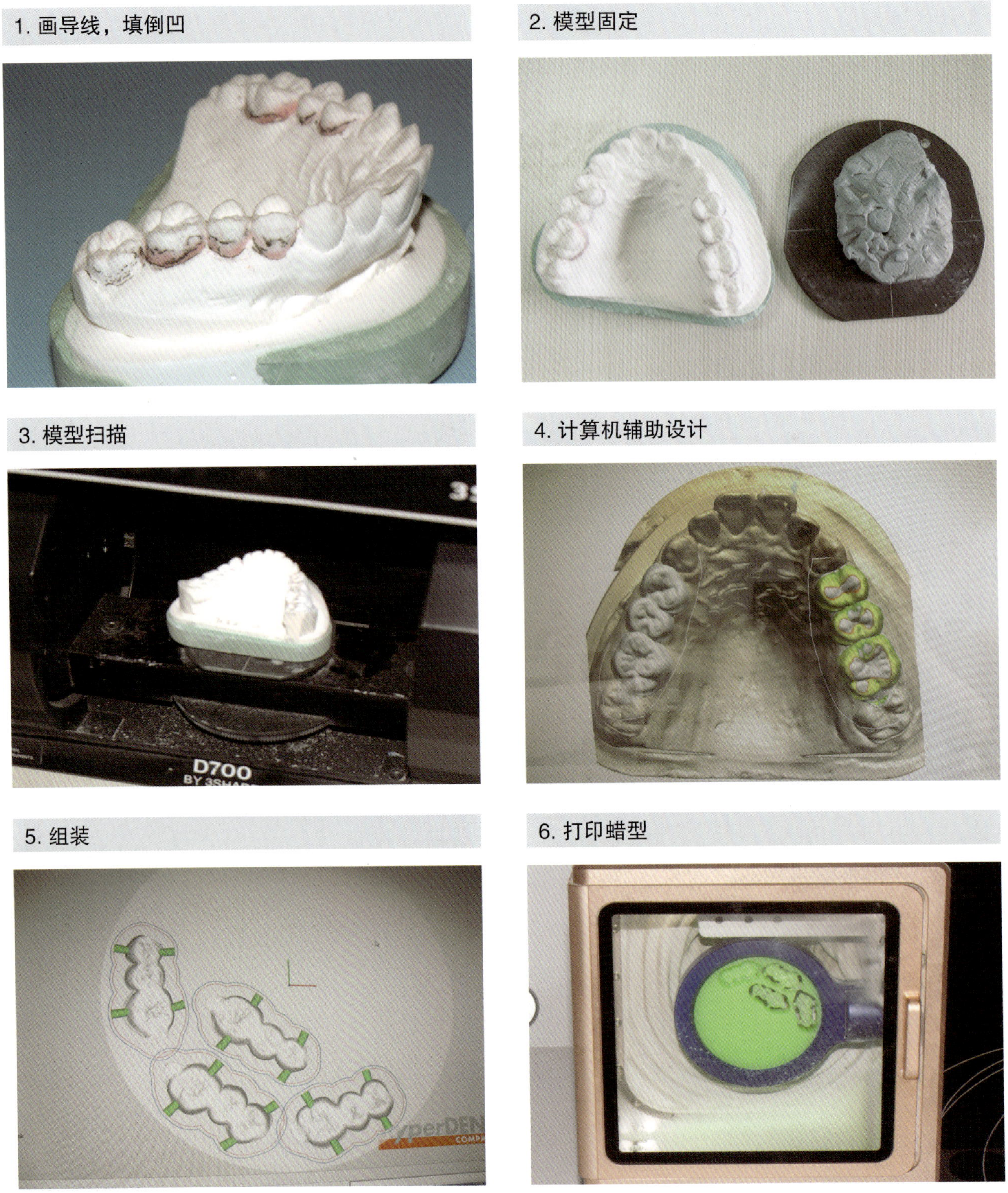
1. 画导线，填倒凹
2. 模型固定
3. 模型扫描
D700
4. 计算机辅助设计
5. 组装
6. 打印蜡型

图5-38　CAD熔模的制作

7. 模型上试戴蜡型

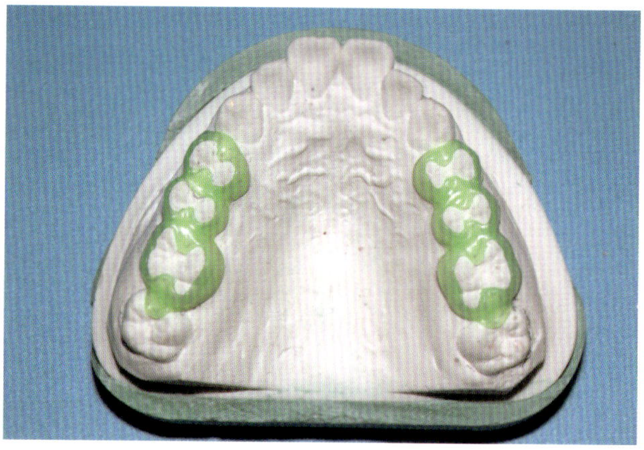

8. 填过倒凹的模型准备复制磷酸盐模型

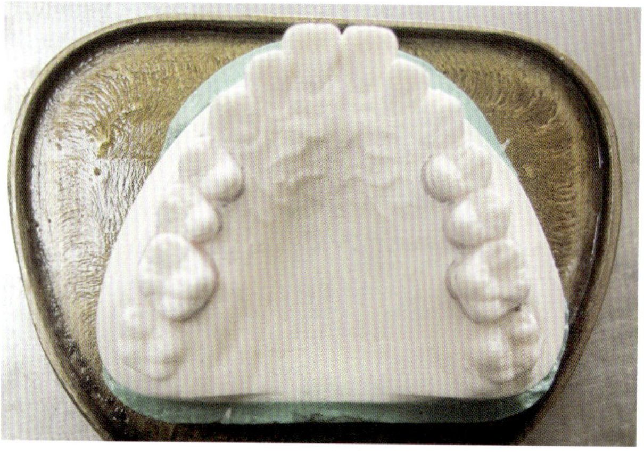

9. 复制磷酸盐模型

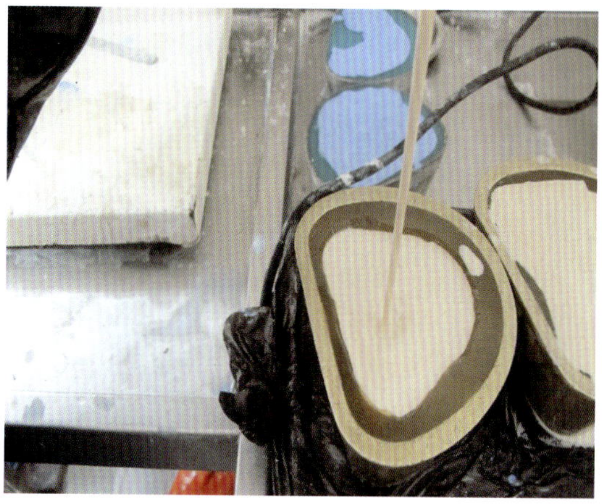

10. 复制好的磷酸盐模型

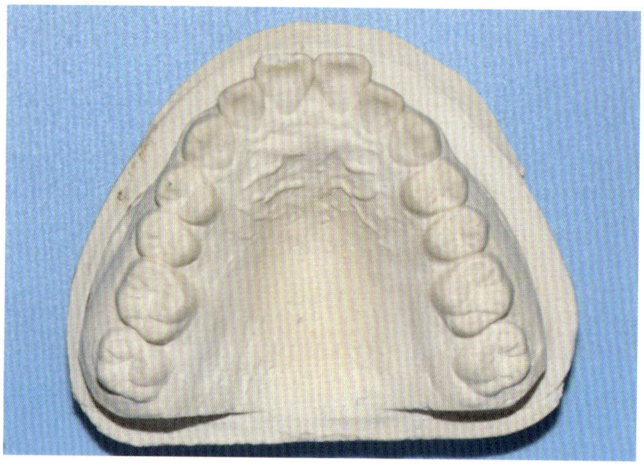

11. 安放Herbst辅件

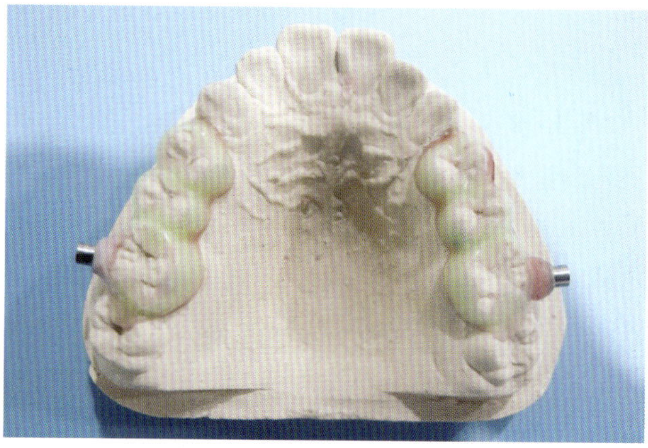

12. 弯制安放扩弓装置

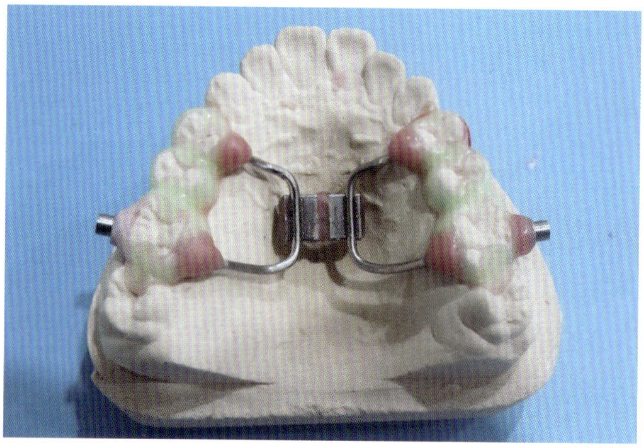

图5-38（续）

13. 插铸道

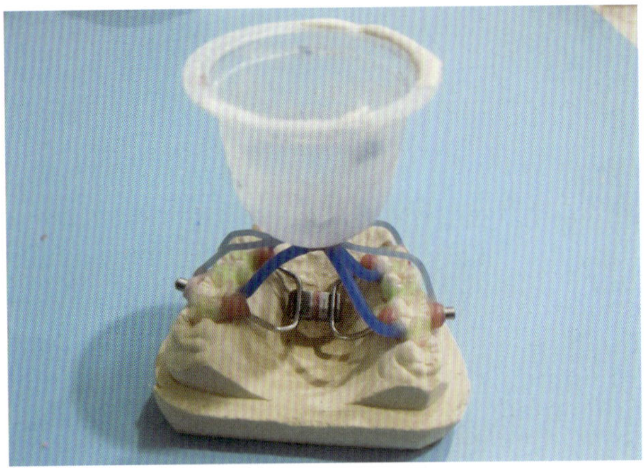

14. 包埋

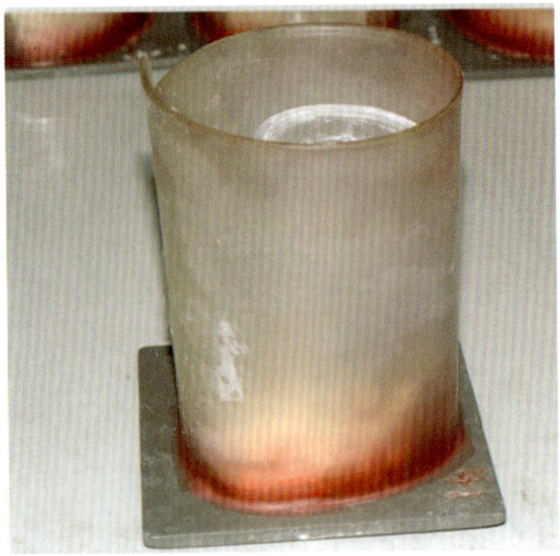

15. 铸造完成

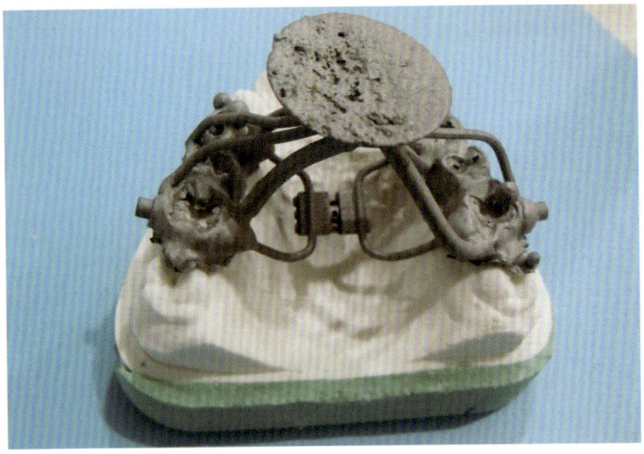

16. 打磨抛光完成

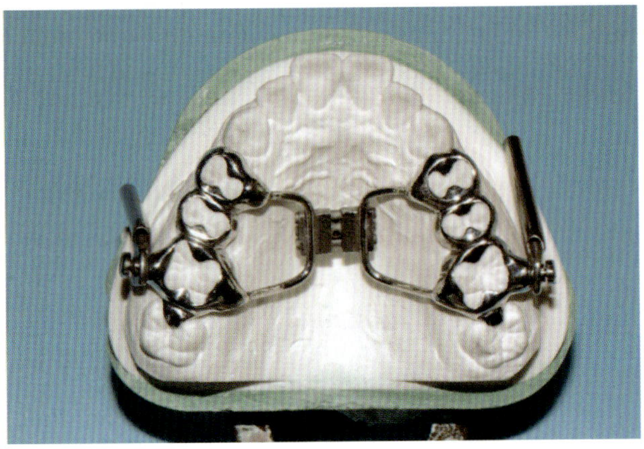

图5-38（续）

十五、打磨抛光技术

磨光包括切削和研磨，即粗磨和细磨。在磨具高速旋转时，其表面的刀刃或磨料嵌入被切削物体，磨切物体表面，改变物体的外形，完成切削。研磨是用细磨具对物体表面进行平整，使之磨光。两者的原理极其相似，都是磨切过程，只不过是用的磨具不同而已。

抛光是矫治器的最后精加工过程，是在高度磨光的基础上对物体表面进行更高光洁度的处理。抛光包括机械抛光和电解抛光。机械抛光是利用抛光器具和抛光材料反复摩擦物体的表面，消除划痕，使其微小粒度接近一致，表面光洁如镜。电解抛光则是利用电化学作用将金属表面电解，使之更为光洁。

（一）磨光目的

磨光技术与抛光技术是口腔正畸矫治器制作工艺中的最后一个步骤。它关系到患者对矫治器的适应程度。若制作的矫治器表面粗糙则会刺激和损伤口腔黏膜，加重患者异物感，引起口腔黏膜炎症；还可能造成食物残渣沉积，影响口腔卫生。因此，矫治器在戴入口腔之前必须经过磨光和抛光使患者感觉舒适。

1. 减小异物感，提高口感。

2. 不损伤义齿周围的软组织。

3. 与唇、颊、舌等光滑地接触，以提高咀嚼、发音和吞咽等功能。

4. 减少食物残渣及色素的沉积。

5. 改善美观。

（二）操作步骤（图5-39）

对牙科技工来说，制作矫治器保持器用的工作模型是最大的信息来源。即使在打磨时，也必须在模型上检查基托的外形及系带区是否合适、打磨后基托与组织面的密合状态、基托后缘的长度等。因此，从模型上分离基托时，应尽量不破坏模型，若分离剂的效果好，可在不损坏模型的状态下取出义齿。当义齿难以取出时，可磨除石膏上的倒凹。

1. 粗磨：先使用大号粗粒度的碳化硅磨头初磨，磨去塑料基托的飞边以及过多过厚的塑料。粗磨后会使基托表面留下磨痕，然后，再依次使用3~4种不同粒度的磨平材料进行打磨；每次更换磨平材料后，要不断改变磨平方向，使基托表面均匀受力，磨平效果更好。

2. 细磨：用砂纸卷或细粒碳化硅磨头仔细打磨消除磨痕，使塑料表面更加平整细腻，手感光滑。注意不可在使用较粗的砂轮后立刻使用极细的砂轮磨平，那样不仅费时而且不能磨平。

3. 抛光：用湿布轮或绒锥蘸浮石粉或铝微粉在打磨机上进行抛光，在抛光过程中要始终保持湿润。间断磨平，压力要轻，避免压力过大发热损坏基托。抛光后的塑料表面光亮，无磨痕。

4. 清洁保持：抛光后，用毛刷清除表面残留的抛光剂，通过质检后，置于冷水中保存。

对于焊接合金材料部件，可以使用碳化硅砂轮

1. 热气冲去除固定蜡和围蜡

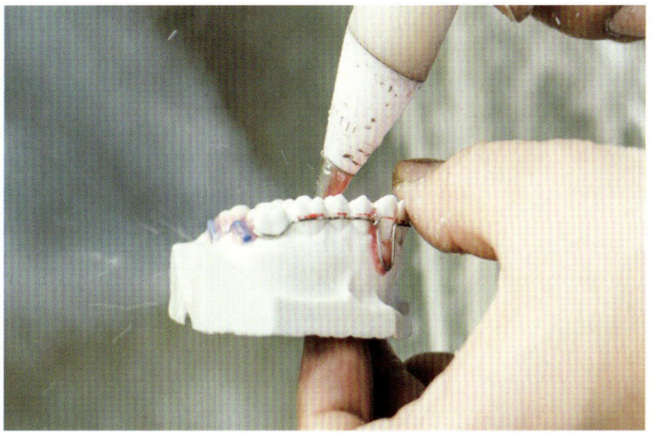

2. 画出基托边缘（前牙区）

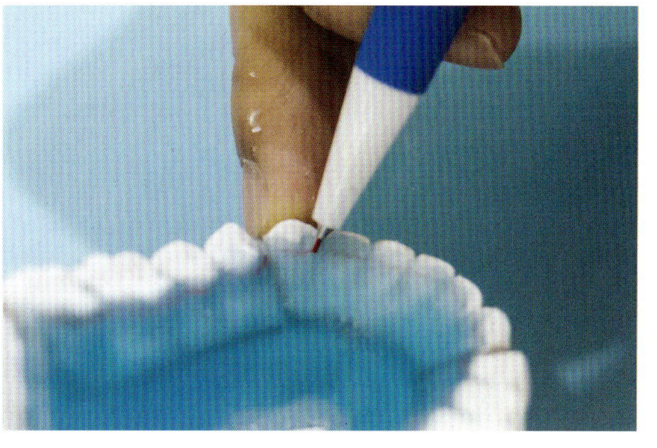

3. 画出基托边缘（后牙区）

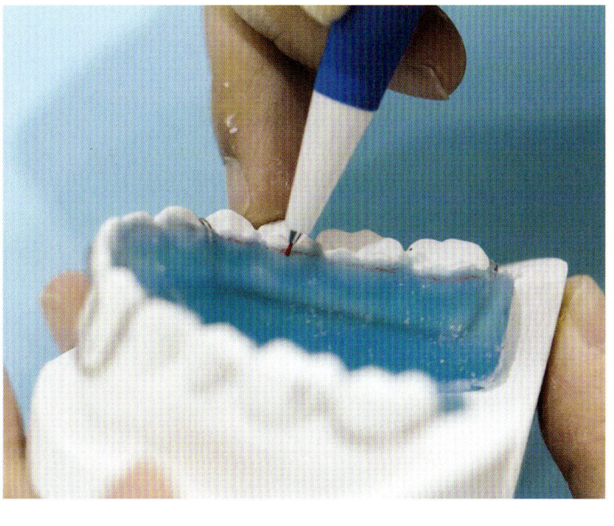

4. 矫治器脱出石膏后，常有多余的石膏粘接在矫治器上，先用工作小刀刮除，冲净；再用大轮石磨去基托周边多余的塑料；最后用裂钻或柱形石尖修去卡环体部多余的石膏和塑料

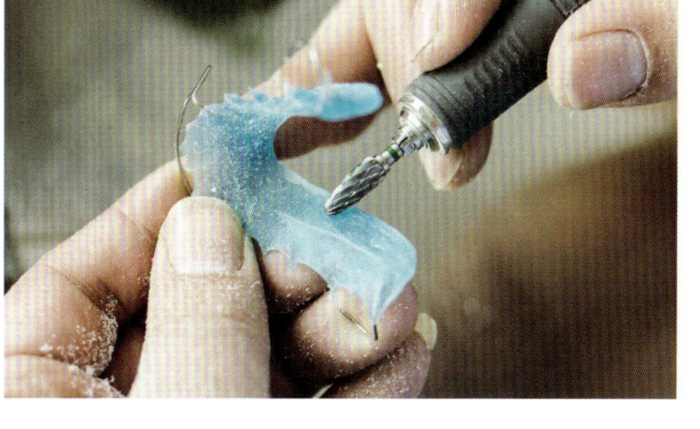

图5-39 基托的打磨抛光

5. 用轮形石磨平基托，使基托大小、厚薄合适；打磨组织面，磨除组织而上的锐利部分

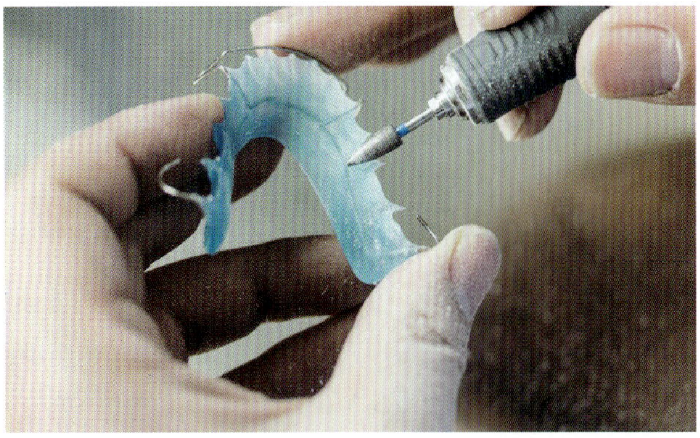

6. 用细砂石或纱布卷磨光，去除一切纹理，磨平

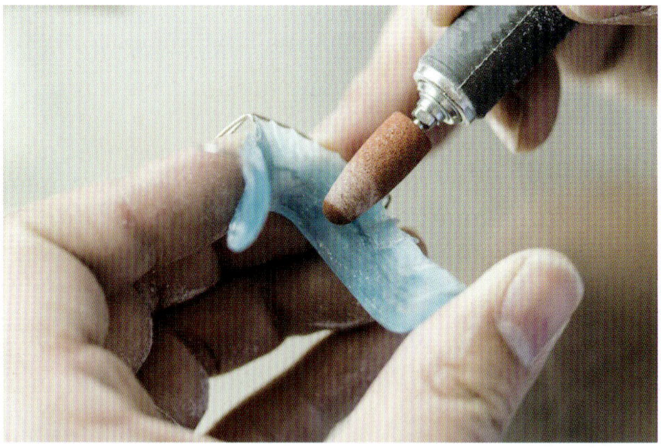

7. 用毛刷或布轮沾湿去污粉抛光

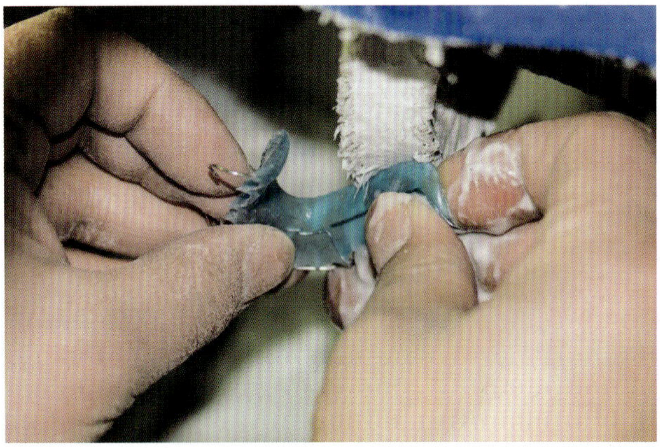

8. 上蜡

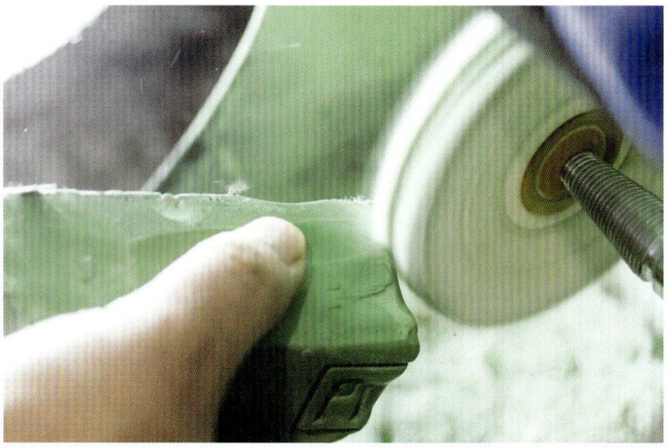

9. 抛光

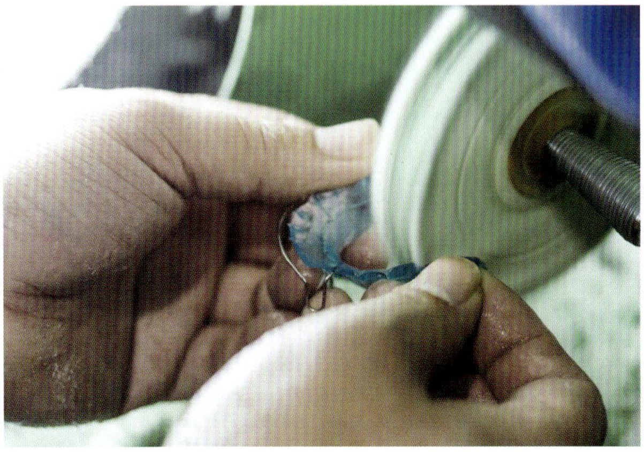

10. 完成

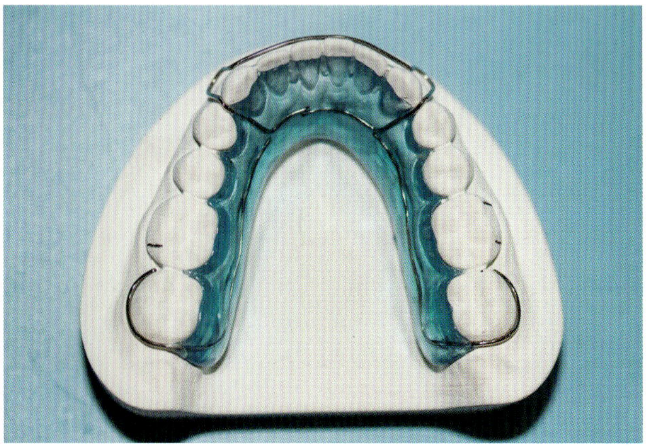

图5-39（续）

磨平，去除多余的焊接部分，然后使用含有金刚砂的橡皮轮细磨，再使用抛光橡皮轮磨光。对于铸造金属的打磨抛光可参照可摘局部义齿的铸造支架打磨抛光方法。

（三）操作要点

口腔正畸矫治器的打磨不能急于求成，必须遵循由粗到细、先平后光的原则。基托的组织面不能打磨，不能损伤卡环。打磨过程中应随时转换打磨角度和部位。采用浮石粉抛光时，所用的布轮和绒锥要保持湿润，以免摩擦产热使基托变形及过度磨损；打磨时应拿稳矫治器，以免飞出后跌断。此外，在磨光和抛光过程中，要注意防尘，以保护医务人员的健康。

十六、正（负）压压膜成型技术

负压压膜成型（也称真空成型）技术与正压压膜成型（也称高压压膜成型）技术两者的基本操作程序是相同的，该技术主要用于制作可摘保持器，操作较为简单。都是加热高分子塑料薄膜，放置在模型上，用真空机抽吸或高压压膜机加压，使薄膜紧贴工作模型，成型后修整磨光，完成保持器的制作。唯一是原理不同，负压压膜成型技术是利用塑料薄膜加热软化和负压吸力，将软化后的塑料薄膜吸贴在模型上，冷却后塑料薄膜即成阴模形态。真空成型机和高压压膜机操作技术的比较（表5-3；图5-40）。

（一）负压压膜成型技术（真空成型）

1. 基本原理

将无色、透明的保持器膜片放置在负压压膜机的薄膜夹中。当膜片被加热软化后，打开抽真空开关在压下薄膜夹的同时将膜片与模型之间的空气吸走，形成真空，利用大气压力使得膜片与模型密合。

表5-3 正（负）压压膜成型技术的对比

	正压压膜成型技术	负压压膜成型技术
原理	在压力作用下将膜片覆盖于修整后的模型上	在压下薄膜夹的同时将膜片与模型之间的空气吸走，形成真空
产生压力	由气泵产生3~5个大气压	1个大气压
使用膜片	各种厚度的膜片都可以	薄，只能使用1.0mm以下的膜片
应用范围	正畸保持器、殆板、运动护齿	牙齿漂白装置
价格	贵	相对便宜

1. 负压压膜机

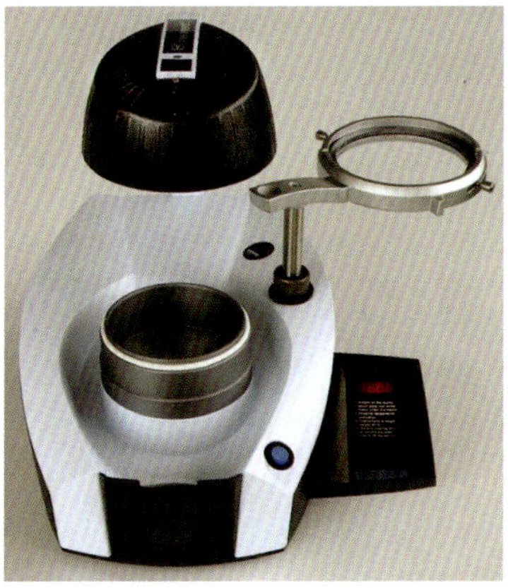

2. 正压压膜机

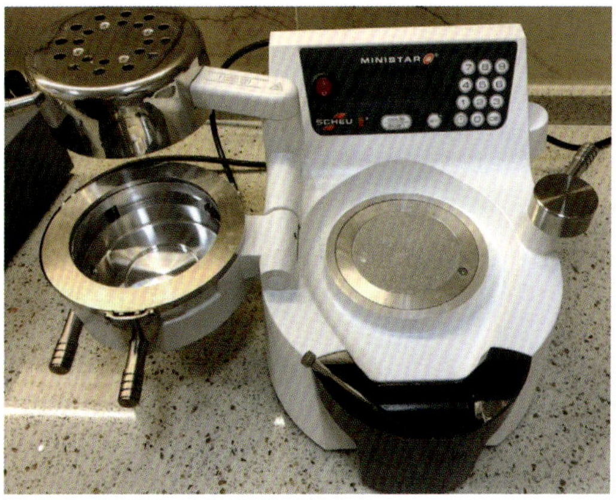

图5-40 负压压膜机和正压压膜机

2. 制作目的（图5–41）

薄，只能使用1.0mm以下的膜片，常用来制作牙齿漂白装置、正畸保持器等。

3. 操作步骤

（1）取印模；灌注石膏，修整石膏模型，去除部分硬腭及舌底部分，最好使其成U形。

（2）将做好的模型放到真空成型机真空吸板上，塑料膜片放置在薄膜夹中。

（3）打开真空成型机加热开关，对膜片加热。

（4）当膜片被加热软化后，打开抽真空开关，松开薄膜夹将其下移放到模型上，直到完全入位。

（5）用真空机抽吸内部空气15~20秒以确保准确成型。

（6）待膜片冷却后将其取下，用剪刀将多余的膜片修剪掉，修整边缘，保留牙龈缘下0.5mm。

（7）保持器修整完毕后，再次放到模型上，检查是否吻合。如果边缘不密合，可用酒精灯烘烤一下，向内弯，直到密合。

（二）正压压膜成型技术（高压压膜成型）

1. 基本原理

利用塑料膜片加热软化和外部高压压力将软化后的塑料膜片压附贴在模型上，冷却后塑料膜片即成阴模形态。

2. 制作目的

此项技术于20世纪60年代在欧美开始流行，其大大提高了口腔技术的工作效率；它不仅用于制作保持器，还可制作部分矫治器、个别托盘、腭护板和颏兜等。近10年来，该技术在我国还广泛用于牙齿美白、制作各种厚度的殆垫、正畸和种植义齿工作。

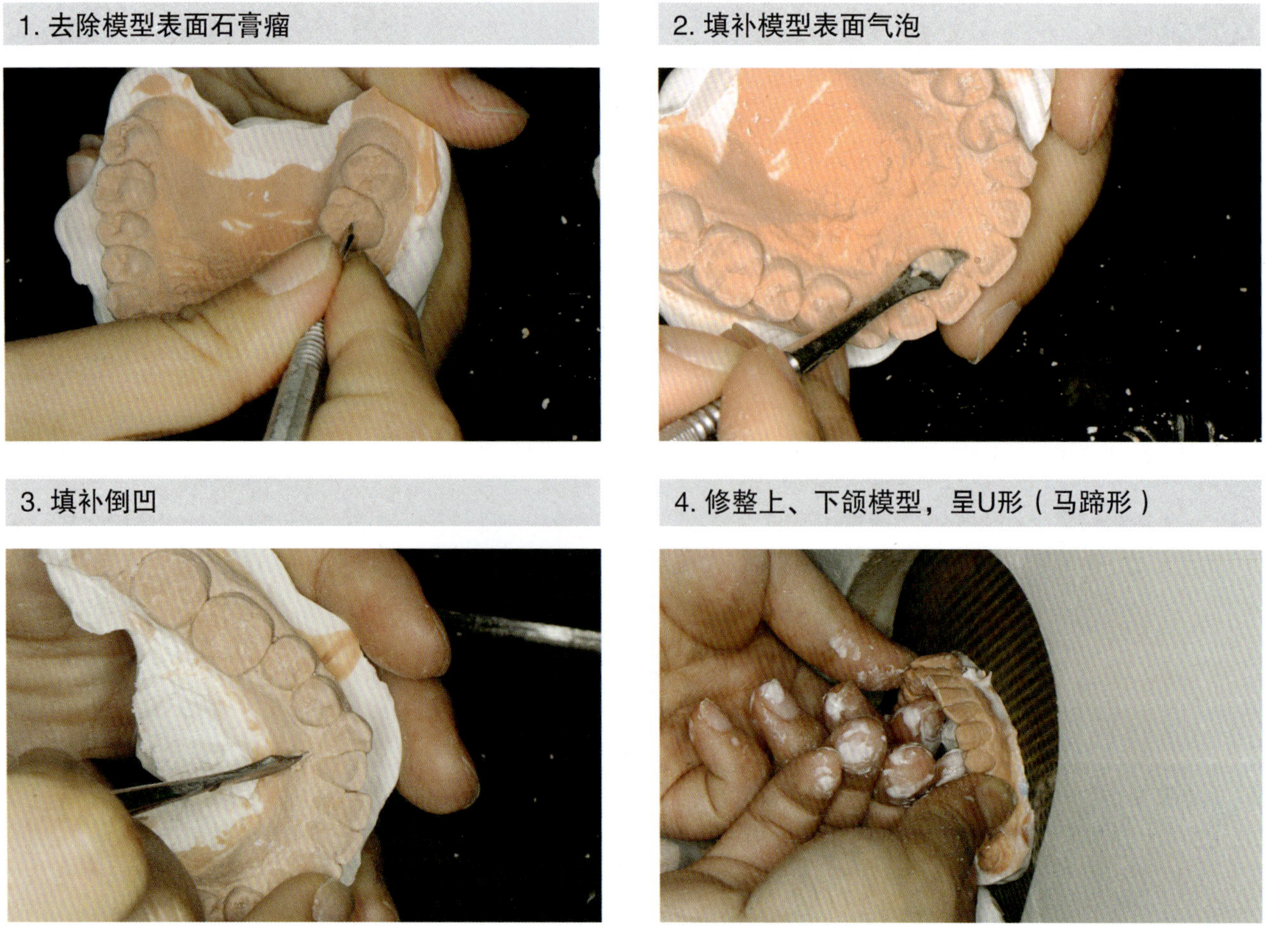
1. 去除模型表面石膏瘤
2. 填补模型表面气泡
3. 填补倒凹
4. 修整上、下颌模型，呈U形（马蹄形）

图5–41 负压压膜成型技术

5. 修整好的模型

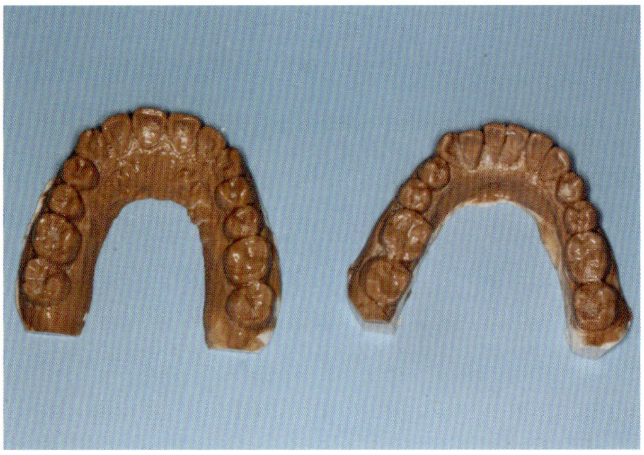

6. 1mm的膜片

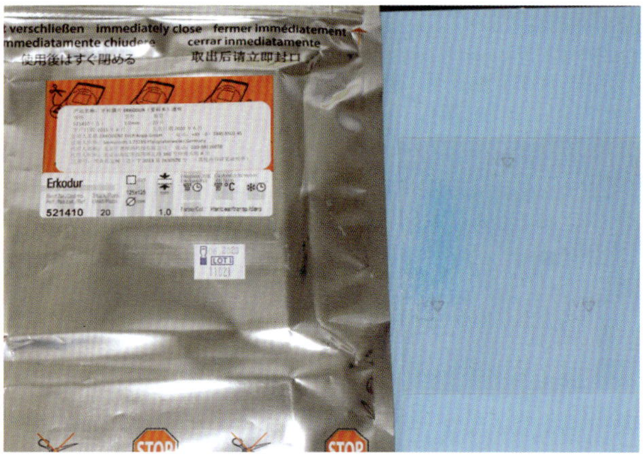

7. 固定好膜片，打开真空成型机加热开关

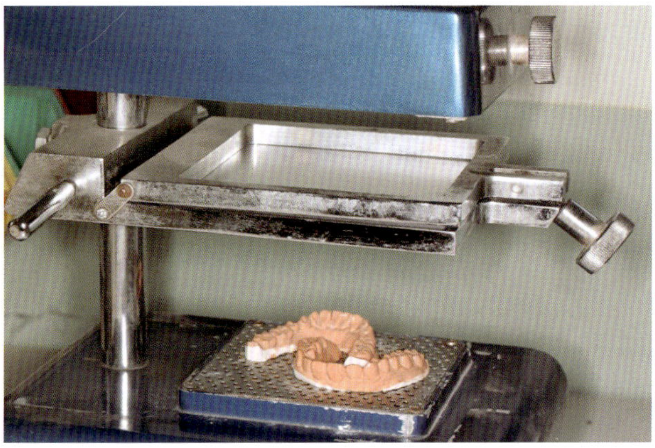

8. 膜片受热内陷2mm左右，松开薄膜夹下移到模型上，打开真空开关

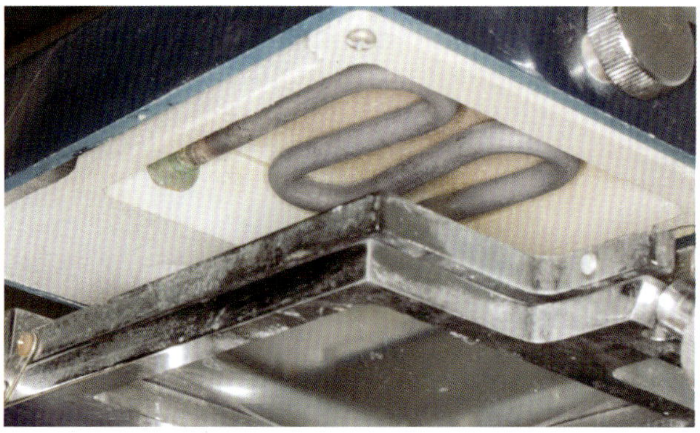

9. 抽真空

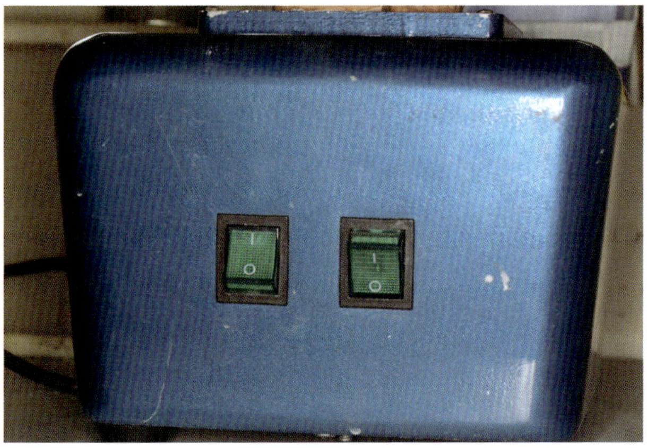

10. 抽真空完成

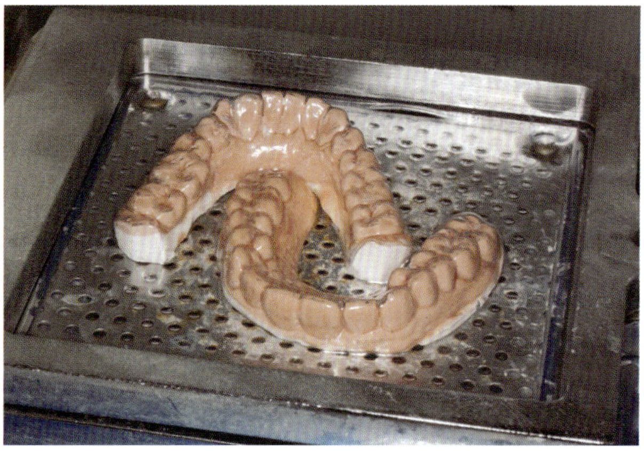

图5-41（续）

11. 沿牙颈部外形，用裂钻磨开

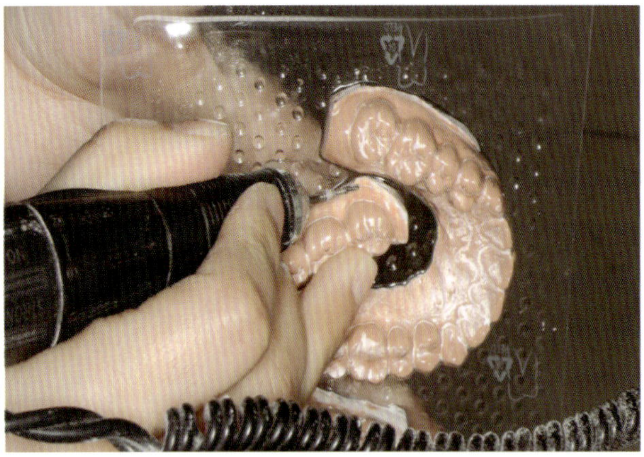

12. 取出保持器

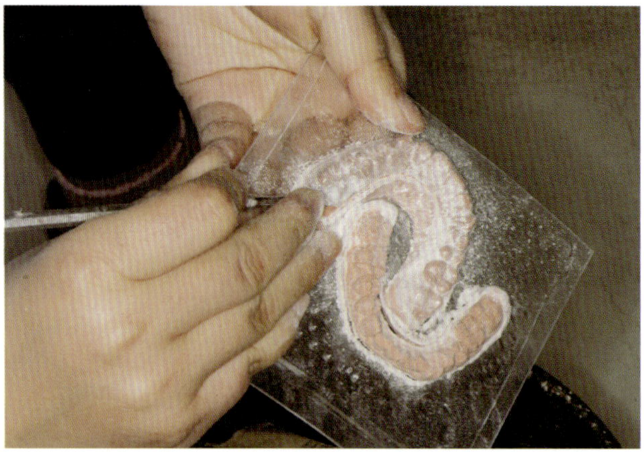

13. 精修边缘

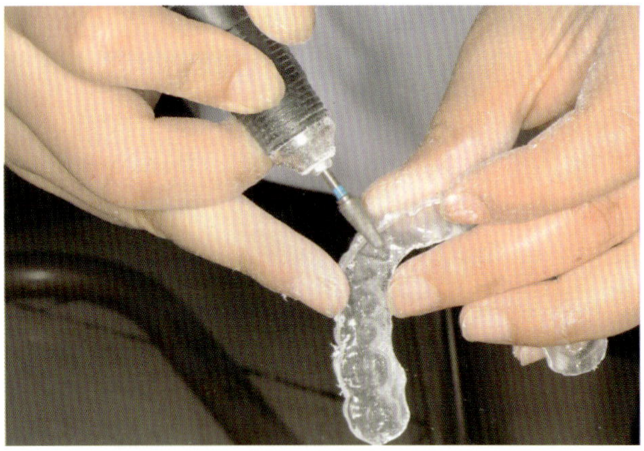

14. 打磨好的压膜保持器

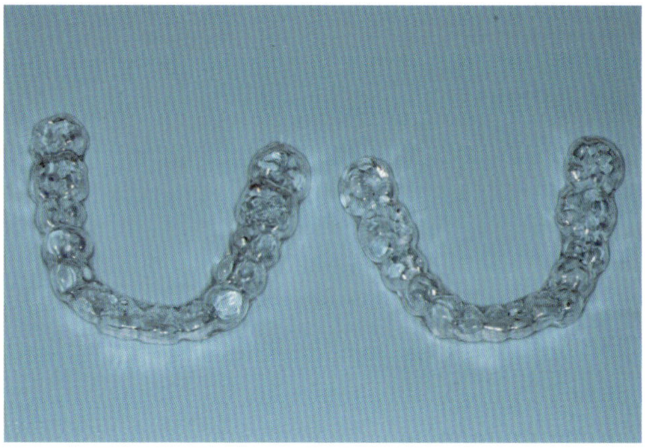

15. 戴入口腔中

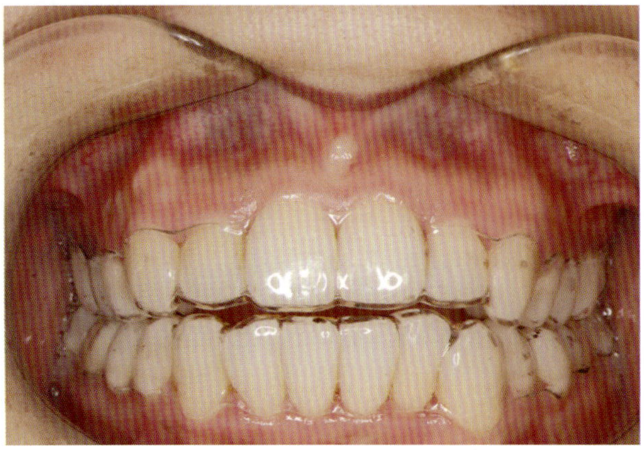

图5-41（续）

3. 操作步骤（图5-42）

（1）将模型置于压力成型槽中间，周围用钢砂包埋，包埋的深度以露出龈缘下2~3mm为宜。

（2）将塑料膜片置于高压压膜机加热器中加热，加热的温度及时间按膜片使用说明书要求执行。

（3）塑料膜片加热软化后，将材料台向右侧移动到模型上，膜片自动覆盖于模型，在0.5~5.0bar（1bar=1.0×10^5Pa）的压力下，使膜片紧贴工作模型。

（4）膜片冷却后，修整和磨光边缘即可。

1. 用钢砂包埋固定模型

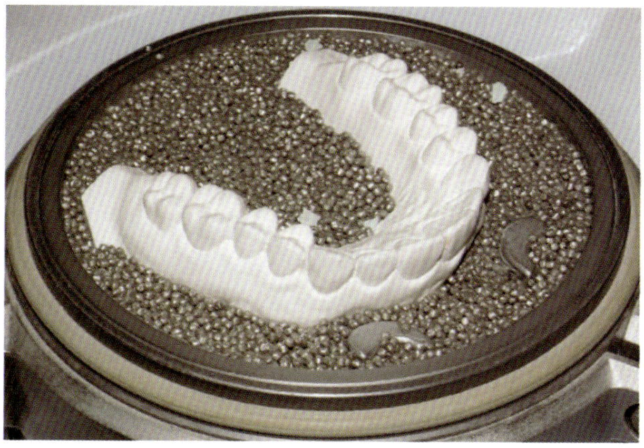

2. 将膜片置于加热器中加热

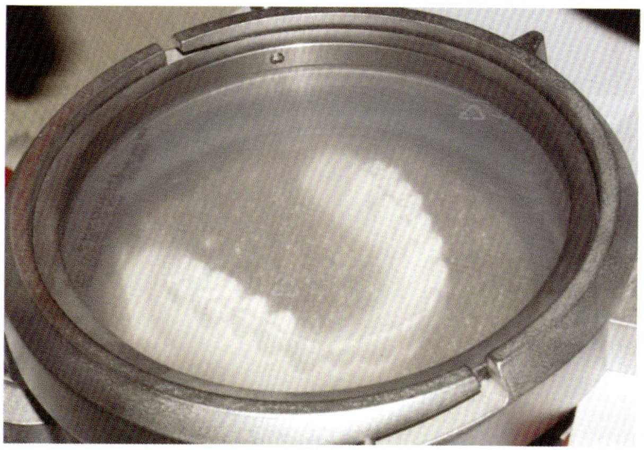

3. 膜片软化后覆盖于模型上加压

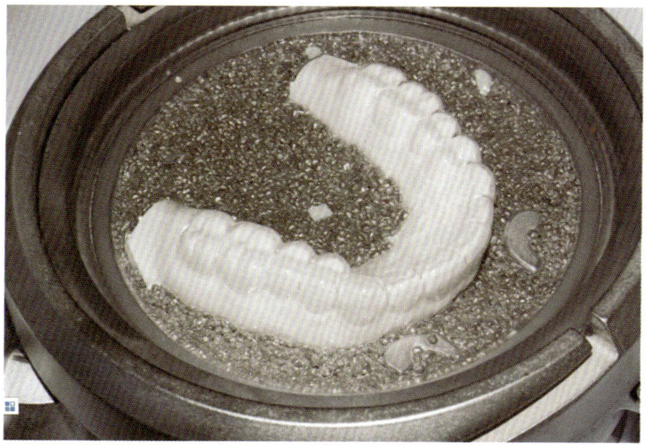

4. 初步修整保持器边缘

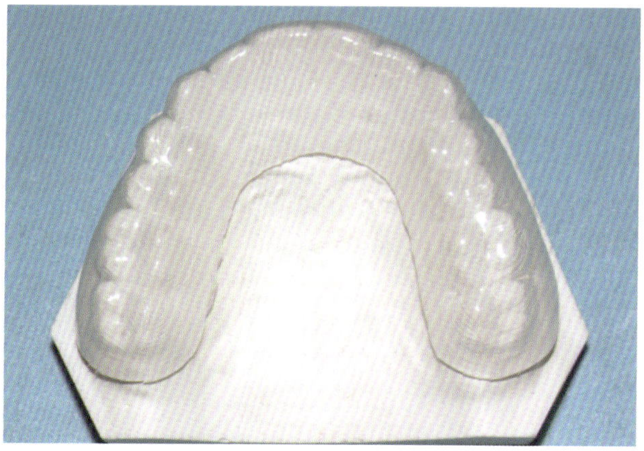

5. 精细修整

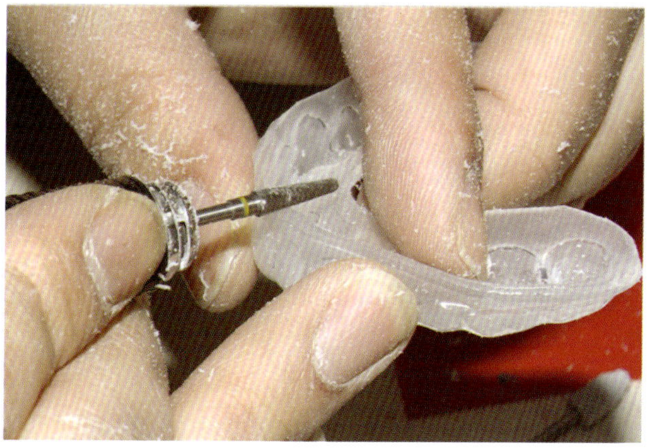

图5-42 正压压膜成型技术

十七、基托分割技术

1. 制作目的：

对于安放螺旋扩弓器的基托，常需要进行基托的分割，便于加力，获得牙弓的左右或前后扩展。

2. 操作步骤（图5-43）：

（1）在需要分割的部位用铅笔或记号笔画出印记。

（2）用切割薄砂片、线锯或裂钻等切割基托，技工中心常用线锯，切口两侧断面应平滑且彼此平行。

1. 带有螺旋扩弓器的基托

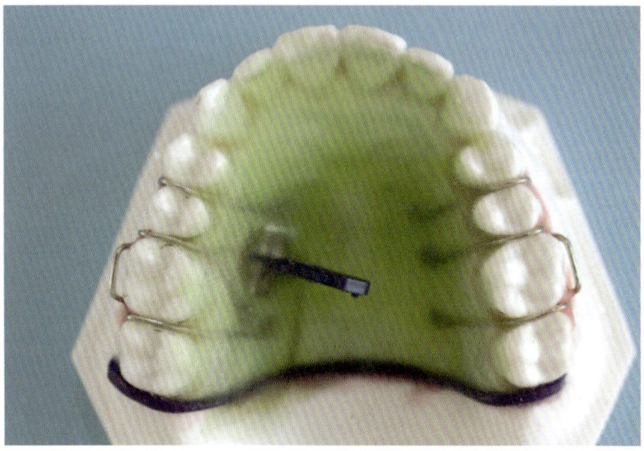

2. 线锯沿切割线切割

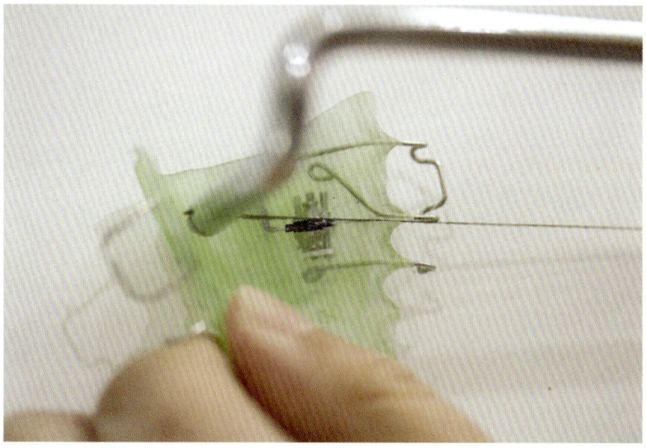

3. 切口两侧断面平滑、平行

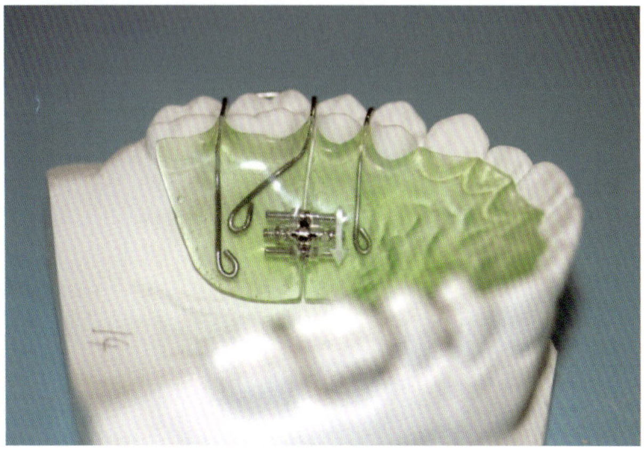

4. 三向扩弓

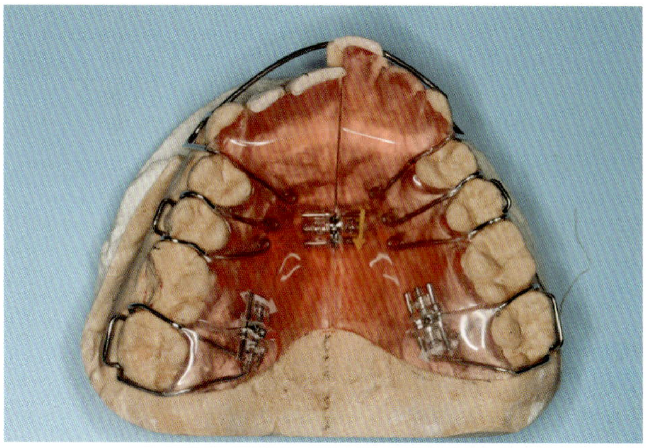

图5-43　基托分割技术

第6章

口腔正畸工艺技术相关内容

一、口腔正畸工艺技术人员的任务

在进行口腔正畸治疗之前，医生应与患者或家长进行详细的沟通，给患者介绍正畸治疗的基本程序和一些常见的矫治器，告知患者戴矫治器初期可能出现的不适感和注意事项，让患者初步了解正畸治疗过程后，再开始进行正畸治疗。

口腔正畸医生根据错殆畸形的类型做出正确诊断后，拟订治疗计划，对于需要制作矫治器的，则要填写正畸设计单，口腔正畸工艺技术人员按照医生正畸设计单的要求，完成矫治器的制作。在制作矫治器时，要求口腔正畸工艺技术人员熟悉每一个具体病案，针对不同的正畸患者，制作出最适合患者佩戴的矫治器。对矫治器制作过程中的每一个步骤都要精益求精，使制作的矫治器对口腔的软硬组织无刺激、无损害，固位良好，结构简单，可靠耐用，不易变形，取戴容易，尽量不影响牙颌的正常生长发育。

二、口腔正畸矫治器的质量要求

口腔正畸工艺技术人员应根据患者的工作模型及主诊医生的正畸设计单要求制作矫治器，且每一步制作都必须经过技术监督员检查，确定其达标后再进行下一步制作。其最终目标是配合正畸医生制作出符合要求的矫治器、正畸辅助装置以及保持器等。

1. 固位部分：卡环臂进入基牙倒凹区，卡环体安放于基牙邻面非倒凹区，起固位和支持作用。箭头卡横梁宽度约等于或稍短于磨牙近远中颊尖宽度，桥部应与牙列颊侧平行，离开牙面1.5mm左右，高度位于中或偏殆方1/3，箭头与牙长轴约成45°，并紧贴于颊面近远中轴角区的牙面上。

2. 作用力部分：正畸丝制作的加力体表面无划痕、无明显钳夹痕迹、断端圆钝。上颌唇侧诱导丝的弯制与一般活动矫治器的双曲唇弓相同。双曲唇弓的中部与切牙接触呈弧形，弓丝一般位于前牙颈1/3与中1/3交界处，两侧的U形曲位于两侧尖牙近中1/3处并向牙龈方向，曲的宽度是尖牙宽度的2/3，高度在尖牙颈缘以上4~5mm，并离开组织面1~1.5mm。

3. 连接部分：矫治器在模型上就位后，塑料基托边缘与模型密合且不妨碍就位，就位后不发生摆动或翘动；基托边缘形态圆钝，树脂基托光滑连续，无气孔和裂纹，塑料基托色泽均匀；在保证矫治器固位和稳定条件下，应适当缩小基托的范围，让患者佩戴舒适；基托厚度一般为2~2.5mm，殆垫的厚度按临床设计及咬合记录要求制作；基托的组织面应无嵌入的石膏等杂质，无过锐的突起；压膜式矫治器应紧贴牙齿，并与牙齿保持一致形态，不刺激口腔软硬组织，内外表面和边缘应光滑。正畸整铸网应被完全包裹在塑料基托内。

4. 焊接部分：焊接点应具有相应的牢固度，受力后不变形、不断裂。

5. 矫治器消毒：采用次氯酸钠溶液或碘溶液浸泡法消毒后独立包装。

三、口腔正畸矫治器的使用方法及注意事项

1. 矫治器首次使用前医生应使用紫外线对其进行消毒，活动矫治器由医生初戴就位，然后指导患者如何自行摘戴。矫治器的调改必须由医生完成。

2. 患者初戴矫治器时，可能有些不适，影响发音、吞咽等，一般在1周后会逐步适应。口腔内如有黏膜压痛，或出现口腔黏膜溃疡时，取下矫治器浸泡在冷水中，复诊前几小时戴上，以便医生准确找到痛点，进行修改。

3. 矫治器开始使用时必须在医生指导下进行，患者应耐心练习活动矫治器的摘戴；摘矫治器时勿用力过大；戴矫治器时不要用牙咬合就位，以防卡环变形或基托折断；应避免咀嚼坚硬的东西，防止矫治器损坏。

4. 扩弓矫治器应由临床医生进行打开扩大，分裂簧和W型簧为每两周加力一次；螺旋扩弓器慢速扩弓时，隔天加力一次，每次1/4圈，1mm/周；快速扩弓时，每日1/4圈。

5. 使用活动矫治器的患者按要求每2周调整加力1次，患者应按预约时间及时复诊，直到矫治疗程结束。

6. 使用活动矫治器的患者要保持口腔卫生，每次就餐后都应取下矫治器清洗干净后再戴入。

7. 塑料基托不能用沸水烫洗或酒精泡擦，可用牙膏刷洗或专用清洁剂浸泡清洗，刷洗时要防止矫治器掉在地上损坏；不用时，活动矫治器可取下浸泡在冷水中，以免变形。

8. 矫治器制作完成后，应在10天内给患者使用，有特殊情况的应采取相应措施；若是患者自身原因导致矫治器不能使用的由患者承担责任。

9. 对镍铬金属及塑料等过敏者，慎用镍基或塑料基托。

四、口腔正畸工艺技术人员的保健与防护

口腔正畸工艺技术人员每日进行大量复杂而精细的工作，在日常工作中还会接触很多有害物质。既是脑力劳动者，又是体力劳动者，承受心理和身体的双重压力，需要积极学习保健知识，学会在工作中保护自己。

（一）易患的损伤

口腔正畸工艺技术人员劳动时间长，工作繁杂，长期处于强迫体位工作，不可避免的会产生肌体疲劳，从而产生颈部、肩部、腰部肌肉的疲劳和损伤。常见肌肉疲劳的症状有：酸、胀、疼痛、僵硬、活动受限、沉重、麻木、步态不稳等。眼睛疲劳的表现有：视物模糊、眼涩、眼干等。

（二）易患的疾病与预防

1. 眼部疾病及保健

口腔正畸工艺技术人员制作的各种矫治器都比较精细，需要长时间的连续精细操作才能完成，容易引起眼睛视物模糊、视力下降等。

预防方法：

（1）尽量避免长时间操作。

（2）技工室应光线明亮，但要避免日光直接照射。

（3）操作台光线要均匀柔和。

（4）眼睛经常向远处看，工间做眼睛保健操。

2. 颈部疾病及保健

口腔正畸工艺技术人员长期处于坐姿低头操作中，很多工作采取的姿势是“头颈前屈”或“上肢呈重力下垂位”，这是一种非正常生理性体位，这种姿势易引起颈部、肩部及上背部疼痛，严重时向后头部及上肢扩散，易产生颈椎病。在各型颈椎病中，以神经根型颈椎病最多见，约占50%，临床症

状以颈后和肩背部疼痛为主，临床检查可见颈部僵硬、活动受限等。

预防方法：

（1）长期低头操作者应在工作1~2小时后有目的地让头颈部左右转动数次，转动时应轻柔缓慢，以达到该方向的最大运动范围为准，或行夹肩运动；两肩慢慢紧缩3~5秒，然后双肩上耸坚持3~5秒，重复5~8次；还可以利用两张办公桌，人处于两办公桌之间，两手撑于桌面，两足腾空，头向后仰，坚持5秒，重复3~5次。

（2）选择适宜枕头，高度一般在10cm左右，还可配合理疗、按摩等方法调理。

3. 手、腕疾病及保健

口腔正畸工艺技术人员用手操作较多，长期手部过度用力会引起手腕部位损伤；常见的疾病是手腕疲劳、疼痛，或者形成腱鞘炎等。

预防方法：经常做手指保健操，辅以理疗、按摩。

4. 腰背疼痛及保健

口腔正畸工艺技术人员常常工作姿势固定不活动，躯干经常前倾、扭转工作，长期强迫体位，会导致腰肌紧张度增加，脊柱的腰椎间盘压力增加。其不良坐姿是产生腰背疾病的主要因素，症状为腰部酸痛、胀痛、僵硬、发胀麻木等。

预防方法：

（1）改正不良坐姿，身体不要过分前倾。

（2）操作时间不要过长，中间休息时做工间操。

（3）坐姿和站姿操作要交替进行。

（4）加强腰背部肌肉锻炼，防止腰背肌肉损伤。

（三）对工作中各种污染的防护

口腔正畸工艺技术人员在矫治器制作过程中会接触一些化学污染、物理污染和生物污染等。如果不重视防护，可能会对工作人员造成一定的身体损伤，对人的心理、生理健康造成一些不良影响，因此必须高度重视这些问题。

1. 生物污染

乙肝和艾滋病是危害技术人员的主要因素。乙肝和艾滋病的传播途径主要为血液传染，印模接触的血迹与唾液又被沾染在灌注的模型上。由于模型多未经过严格消毒，当技术人员在模型上操作时，手经常被弓丝扎破，则增加了病毒感染的机会。

预防方法：操作要谨慎，出现损伤要及时用碘伏消毒包扎，不要再接触模型和其他污染物。

2. 化学污染

口腔正畸工艺技术人员在操作时接触最多的材料是自凝塑料，其用途是制作正畸矫治器、腭护板、牙周夹板、个别托盘和矫治器重衬等。自凝塑料对操作者的损害主要是神经系统和血液系统。

预防方法：

（1）涂塑时，应在专用排风柜内进行，平时要盖好牙托水。

（2）填塑料时，用湿纱布揉均匀，减少手接触。

（3）戴好口罩、帽子和手套。

3. 物理污染

（1）热污染防护：制作蜡型、去蜡、热处理和焊接等程序均与热源有关。常见的损伤有：酒精灯的烧伤、蜡刀的烫伤和焊接时的烫伤。

预防方法：①操作时注意力要高度集中，掌握烧伤应急知识。②轻度烧伤用冷水浸泡冲洗即可，较深者可涂抹烫伤膏，大面积烧伤者应送往医院治疗。

（2）光污染防护：光的污染主要是危害眼睛。操作者在焊接固定矫治器的带环和附件时多采用银焊法，其还原焰光亮度较强。

预防方法：要防止持续用眼，工作时要戴眼罩或防护镜。

（3）噪声污染防护：控制和治理技工室的噪声对防止噪声病的发生极为重要。要调试和保养好机器设备，经常给机器加润滑油，采用低噪音的材料和设备。使用消音、隔音和吸音的设施，这是降低噪音的关键。

预防方法：①要定期进行听力检查，及时发现问题。②搞好个人防护，戴耳塞或耳罩。

五、口腔正畸工艺技术专业人才的培养

近年来，随着社会的进步，人们对口腔美的要求越来越高，我国口腔正畸事业也得到了迅速发展。口腔学科的发展，学科内的分工也更加精细，口腔正畸技术的发展也不例外。早期口腔正畸工作是由口腔正畸医生从头至尾一个人从设计到制作独自完成的，后来随着技术的进步和工作的细化，医生的工作与技师操作逐渐分离，形成了口腔正畸医生及技师不同的工作任务与操作要求。根据调查，目前大部分口腔正畸矫治器是送至加工中心由口腔正畸工艺技术人员来完成制作的，这样可以节约口腔临床正畸医生大量的时间，为更多的患者诊治和服务，患者享受到更好的医疗服务。

在口腔正畸学领域，口腔医生主要从事临床治疗及相关的基础理论研究工作，负责矫治器的临床设计和操作；技师主要负责矫治器的技工室设计和实际制作。

目前，各种矫治器、保持器的制作都是凭技师的主观感觉和经验来做的，其制作质量也因技师个人的技术水平差异而不同。虽然目前存在相当数量的义齿加工所，但正畸工艺技术人员偏少，总体层次及素质偏低。有很多技工只经师傅授徒式指导或短期培训就上岗操作，只知道怎么做，不知道为什么这么做；也没有专业的口腔正畸工艺技术书来进行理论指导。因而，使技师制作的正畸矫治器常存在一些质量问题，无法达到正畸医生对正畸矫治器的制作要求。

近10年来，有不少院校开始招收中专、大专层次的口腔工艺技术专业学生，主要是培养制作固定义齿、可摘局部义齿、全口义齿等技工人员，但此类技工人员很难正确完成口腔正畸技师的工作。因为正畸技师所制作的各种矫治器将用于临床治疗，矫治器在整个正畸治疗过程发挥着重要作用，其矫治器制作质量的好坏将直接影响矫治效果。所以，如何培养口腔正畸工艺技术专业人才，提高他们的矫治器制作水平，尽量达到临床口腔医生的要求，是迫切需要解决的问题。

目前，我国尚未建立完善的口腔正畸工艺技术人才培养体制，也缺乏相关的参考书籍，这给口腔技师的培养带来一定困难。而口腔正畸工艺技术教育是一项系统工程，需要加强基础理论和技能实践两部分的学习，二者缺一不可。基础理论主要包括医学基础知识，尤其是口腔医学基础知识、口腔正畸临床相关知识；技能实践主要包括各种金属丝的弯制，各种矫治器的制作等。技师只有在具备丰富的基础理论知识上，通过反复实践，日积月累才能不断提高操作技能。

国内高职高专口腔医学技术专业中《口腔正畸工艺技术》课程平均为40~60课时，与口腔医学专业合用全国统编教材《口腔正畸学》，采用理论与实践分开授课的人才培养模式。而很多义齿加工企业则以生产流程设定岗位，传统的教学体系已不适应现代加工企业的规模化生产对人才培养的要求，企业急需大专院校按新要求新岗位培养符合要求的专业人才。如何设置符合新型人才培养的课程体系，是各院校面临的一个重要问题。我院口腔正畸工艺技术专业人才的课程体系的建立，首先通过对口腔正畸工艺技术制作岗位工作任务的解析，以真实工作任务及工作过程为依据，对原学科体系的课程内容整合重构，将原学科体系内容整合为5个综合性项目，12个子项目，27个工作任务，详见发表在2015年12月《卫生职业教育》第33卷23期42~44页的《高职口腔工艺技术项目化教学改革与实践》。

下面再简单介绍一下香港菲腊牙科医院牙科工艺教学的特点，希望能对内地口腔正畸工艺人才的培养有一定的帮助。

1. 招生入学：每年招收的学生数量不多，一般20人左右，目的是保证学生有充足的实训操作和得到导师指导的机会，保证教学质量。除学业成绩外，学生更要通过面试入学；因行业特性，

学生还要通过色盲及手艺灵敏性的简单测试，避免错配。

2. 教学环境：实训时有2~3名导师分小组示教，边讲授边示教。牙科工艺教学试验室设施齐全，每个学生都有一套完备的技工操作台。

3. 师资队伍："高等牙科工艺文凭课程"的导师是由香港大学牙医学院所在的菲腊牙科医院技工中心从工作20年以上的优秀技师中选拔出来担负教学任务的。各导师拥有香港理工大学牙科工艺文凭，更拥有多张英国伦敦城市行业协会的高级牙科工艺证书，并以专科专教的模式，将他们拥有的丰富岗位工作经验和精湛的技术教给学生。

4. 课程设置：课程结构以单元为主，包括7个主要范畴：通用技能单元（515小时）、义齿修复学（540小时）、矫齿科工艺学（350小时）、保存齿科工艺学（350小时）、高级牙科工艺学（150小时），选修单元（150小时），以及真实个案训练（400小时）。选修单元包括高级假牙工艺学、高级矫齿科工艺学以及高级保存齿科工艺学，均为150小时；学生根据兴趣及修读成绩选修其中一个选修单元学习。口腔正畸工艺技术人才的培养总共有510小时课时。

5. 教学模式：除课堂指导外，学员还通过分组教学、教师示范、学生操作的方式进行学习，理论与实践并重。课程更致力于培养学员的多元能力。为了让学生全面掌握制作技术，教师会通过不同的制作方法反复强调和制作。比如，肌激动器的制作：教师会教学生用热凝法、自凝法分别制作；自凝法又分撒粉法、涂塑法。在单元考核时，学生必须在规定的时间内按制作要求现场制作一个肌激动器，这样反复4次，学生在校时就能熟练掌握必需的操作技术。

6. 考核方式：以单元结构考核为主，学员必须在所有单元考试合格后才可以毕业。任何单元未能通过笔试或实践操作考试时，均为考试不合格。考核形式包括：连续性作业评估、笔试、实践操作考试、口试和专题习作相结合。核心课程：连续性作业评估（30%）、笔试（35%）、实践操作考试（35%）；辅助课程：连续性作业评估（50%）、笔试（50%）；选修课程：、连续性作业评估（50%）、笔试（30%）、口试（20%）。考核很严格，不合格者不能毕业。

参考文献

[1]傅民魁. 口腔正畸学[M]. 6版. 北京: 人民卫生出版社, 2015.

[2]赵春洋. 口腔正畸矫治器临床制作与应用指南[M]. 1版. 江苏: 江苏凤凰科学技术出版社, 2018.

[3]兰泽栋. 口腔正畸技工学[M]. 1版. 西安: 世界图书出版西安公司, 2006.

[4]赵弘, 李晓彤. 口腔正畸治疗常用弓丝弯制技术[M]. 2版. 北京: 人民卫生出版社, 2018.

[5]岸本正. 图解活动矫治器[M]. 1版. 西安: 世界图书出版西安公司, 2000.

[6]周永胜, 佟岱. 口腔修复工艺学[M]. 1版. 北京: 北京大学医学出版社, 2014.

[7]于海洋. 口腔修复工[M]. 1版. 北京: 人民军医出版社, 2015.

[8]左艳萍, 杜礼安. 口腔正畸学[M]. 3版. 北京: 人民卫生出版社, 2015.

[9]吕广辉. 口腔工艺技术概论[M]. 2版. 北京: 人民卫生出版社, 2009.

[10]中村正明, 武田昭二, 大岛浩, 等. 牙科材料学[M]. 2版. 台湾: 合记图书出版社, 2013.

[11]卢嘉静. 高职口腔正畸工艺技术项目化教学改革与实践[J]. 卫生职业教育, 2015, 33(23): 42-44.

[12]Friedy Luther, Zafarm, Nelson-Moon. 正畸保持器和活动矫治器[M]. 1版. 天津: 科技翻译出版有限公司, 2017.

[13]后藤尚昭, 宇都宫宏充, 横山和良. 牙科矫正技术学[M]. 1版. 台湾: 合记图书出版社, 2011.

附录

附录一：正畸矫治器技工制作设计单

正畸矫治器技工制作设计单

地址（Add.）	________	邮编（FC）	________
传真（Fax）	________	电话（Tel.）	________
网址（Web）	________	邮箱（Email）	________

医院名称（Hospital）	________	医生姓名（Doctor Name）	________	医生电话（Doctor's Tel.）	________
患者姓名（Patient Name）	________	性别（Sex）	________	年龄（Age）	________

基托主颜色（Plate Main Color）

□无色（Clear）　□红色（Red）　□黄色（Yellow）

□蓝色（Blue）　□绿色（Green）　□紫色（Purple）

□霓虹黄（Neon– Yellow）

卡通贴画需要否（Inlay Picture）

□不需要（Yes）

□需要（No）：______（必须填写好样册封面上的卡通贴面编号）
（Please write the picture number）

加工产品编号（Ref.）：______________（请参考正畸技工样册）

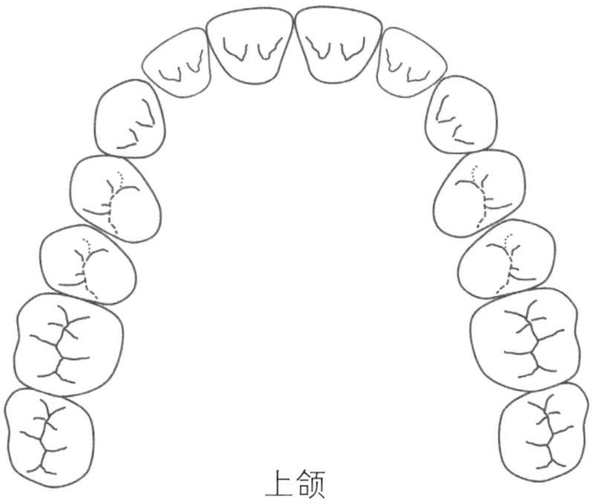

上颌

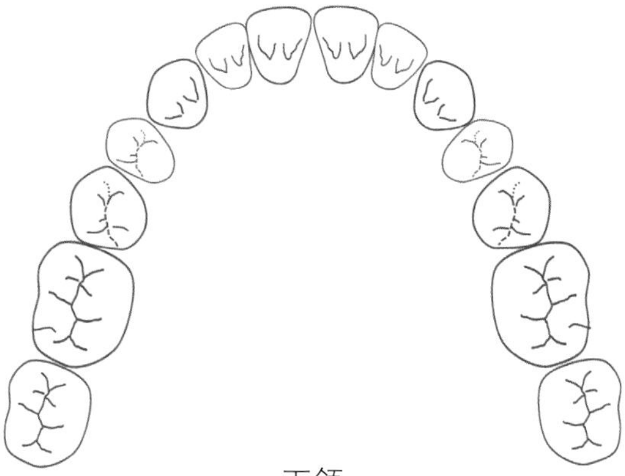

下颌

设计要求（Requirement）：

1.____

2.____

3.____

4.____

5.____

6.____

随单附件（Accessory with Order）：

□上模（Upper） □下模（Lower） □带环（Bands） □𬌗架（Articulator）

□托盘（Tray） □胶牙（Plastic Teeth） □旧托（Old Plate） □咬合记录蜡（Occlusal Record Wax）

□其他（Others）________________

技工留言（Technician Message）：

正畸技工（Technician）：_____ 日期（Date）：_____ 质检人员（PQC）：_____ 日期（Date）：_____

收件日期（Receipt Date）：_______ 客户编号（Client No.）：____________________

财务复核（Finance）：__________ 发件日期（Shipping Date）：____________________

发件人（Sender）：____________

因正畸加工特殊性，制作中心付款方式为：先付款，后加工。

注意事项

1. 印模清晰准确，用硬质石膏灌注，以防寄件过程中损伤，影响制作。
2. 设计单要求书写清晰、详细，并请注明联系方式以方便技工进行沟通。
3. 如需附图片、X线片等，请以电子形式发送邮箱。
4. 回件后请仔细阅读技工留言。
5. 如需其他问题请参考技工样册或与技工制作中心联系。

附录二：正畸科就诊病历

××× 医院正畸科病历

病历号

姓　名：____ 性别：____ 年　龄：____岁

联系人：____ 电话：____ 出生年月：____年__月__日

主　诉：____

全身疾患：__________ 既往病史：__________ 正畸治疗史：__________

过 敏 史：□否认 □有过敏

鼻咽部疾病：□慢性扁桃体炎 □慢性鼻炎 □腺样体肥大

喂　养：□母乳 □人工 □混合

不良习惯：□吮指 □咬下唇 □咬物 □吮颌 □吐舌 □磨牙

□张口呼吸 □偏侧咀嚼 □下颌前伸 □其他不良习惯：

不良习惯起止时间：________________________________

颌面部外伤史：________________________________

家族史：______________ 家属是否有正畸治疗史：______________

（一）临床检查

（1）精神状态：□好 □中 □差

（2）发　音：□正常□不正常

（3）心理状态：□合作□不合作 □苛刻

（4）面部检查：

①正面观

面　型：□平均□长面型 □短面型

面部对称性：□对称□左侧丰满 □右侧丰满

上牙列中线：□对称□不对称（偏左____mm；偏右____mm）

下牙列中线：□对称□不对称（偏左____mm；偏右____mm）

咬合平面：□水平□左高右低 □左低右高

口　角：□水平□左高右低 □左低右高

面中1/3突度：□正常□凹陷 □过突

口　唇（开唇露齿）：□无 □有（轻、中、重）

颏唇沟：□无 □有 □明显

上　唇：□正常□过长 □短缩

下　唇：□正常□翻卷

②侧面观

面　型：□直 □凹 □凸

鼻 唇 角：□大 □小 □正常

上 颌：□正常 □前突 □后缩

下 颌：□正常 □前突 □后缩

（5）软 组 织：□正常 □异常（□舌体 □舌系带 □黏膜 □软腭 □扁桃体）

（6）关节检查：□开口型 弹响：□有 □无

开口度指__________ 疼痛：□有 □无

（7）口腔检查：

①口腔卫生：□好 □中 □差

龈 炎：□无 □有（□前牙 □后牙）

牙 结 石：□无 □有（前牙□Ⅰ □Ⅱ □Ⅲ）

松 动 度：__________ 牙龈萎缩情况__________ 牙周炎__________

②牙齿情况：

殆的发育阶段：□乳牙期 □混合牙列期 □恒牙期

个别牙齿错位：____________________________________

牙齿拥挤：上：□前牙 □后牙 间隙：上：□前牙 □后牙

下：□前牙 □后牙 下：□前牙 □后牙

牙齿形态：龋齿_______ 隐裂_______ 釉质发育不全_______ 畸形牙_______

牙齿数量：□多生牙 □缺失牙

③齿槽突：

上 牙 弓：□半满 □欠平满 □凹陷

下 牙 弓：□丰满 □欠丰满 □凹陷

④牙弓

a.上下牙弓的近远中关系

磨牙关系：左侧 □Ⅰ □Ⅱ □Ⅲ

右侧 □Ⅰ □Ⅱ □Ⅲ

上下前牙的覆盖关系：□正常 □Ⅰ □Ⅱ □Ⅲ

b.上下牙弓的宽度关系：

咬合关系：□反殆 □对刃 □锁殆 前牙（□右 □左） 后牙（□右 □左）

牙弓狭窄：□上 □下

牙弓不对称：□上 □下

c.上下牙弓的高度关系

前牙覆殆：□正常 □Ⅰ □Ⅱ □Ⅲ 前牙开殆：□Ⅰ □Ⅱ □Ⅲ

d.上下中切牙间的中线关系

上 中 线：□正 □偏斜（偏右__mm；偏左__mm）

下 中 线：□正 □偏斜（偏右__mm；偏左__mm）

（8）特殊检查：

全景片：________________________________

CT：________________________________

头影测量结果：（见表格）

测重参数	替牙期	恒牙期	时间	时间	时间
SNA（°）	78.8~85.8	78.2~86.2			
SNB（°）	74.7~80.5	76.2~84			
ANB（°）	3.3~6.1	0.7~4.7			
NP-FH	80.1~86.1	81.7~89.1			
NA-PA	7.1~13.5	1.6~10.4			
U1-NA（mm）	1.5~4.7mm	2.7~7.5mm			
U1-NA	17.2~27.6	17.1~28.5			
L1-NB（mm）	5.1~8.1mm	4.6~8.8mm			
L1-NB	27.7~37.7	24.5~36.1			
U1-L1	116~128	117.5~133.3			
U1-SN	99.5~110.1	99.4~112			
MP-SN	32.2~39.4	27.3~37.7			
FH-MP	27.4~36.2	25.5~36.7			
L1-MP	89.5~99.9	84.6~98.6			
Yaxis轴（°）	62.6~68.4	59.2~73.4			
Po-NB（mm）	-1.1~1.5	-0.5~2.5			
FMIA	48.8~61	48.8~61			
Wits	-4.21~1.39	-3.61~0.67			

X线头影测量分析：

①骨性畸形

□无　□有：□上颌：□正常　□前突　□后缩

　　　　　□下颌：□正常　□前突　□后缩

②上前牙：□正常　□唇倾　□舌倾

　下前牙：□正常　□唇倾　□舌倾

③垂直向：□高角　□低角　□均角

④颏部发育

（二）矫治设计

方案一：________________________________

拔牙：□否　□是：拔牙格式____________________________

优点：________________________________

缺点：________________________________

是否需种植支抗钉：

□否

□是（改善上前牙露龈笑　改善上颌前突　改善下颌前突　帮助后牙前移）共（____）颗

需重点说明问题：

补充说明问题：

方案二：（格式同方案一）

最终选择：方案（_____）

治疗时间：______________

诊治费用：_________元　□平时复诊　□期末、节假日复诊

说明：

1.此费用仅为正畸治疗费用。

2.不包括您在其他科室做相关检查和治疗的费用，如拔牙、镶牙、手术补牙、洁牙等。

上述矫治设计方案、疗程及费用，医生已经向我解释清楚，我已详细阅读并充分理解我的矫治方案、疗程、费用、复诊时间、可能的治疗效果及风险，同意接受正畸治疗。

患者/家长签名（未满18岁患者由家长签名）：

年　月　日